高等医学院校教材

康复护理学

主　编　杨艳玲　杨信才　王　彦

副主编　石翠霞　崔彩虹　谢瑞娟　谭　龙　安　莉

编　者　（按姓氏笔画排序）

马卫青　王　彦　王杏然　石翠霞　田春辉

付淑平　安　莉　安　娜　齐　娟　刘彦玲

许丽苹　吴雪坤　宋红霞　宋艳茹　张桂萍

杨艳玲　杨信才　范如意　周焕玉　郝晓洁

商亚贞　崔彩虹　谭　龙　谢瑞娟　潘秀芬

薛　芳　薛桂花

北京大学医学出版社

图书在版编目（CIP）数据

康复护理学/杨艳玲　杨信才　王　彦　主编．—北京：北京
大学医学出版社，2007.5
ISBN 978-7-81116-234-9

Ⅰ．康…　Ⅱ．①杨…②杨…③王…　Ⅲ．康复医学：护理学—
医学院校—教材　Ⅳ．R47

中国版本图书馆 CIP 数据核字（2007）第 030029 号

康复护理学

主　　编：杨艳玲　杨信才　王　彦
出版发行：北京大学医学出版社（电话：010-82802230）
地　　址：（100191）北京市海淀区学院路 38 号 北京大学医学部院内
网　　址：http://www.pumpress.com.cn
E - mail：booksale@bjmu.edu.cn
印　　刷：莱芜市圣龙印务有限责任公司
经　　销：新华书店
责任编辑：冯智勇　　责任校对：金彤文　　责任印制：张京生
开　　本：787mm×1092mm　1/16　印张：13.5　字数：339 千字
版　　次：2007 年 5 月第 1 版　2011 年 7 月第 4 次印刷　印数：8001－10000 册
书　　号：ISBN 978-7-81116-234-9
定　　价：20.00 元

前　言

　　康复护理学是一门旨在研究伤病者与伤残者身体、精神康复的护理理论、知识和技能的科学，研究的主要对象是残疾人和慢性病患者。随着医学技术的进步，许多急危重症患者的抢救存活率显著提高，但有后遗症和功能障碍的病人亦不断增多，加上人口的老龄化、疾病的慢性化，意味着需长期治疗的慢性病人、残疾者的存在。另一方面，随着我国经济、科学和整个社会的发展与进步，人们对生活质量的要求也不断提高，不仅要治好病，还要求治疗后的整体功能达到尽可能高的水平；不仅要生存，而且要有高的生活质量，在社会上发挥应有的作用。护理学作为一个完整的体系，是由保健、预防、临床和康复四个方面构成，如果病人的功能不能很好地发挥，不能正常地生活和工作，这就意味着护理工作还没有结束。以"提高功能，全面康复，重返社会"为指导原则、以提高人的整体功能和生活质量为目标的康复护理学，符合社会经济发展对医学科学的迫切要求，而且已成为满足社会需要的新课题。

　　康复必须从疾病早期开始，开始得越早，功能恢复得越好，可以节省以后的许多精力和财力。护理人员遍布临床各科，与患者接触最密切，而且临床护理工作处在一个最有利、最有效的康复阶段。康复护理不是临床护理的后续，应该与临床护理同步进行，病房是早期实施康复计划的场所，也是决定患者康复成功与否的关键阶段。具备了康复护理学基本知识与技能的护士，除了能够有效地避免在护理工作中对患者造成损伤和减少并发症外，还能够利用学到的康复护理学知识与技能更科学地完成护理工作，对日常护理工作也会有更全面的认识。比如我们原来认为给长期卧床的患者"翻身"，只是为了预防压疮，学习康复护理学后会认识到"翻身"还有调节肌紧张的作用。因此，康复护理学为我们进一步做好护理工作、为患者全面康复提供理论和技术上的指导，是康复专科护士及普通临床护士都应掌握的知识体系，康复观念和基本技术应成为护理工作的重要组成部分。

　　经过实际工作的启迪，观念的更新，康复指导思想必然越来越广泛地为临床护理工作者所重视，并有机地结合到日常护理工作中去，扩大护理工作的服务范围，造福于广大患者，体现护理工作救死扶伤的宗旨。

　　本书共分五章，前四章分别为康复医学总论、康复医学相关理论、康复医学评定和康复治疗技术，第五章讲述了常见疾病的康复及护理。

　　本书由长期工作在康复医学临床及教学一线的康复医师、康复治疗师及康复护士共同编写，力求做到图文并茂，通俗易懂，实用性强。本书可作为护理专业本科及大中专的康复护理教材使用，也适合各类康复中心、疗养院、基层医院从事康复或护理工作的人员使用。

　　由于水平所限，书中错误在所难免，恳请读者指正。

编者

2007 年 5 月

目　录

主要参考文献 …………………………………………………………………………… (93)

第一章　康复医学总论

第一节　康复、康复医学和康复护理学

一、康复

（一）定义

康复（rehabilitation）就是恢复，是对有功能障碍的病、伤、残者采用医学的、教育的、社会的、职业的等各种措施，最大限度地恢复其功能，使其重返社会与家庭。

康复定义是随着康复医学及整个社会的不断进步而逐渐完善的。早在 1969 年世界卫生组织对康复定义如下：综合协调地利用医学的、社会的、教育的、职业的方法，对个体进行培训及再培训使其功能达到最高水平。随着康复医学及整个社会的不断发展，世界卫生组织在 1981 年又提出：不仅是培训残疾人去适应环境，而且还要由社会改变环境来适应残疾人。残疾人专用通道的设置、公共场所的无障碍设置、尊重和帮助残疾人的良好社会氛围等，为残疾人参加社会活动提供了很大帮助。近年来"肌电手"的应用，使断手患者经过康复训练可随意完成很多精细操作，极大提高了患者的生活质量。现在，有的科研工作者正试图用干细胞移植来治疗中枢神经的损伤。随着科技的不断进步，康复的手段也将不断进步与发展。

（二）内涵

Rehabilitation 一词来源于中世纪的拉丁语，"re"是"重新"、"重复"、"恢复"之意，"habilis"是"为人所期望"之意，在当时是指失去了地位、名誉、特权和财产而重新恢复的意思，逐渐被赋予"经正规治疗使病残者恢复往日的自我、尊严"等含义。

Rehabilitation 在香港、台湾地区而分别被翻译成"复康"、"复健"，强调需要一定过程才能达到康健。

由于"康复"一词的使用由来已久，考虑到用词习惯而仍译成"康复"。但在康复医学中"康复"的概念与我们习惯上所使用的"康复"含义是不一样的。我们习惯上所说的"康复"一般主要指患病后对疾病本身的临床治疗，以"治病救命"为主要目标。而在康复医学中"康复"概念以提高人的整体功能、生存质量为目标，包括提高身体的、精神心理的和社会生活的各方面能力。

二、康复医学

（一）定义

康复医学（rehabilitation medicine）是应用医学手段，使病、伤、残者的功能障碍得到康复的医学学科，是医学的一个分支，是具有基础理论、评定方法及治疗技术的独特医学学科。

（二）服务对象

康复医学的服务对象主要是由于损伤和急、慢性疾病以及老龄带来的功能障碍者，具体

包括以下四种人群:

1. 因各种原因引起的残疾者。

2. 慢性疾病者。

3. 急性伤病后及术后的患者。

4. 年老体弱者。

21世纪的康复医学不仅注意功能恢复或重建的康复治疗,还必须对可能引起功能障碍的病理变化进行干预,促使其逆转或终止。创建一些新的理论和技术,提高康复医学的效果。

三、康复护理学

(一)定义

康复护理学是一门研究伤病者与伤残者身体、精神康复的护理理论、知识、技能的科学。康复护理是在康复医学理论的指导下,围绕躯体、精神、社会和职业康复的全面康复目标,护理人员紧密配合康复医师和其他康复专业人员,对因伤、病、残而造成的各种功能障碍患者所进行的功能促进护理,使其由被动接受他人护理转变为自我护理的过程。随着整体护理理念的树立和康复医学向其他临床学科的不断渗透,康复护理将成为每个护理人员必须掌握的知识体系之一。

(二)指导思想

1. **整体论的观点** 应用整体论观点,是要求护理人员把护理对象看成生理、心理和社会、精神、文化等多方面因素构成的统一体。康复护理的对象具有自身的特点:疾病治愈后遗留的问题多,生理解剖方面的变化明显,心理创伤巨大,残疾后带来的就业、经济、婚姻、家庭等严重的社会问题。现代医学模式即生物-心理-社会模式要求康复护理要按照全面康复、整体护理的原则,在整个康复过程中始终贯穿整体论的指导思想:既要医治肉体创伤,也要考虑到他们的心理问题;既要在医院给予康复训练,更应设身处地为他们日后的就业、经济、婚姻等回归家庭、回归社会的一系列问题着想,不能只注重躯体,不顾及心理与精神,只管在医院的治疗,不关心他们出院后遇到的各种社会问题。

2. **自我护理的观点** 根据奥瑞姆的理论,自我护理是个体在稳定或变化后的环境中为维持生命,增进健康与幸福,确保自身功能健全和发展而进行的自我照顾活动。自理是人的一种普遍存在的本能,是一种通过学习而获得的、连续的、有意识的行为。自理不仅能满足个人的需要,还可以保持一个人的自尊、自信和尊严。康复护理面对的主要对象是残疾人和慢性病患者,他们的身体和(或)心理存在不同程度的功能障碍,影响着他们独立生活、工作和社会活动,这种障碍将伴随他们很长时间甚至一生,无论在人力、物力上都不允许采取"替代护理"的方式,通过康复治疗和康复训练,使他们获得可能达到的最大限度的自理能力,满足自我实现的心理需求,提高患者的生活质量,减轻家庭、社会的负担。

3. **最佳健康状态的观点** 最佳健康状态是把人放在一个能发挥他个人最大作用的环境中,并使他达到或接近最大限度地发挥自己能力的状况。最佳健康状态是康复的顶点,但最佳健康状态的水平,却因残疾性质和程度不同而异。康复护士要树立最佳健康状态的观点,了解残疾者在某一阶段的最佳健康状况,制定有针对性的、个性化的康复护理目标,并使康复对象明确康复目标以调动其积极性,主动配合医护人员向着可能达到的目标努力,实现康复下的最佳健康状态。

（三）康复护理的内容

康复护理的工作内容是以减轻功能障碍为核心，帮助解决功能维持、重组、代偿、替代、适应和能力重建的有关问题，在伤、病、残的各个不同阶段，工作重点各有不同。

1. 急性期

（1）病情观察：观察残疾的性质、程度、范围和对机体的影响，发现和了解失去和残存的功能，以及潜在的问题。

（2）预防性康复：预防感染、压疮、挛缩、畸形、萎缩等废用性并发症。

2. 功能恢复期　除急性期的护理内容外还包括潜在能力的激发，残余功能的保持和强化，日常生活活动能力的再训练，康复辅助用具的使用指导等。具体内容如下：

（1）护理评估：观察并评估患者的残疾情况以及康复训练过程中残疾程度的变化，并认真做好记录，向有关人员报告，在综合治疗过程中起到协调作用，有利于康复治疗的实施。

（2）预防继发性残疾和并发症：如偏瘫患者应预防挛缩畸形的发生，护理时要注意保持患者的抗痉挛体位。

（3）学习和掌握各种有关功能训练技术，配合康复医师及其他康复专业人员对残疾者进行功能评价和功能训练：康复护士要根据患者残疾的性质和需要，不断学习，不断实践。如对偏瘫致语言障碍者，除语言治疗师的集中训练外，护理人员应该利用每一个机会与患者交谈，使语言训练得到巩固和提高。

（4）训练患者进行"自我护理"：指患者自己参与某种活动，并在其中发挥主动性、创造性，使其更完善、更理想地达到目标。一般护理通常是照顾患者，为患者进行日常生活料理，如喂饭、洗漱、更衣、移动等，又称之为"替代护理"。康复护理的原则是在病情允许的条件下，训练患者进行自理，即"自我护理"。对残疾者及其家属要进行必要的康复知识的宣传，通过耐心地引导、鼓励和帮助，使他们掌握"自我护理"的技巧，从而部分或全部地做到生活自理，以便适应新生活，重返社会。

（5）心理护理：残疾人和慢性病患者有其特殊的、复杂的心理活动，甚至精神、心理障碍和行为异常。康复医护人员应理解、同情患者，时刻掌握康复对象的心理动态变化，及时地、耐心地做好心理护理工作。

（四）康复护理的原则

1. 早期同步　即早期预防、早期介入，与临床护理同步进行。如脑卒中患者的急性期即应采取预防性康复措施，如抗痉挛体位的保持、体位变换及关节的被动活动以预防压疮、肺炎及关节挛缩等。疾病急性期和恢复早期是功能恢复的关键时期，也是康复护理的重点。

2. 主动参与　康复护理特别强调调动患者的主观能动性，激发患者的主动参与意识，才可能由替代护理过渡到促进护理和自我护理，独立完成各项活动，达到康复训练的目的。

3. 功能重建　残疾发生后应遵循复原、代偿、适应的原则，重建各种身体功能。

4. 整体全面　把患者作为整体，从生理、心理、职业以及社会各方面，运用各种康复护理的方法，实现全面康复。

5. 注重实用　功能活动的引发应与日常生活活动相结合，与患者的家庭、社区环境相结合，以提高生活自理能力，早日回归家庭和社会。

（五）康复护理学与临床护理学的关系

康复护理学与临床护理学都是护理学领域中的分支学科，它们在护理理论方面有着共同的护理理念和不同的学科研究方向，从不同角度共同体现对人的生物、心理、社会整体性的高度重视；在护理实践方面既有共同的基础内容，又有两个学科特殊的护理技术。

康复护理与临床护理的关系非常密切，临床护士应具有康复观念并掌握康复护理的知识，因为护士遍布临床各科，是患者身边最直接的照顾者和帮助者。护士只有掌握了康复的基本技术，才能使康复在临床早期介入，使患者的功能问题能够得到尽早的关注，及时发现和预防功能障碍以及防止因病致残，为临床护理更好地解决患者的身心和社会方面的健康问题提供了更为宽广的思路和方法。

1. 康复护理与一般护理相同点

（1）基础护理：康复护理首先应完成生活护理和有关基础医疗措施，即完成基础护理的内容。

（2）执行医嘱：准确执行康复医嘱，这是完成康复医疗计划、实现康复目标的保证。

（3）观察病情：严密观察患者病情、残疾的动态变化以及康复医疗的效果，及时向康复医生反映。

2. 康复护理与一般护理区别点

（1）护理对象：康复护理的对象主要是老年病、慢性病和伤残患者，他们存在着各种功能障碍，康复护士的任务是执行康复治疗小组制定的康复治疗和训练计划，以全面康复的观念和康复护理技术协助患者恢复身心和社会功能；临床护理的对象是临床疾病患者，临床护士的任务是执行医嘱，以整体护理的理论和程序帮助患者解决各种身心健康问题。

（2）护理目的：康复护理首先要完成与一般护理相同的目的，使患者减轻病痛和促进健康。此外还要在临床护理的基础上，通过各种康复护理的技术和方法，从护理的角度去帮助患者预防残疾，减轻残疾程度，最大限度地恢复其生活和活动能力。

（3）护理模式：康复护理变患者被动为主动。由于患者存在不同程度的功能障碍，常影响日常生活活动能力和就业能力。临床护理中的基础护理，往往是采取替代护理的方法照顾患者，患者处于接受照顾的被动状态；而康复护理要使患者尽量通过教育和训练，由被动地接受护理转变为主动地自我护理，最终能够部分或全部地照顾自己，以利于重新适应生活。

（4）护理技术：康复护理技术是基于临床护理的，所不同的是康复护理要在护理过程中体现和实施康复的观念和目标。例如脑卒中急性期肢体瘫痪或痉挛患者的体位问题，在临床护理中主要考虑的是压疮的预防，强调卧床患者每两小时更换体位一次；而按照康复的观念，在此基础上还要考虑让患者的肢体处于一种抗痉挛体位及促进肌力恢复，有针对性地预防各种并发症，如患手肿胀、患肩疼痛、肩关节半脱位、患足下垂等一系列预防性康复要解决的问题。

（5）专业技能：康复护理学的理论和技术有其特殊性，它包括了体位转移、日常生活活动训练、语言训练、假肢矫形器和辅助器具的使用训练与指导等一系列专业技术，是康复护士应当掌握的技术。护士 24 小时在患者的身边，可以按照患者的康复计划，将治疗方案在病房中继续，将患者的康复目标在其日常生活中体现，使整个康复的效果达到最佳。

（6）病房管理：康复病房不仅是治疗疾病的场所，也是进行某些功能训练的地方。对设施和环境的要求与一般病房略有区别。要求各种设施为无障碍设施，以适应残疾者的需要；应尽可能减少患者卧床时间，鼓励患者多活动等。

第二节 康复医学的发展史

20世纪20年代第一次世界大战期间，美国在纽约成立了"国际残疾人中心"，对受伤的军人进行康复。此后，在加拿大的一所疗养院用作业疗法治疗伤兵。但当时尚未引起医学界和社会的注意，没有得到显著发展。

20世纪40年代二战结束以后，大批伤残军人迫切需要康复治疗，促进了康复医学的飞速发展，美、英相继建立了许多康复中心，并成立了康复医学会。

近几十年来，随着现代文明程度的不断提高，交通事故等其他意外损伤的增多，老龄社会的到来，以及残疾人对提高生活质量的渴望等，都促进了康复医学的发展。

在我国古代已有使用针灸、导引、热、磁等治疗疾病的历史。

1949年新中国成立后，针对残疾军人成立了一些荣军疗养院、荣军康复院。开办了盲、聋哑学校，残疾人工厂及福利院。综合医院成立了物理治疗科、针灸按摩科，许多医学院校开设了物理治疗学课程。

1980年卫生部部长崔月犁带队去日本考察，感受到了我国康复医学与日本的巨大差距。1982年首次提出扶持发展康复医学并确定四个发展单位。此后，世界卫生组织在中国武汉同济医院设立了康复医学培训基地，并派出社会工作者来帮助指导中国康复医学的发展。随着中国经济的突飞猛进，康复医学也得到了迅猛发展，许多大学开设了康复医学课程，康复医学的教育制度日趋完善，并有很多医学院校设立了康复医学专业。

康复医学的发展是人们在医学观念上的一大进步，从单纯的生物学观点，由只注重器官与系统病理变化的治疗，进步到对患者局部和整体功能的恢复与提高，从而为患者的伤病痊愈后回归社会和提高生活质量打下良好的基础。

第三节 康复医学的组成

康复医学的组成包括康复预防、康复评定和康复治疗。

一、康复预防

康复预防是预防病、伤、残、障的发生。包括三级预防：

（一）一级预防

一级预防是为减少各种疾病及损伤的发生。所采取的措施包括：健康教育，优生优育，加强产前检查、孕期及围产期保健，预防接种，防治老年病、慢性病，防止意外事故，注意精神卫生等。

（二）二级预防

二级预防是防止伤病成为残疾。二级预防对于医务工作者相当重要，伤病后很多二次损伤发生在医院。如怎样正确搬动骨折及脊柱损伤的患者而预防损伤神经及脊髓，怎样避免因搬动脑出血患者而加重出血等。

（三）三级预防

三级预防是防止残疾转化为残障。所采取的措施包括：康复治疗、教育康复、职业康复、社会康复。

二、康复评定

康复评定（rehabilitation evaluation）是指在康复领域中，为制定康复目标而收集、分析所有必要的检查结果及资料的过程，是康复治疗的基础，没有评定就无法规划治疗、评价治疗。

（一）康复评定的目的

1. 判定残疾的程度、预测预后、制定康复目标。

2. 研究残疾的原因。

3. 确定康复治疗方案。

4. 判定康复治疗效果。

（二）康复评定的分类

躯体功能评定、心理功能评定、言语功能评定、社会功能评定。

（三）康复评定的特点

康复评定的特点是综合评定。康复评定不同于诊断，由于康复医学的对象是患者及其功能障碍，是以恢复其功能为目的。因此，康复评定不是寻找疾病的病因和诊断，而是客观准确地评定功能障碍的原因、性质、部位、程度、发展趋势、预后和转归，为康复治疗方案的制定提供依据。

三、康复治疗技术

根据康复评定的结果，从而规划、设计康复治疗方案。完整的康复治疗方案，包括有机地、协调地运用各种治疗手段。在康复治疗方案中常用的治疗方法有：

1. 物理疗法。

2. 作业疗法。

3. 传统疗法。

4. 言语治疗。

5. 康复工程。

第四节　残　疾

一、定义

（一）残疾（disability）

残疾是指因外伤、疾病、发育缺陷或精神因素造成明显的身心功能障碍，以致不同程度地丧失正常生活、工作和学习能力的一种状态。广义的残疾包括病损、残障在内，是人体身心功能障碍的总称。

（二）残疾人（disabled person）

残疾人是指心理、生理、人体结构上的缺失、功能丧失或异常，使部分或全部失去以正常方式从事个人或社会生活能力的人。

二、残疾分类

（一）国际使用的分类法

WHO 1980 年发布的《国际残损、残疾、残障分类》(Intenational Classification of Impairments, Disabilities and Handicaps, ICIDH) 将残疾划分为三个独立的类别，即残损、残疾和残障，这是根据疾病对个体生存主要能力的影响，进行不同侧面的分析，根据能力的丧失情况制定对策。

1. 残损（impairment）　是指心理、生理、解剖结构或功能上的任何丧失或异常，是生物器官系统水平上的残疾。如肢体缺损所致的形态异常、偏瘫所致的运动障碍等。

2. 残疾（disability）　是由于残损使功能受限或缺乏，以致人不能按正常的方式和范围进行活动。如交流残疾、生活自理残疾、运动残疾、技能残疾、环境适应残疾，是个体水平上的残疾。

3. 残障（handicap）　是由于残损或残疾，而限制或阻碍一个人发挥正常的（按年龄、性别、社会和文化等因素）社会作用，是社会水平的残疾。残障可分为行动、就业和社会活动的残障。

由于残疾（disability）、残障（handicap）对残疾人有贬义、负面的影响，WHO 于 2000 年 12 月将 ICIDH 定名为《国际功能、残疾与健康分类》(International Classification of Functioning, Disability and Health，简称为"国际功能分类"，ICF)。ICF 摈弃了一些贬义、负面的词语，将原来的 disability 改用"活动受限"，handicap 改用"参与限制"代替。强调了环境与内因的重要性，消除歧视，从而更有助于适应周围环境。

ICF 提供一种比较框架，ICF 使疾病和健康问题处于平等地位；ICF 强调生活的含义，即在患病的情况下如何生活、怎样改善其功能，以享有活力、发挥潜能。

ICF 包含两部分，每一部分有两个成分：第一部分是功能与残疾，含身体功能、结构与活动、参与；第二部分是背景性因素，含环境因素与个人因素。功能是健康状况和背景因素交互作用的结果。干预一个方面，可能导致一个或多个方面的改变。交互作用常常是双向的，见图 1-4-1。

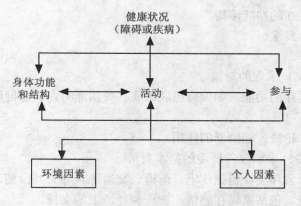

图 1-4-1　ICF 新模式图

（二）我国使用的残疾分类法

1987 年全国残疾人抽样调查时，是按照五类残疾分类，即视力残疾、听力语言残疾、智力残疾、肢体残疾、精神残疾。1995 年修订成为六类残疾标准，本分类主要根据残疾部位，立足于我国国情设计，将听力语言残疾标准分为听力残疾标准和言语残疾标准而成为六类残疾标准，该分类暂未包括内脏残疾。相信将来也必然要与国际接轨，使用国际即将通用的国际功能分类。

三、残疾评定

（一）目的

据残疾的性质、范围、类别及严重程度估计预后，制定和调整康复治疗方案，评估治疗效果，为进一步制定康复计划提供依据。

（二）步骤

1. 病史询问。

2. 体格检查　重点是皮肤、视力、听力、运动系统、心血管系统、呼吸系统、泌尿生殖系统、神经系统及直肠功能。

3. 综合功能检查　运用康复评定检查方法，着重综合功能检查，如日常生活活动能力、转移能力、平衡能力、步态、心理状态、语言能力、职业能力和社会生活能力等。

4. 专科会诊　如遇伤病较复杂的患者，请相关专业会诊。

5. 实验室检查、影像学检查等。

6. 汇总资料，写出残疾评定报告。

四、残疾康复

（一）康复目标

康复目标是改善残疾人身心、社会、职业功能，使其能像正常人一样生活。尽最大可能使残疾人达到生活自理、劳动就业、重返社会。不能达到上述目标的情况下，做到提高残疾人自理程度，保持现有功能或延缓功能衰退。

（二）基本原则

针对《国际残疾分类》的三个类别，也就是残疾的三个侧面，予以不同对策。

1. 残损采取的对策

（1）恢复或改善存在的功能障碍。

（2）预防和治疗并发症。

（3）调整心理状态。

2. 活动受限（残疾）采取的对策

（1）利用和加强残存的功能。如偏瘫患肢确实丧失功能时，锻炼健肢单手操作，以代偿功能的不足。

（2）假肢、支具、轮椅、辅助器的使用。

3. 参与限制（残障）采取改善环境的基本对策

（1）改善生活和社会环境，包括住宅、街道、交通工具等公共设施。

（2）改善家庭环境，包括家属在感情、护理和经济上的支持。

（3）接受职业教育，重新就业。

以上三个侧面的问题常同时存在，需综合考虑。

第二章 康复医学相关基础理论

第一节 运动学基础

一、运动学概念

运动学（kinesiology）是研究人体活动时，神经、肌肉、骨骼、关节的生物力学和运动生理变化的一门学科。它是研究活动时机体各系统生理效应变化的科学，以生物力学和神经发育学为基础，以作用力和反作用力为治疗因子，以改善身、心的功能障碍为主要目标。

二、运动对机体的生理效应

（一）呼吸系统

运动可增加呼吸容量，改善 O_2 的吸入和 CO_2 的排出。运动可提高吸氧能力的 $10\%\sim 20\%$。在运动起始阶段，因呼吸、循环的调节较为迟缓，致使摄氧量水平不能立即到位，而是呈指数函数曲线样逐渐上升，称为工作的非稳态期，经过一段时间后才能达到摄氧量的稳定状态。因此在运动时要逐渐增加运动量，避免因突然剧烈运动而导致摄氧量的严重不足。

（二）循环系统

在运动时为了增加对 O_2 和能量的供给，心输出量增多，血液循环明显加快。对于导致心输出量增多的因素中，心率增加是心排血量增加的主要原因，心率加快因素占 $60\%\sim 70\%$，而其他因素占 $30\%\sim 40\%$。因此，运动时心血管系统的反应中心率增加最明显。心输出量增多和血管阻力因素可以引起相应的血压增高。由于代谢增加，运动肌肉中的动脉扩张，血管阻力明显下降，不运动的组织中的血管收缩，血管阻力增加，但其总的净效应是全身血管阻力的降低。一般情况下，运动时收缩压增高，而舒张压不变。机体运动时产生一系列复杂的心血管调节反应，既保证了运动的肌肉有足够的血液供应，同时保证重要脏器如心、脑的血液供应。

（三）运动系统

运动是保持骨骼肌功能的主要因素，系统训练可致肌纤维生化、形态及功能的改变，线粒体数量相对增加，氧化酶的释放量增加，肌纤维增粗，肌肉的耐力增加。

运动时的加压和牵伸对维持骨的结构和代谢起着重要的促进作用，运动对骨形成有明显影响，骨受力增加可刺激其生长，使骨皮质增厚、骨量增加，骨小梁结构增强；并刺激软骨细胞，增加胶原和氨基己糖的合成，防止滑膜粘连，有利于关节功能的恢复；运动提供的应力使胶原纤维按功能需要有规律的排列，促进了关节骨折的愈合。

（四）中枢神经系统

反射是神经系统功能活动的基本方式，中枢神经根据周围器官不断传入的信息对全身器官的功能起调控作用。运动是中枢神经最有效的刺激形式，所有的运动都可向中枢神经提供感觉、运动和反射性传入。运动可提高神经活动的兴奋性、灵活性和反应性，多次重复的运动训练，可使大脑皮层建立暂时性的条件反射，对大脑的功能重组和代偿起着重要作用。运动可锻炼人的意志，增强自信心。

三、制动对机体的影响

制动的形式有局部固定、卧床和瘫痪，长期制动可引起废用综合征，主要见于急性病或外伤而长期卧床者或因瘫痪而不能离床者。长期卧床或制动可增加新的功能障碍，加重残疾，有时甚至累及多系统的功能，其后果较原发病和外伤的影响更加严重。

（一）呼吸系统

患者卧床数周后，全身肌力减退，呼吸肌肌力也下降，卧位时胸廓外部阻力加大，不利于胸部扩张，肺的顺应性变小，肺活量明显下降。此外，卧位时膈肌的运动部分受阻，使呼吸运动减小。长期卧床使下部支气管壁附着的分泌物较上部为多，而气管纤毛的功能下降，再加上卧位时咳嗽无力，分泌物粘附于支气管壁，排出困难。分泌物沉积于下部支气管中，容易诱发沉积性呼吸道感染。

（二）循环系统

严格卧床者，基础心率加快，舒张期缩短，将减少冠状动脉血流灌注，因此，长期卧床者即使从事轻微的体力活动也可能导致心动过速。直立位时血液流向下肢，这是血管内血液静压的作用，卧位时此静压解除，这些多余的血液流向肺和右心，使中心血容量增加，利尿素释放增加，尿量增加，导致血浆容积减少。长期卧床的患者易发生直立性低血压，其发生机制有：①由于重力的作用使血容量从中心转到外周，即血液由肺和右心转向下肢；②交感-肾上腺系统反应不良，不能维持正常血压。

（三）运动系统

1. 对肌肉的影响　制动的第一周肌肉重量下降最明显。制动对骨骼肌肌力和耐力均有明显影响，肌肉体积减小，肌纤维间的结缔组织增生，非收缩成分增加，导致肌肉单位面积的张力下降，肌力下降。这是由于长时间卧床，肌肉局部血流量的减少及其营养供应的降低所致。最终导致废用性肌肉萎缩。

2. 骨骼与关节　骨的正常代谢主要依赖于日常活动对骨的加压和牵伸作用，制动后肌肉对骨骼加压和牵伸作用明显减弱，加上内分泌变化的影响，骨的代谢出现异常，骨吸收加快，特别是骨小梁的吸收增加，骨皮质吸收也很显著，导致骨质疏松。

长期制动可产生严重的关节退变。关节制动超过 6 小时，关节囊内的渗出开始增加，超过 12 小时活动关节时会产生明显的疼痛。长期制动，关节周围韧带变得脆弱而易于断裂，由于关节囊内组织增生导致纤维结缔组织和软骨面之间发生粘连，继而关节囊收缩，最终导致关节挛缩。

（四）中枢神经系统

长期制动以后，由于各种感觉输入减少，对中枢神经系统的刺激减少，导致中枢神经系统的反应异常，可以产生感觉异常、痛阈下降、焦虑、抑郁、情绪不稳、易怒等异常行为。

（五）消化系统

长期卧床可使胃肠蠕动减弱，消化液分泌减少，胃内食物排空减慢，食欲下降，造成消化吸收不良，可致低蛋白血症。胃肠蠕动减弱，食物残渣在肠道内停留时间过长而造成便秘。

（六）泌尿系统

卧床时抗利尿激素的分泌减少，排尿增加。由于骨组织中钙转移至血增多，产生高钙血症。血中多余的钙又经肾排出，产生高钙尿症。卧床后 1～2 天尿钙即开始增高，5～10 天内增高显著。高钙尿症和高磷尿症为结石形成提供了物质基础。卧位时腹压减小，不利于膀胱排空。腹肌无力和膈肌活动受限、盆底肌松弛、神经损伤患者神经支配异常而导致括约肌与逼尿肌活动不协调，都可能导致尿潴留，由于排尿不畅等原因还常常引起尿路感染。

（七）皮肤

长期卧床使皮肤长时间受压影响局部血液循环，以及全身营养不良而使皮肤角化和受压部位产生压疮。

（八）代谢与内分泌系统

长期卧床往往伴有内分泌和代谢障碍：

1. 负氮平衡　制动导致抗利尿激素的分泌减少而多尿，尿氮排出明显增加，加上蛋白质摄入减少，可出现低蛋白血症、水肿和体重下降。短期卧床所造成的负氮平衡较易恢复，而长期卧床所造成的负氮平衡则需较长时间才能恢复。

2. 负钙平衡　由于骨的代谢出现异常，大量钙进入血液导致高钙血症，血液中过多的钙随尿液排出体外。

3. 内分泌变化　卧床后抗利尿激素的分泌在第 2～3 天开始下降，肾上腺皮质激素分泌增高，雄激素水平降低，血清甲状腺素和甲状旁腺素的分泌异常。由于胰岛素的利用下降导致糖耐量降低。

四、骨与关节的运动学

（一）人体运动的面与轴

人体运动的面与轴是以人体运动的基本姿势为基准来划分的。人体运动的基本姿势定义为：身体直立，面向前，双目平视，双足并立，足尖向前，双上肢自然下垂于体侧。

1. 人体运动的面（图 2-1-1）

（1）横截面：此面与地面平行，将人体分为上下两部分。

（2）冠状面：此面与地面垂直，将人体分为前后两部分。

（3）矢状面：此面与地面垂直，将人体分为左右两部分。

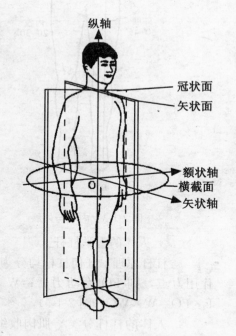

图 2-1-1　人体运动的面与轴

2. 人体运动的轴（图 2-1-1）

（1）矢状轴：矢状面与横截面相交所形成的前后贯穿于人体的直线。

（2）额状轴：冠状面与横截面相交所形成的左右贯穿于人体的直线。

（3）纵轴：矢状面与冠状面相交所形成的上下贯穿于人体的直线。

（二）关节运动的常用术语

1. 屈曲与伸展　关节的屈曲与伸展运动是指组成关节的骨骼以关节为中心所做的运动。

组成关节的两骨逐渐接近，角度变小称为屈曲。组成关节的两骨逐渐远离，角度增大称为伸展（图 2-1-2）。

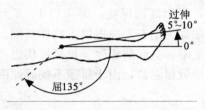

图 2-1-2 屈曲与伸展

2. 内收与外展 关节的内收与外展运动是指肢体以矢状轴为中心在冠状面上所做的运动。远离躯干为外展，靠近躯干为内收（图 2-1-3）。

3. 内旋与外旋 关节内旋与外旋运动是指肢体以肢体长轴为中心在水平面上的运动。转向躯干的运动为内旋，转离躯干的运动为外旋（图 2-1-4）。

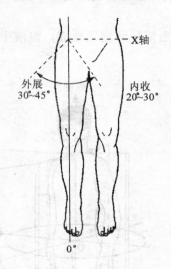

图 2-1-3 内收与外展

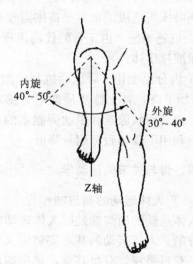

图 2-1-4 髋关节的内旋与外旋

（三）人体的力学杠杆

1. 杠杆原理 任何杠杆均分为三个部分：力点、支点和阻力点。以 O 表示支点，F 为作用力点，则 FO 为动力臂；W 为阻力点，则 WO 为阻力臂。$F \times FO = W \times WO$（图 2-1-5）。

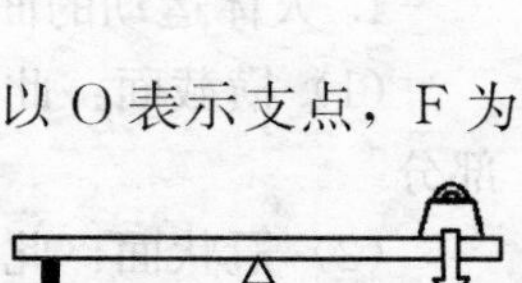

2. 人体的杠杆分类 肌肉收缩导致骨骼和关节的运动都符合杠杆原理。在人体上，力点是肌肉在骨骼上的附着点，支点是运动的关节中心，阻力点是骨杠杆上的阻力，与力点作用方向相反。根据力点、支点和阻力点的不同位置关系可分为三类杠杆：

图 2-1-5 杠杆原理

（1）平衡杠杆：第一类杠杆，支点位于力点与阻力点之间，主要作用是传递动力和保持平衡，故称之为平衡杠杆。支点靠近力点时有增大运动幅度和速度的作用，支点靠近阻力点时由于动力臂相对较长，因此可以省力。如肱三头肌作用于鹰嘴产生伸肘动作，由于肌肉附着点接近肘关节，故手部有很大的运动弧度。

（2）省力杠杆：此类杠杆阻力点位于力点和支点之间，力臂始终大于阻力臂，因此可用较小的力来克服较大的阻力，故称之为省力杠杆。如足承重时跖屈使身体升高，其特点是阻力点移动的力矩小于肌肉的运动范围（图 2-1-6）。

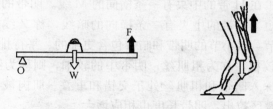

图 2-1-6　省力杠杆

（3）速度杠杆：此类杠杆力点位于阻力点和支点之间，因动力臂始终小于阻力臂，力必须大于阻力才能引起运动，故不省力，但可以获得较大的运动速度和幅度。如肱二头肌引起屈肘动作，运动范围大，但作用力较小（图 2-1-7）。

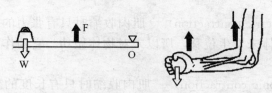

图 2-1-7　速度杠杆

五、肌肉的运动学

（一）肌肉的类型

根据肌细胞分化情况可将肌细胞分为骨骼肌、心肌和平滑肌。骨骼肌中多块肌肉的协同作用才能使关节活动准确有效，按其在运动中的作用不同，分为原动肌、拮抗肌、固定肌和协同肌。

1. 原动肌（agonist）　在运动的发动和维持中一直起主动作用，收缩时能产生特定运动。

2. 拮抗肌（antagonist）　指那些与原动肌作用方向完全相反或发动和维持相反运动的肌肉。原动肌与拮抗肌的协调运动，可以保持关节活动的稳定性及动作的精确性，防止关节损伤。

3. 固定肌（fixator）　将肌肉近端附着的骨骼作充分固定，以发挥原动肌的动力作用，这类肌肉即为固定肌。如在肩关节，当臂下垂时，冈上肌起固定作用。

4. 协同肌（synergist）　多个原动肌跨过多轴或多个关节时，就能产生复杂的运动，需要其他肌肉收缩来消除某些副作用，辅助完成某些动作，这种具有辅助作用的肌肉称为协同肌。

在不同的运动中，一块肌肉可担当不同的角色。有时由于重力的作用或抵抗力不同，即使在同一运动中，同一块肌肉的作用也会改变。

（二）肌细胞结构和收缩

人体各种形式的运动主要是靠一些肌细胞的收缩活动来完成，各种收缩活动都与细胞内所含的收缩蛋白质——肌凝蛋白和肌纤蛋白的相互作用有关。

每条肌纤维由大量的肌原纤维组成，肌原纤维的全长均呈规则的明、暗交替，分别称明带和暗带。暗带的长度较固定，在暗带中央有一段相对透明的区域称 H 带，它的长度随肌肉状态的不同而有变化，在 H 带的中央有一条横向的 M 线。明带的长度是可变的，在肌肉安静时较长，收缩时变短。明带的中央有一条横向的暗线，称 Z 线，肌原纤维上每两条 Z 线之间的结构称为肌小节。肌小节的明带和暗带包含更细的、平行排列的丝状结构，称为肌丝，暗带中含有的肌丝较粗，称为粗肌丝；明带中的较细，则称为细肌丝。细肌丝由 Z 线结构向两侧明带伸出并深入暗带和粗肌丝处于交错和重叠。肌肉被拉长时，肌小节长度增大，使细肌丝由暗带重叠区拉出，明带长度也相应增大。

对肌细胞收缩机制的解释多用滑行学说。滑行学说认为，肌细胞收缩时肌原纤维缩短不是细胞内肌丝本身长度的缩短，而是细肌丝在粗肌丝之间滑行的结果。此理论在显微镜下得到证实，当肌细胞收缩时，可见 Z 线互相靠拢，肌小节变短，明带和 H 区变短甚至消失，而暗带的长度则保持不变，这是细肌丝在粗肌丝之间向 M 线方向滑动的结果。

（三）肌肉的收缩形式

1. 等长收缩（isometric contraction）　肌肉收缩时只有张力的增加而长度基本保持不变。由于肌肉作用的物体未发生位移，所以未对物体做功。它的作用主要是维持关节的位置。

2. 等张收缩（isotonic contraction）　肌肉收缩时只有长度的变化而张力基本保持不变。肌肉收缩时带动关节的运动，能使物体发生位移，所以它对物体做了功。人体四肢的运动主要是等张收缩。

一般情况下，人体骨骼肌的收缩大多是混合式收缩，既有张力的增加又有长度的变化，而且总是张力增加在前，当肌张力增加到超过负荷时，肌肉收缩才出现长度的变化从而产生运动。

（四）骨骼肌收缩与负荷的关系

影响骨骼肌收缩的主要因素有前负荷（preload）、后负荷（afterload）和肌肉的收缩力（contractility）。

1. 前负荷　指肌肉收缩前已存在的负荷，它与肌肉的初长度关系密切。在一定限度内，肌肉的初长度与肌张力成正变关系，但是超过该限度则呈反变关系。

2. 后负荷　指肌肉开始收缩时承受的负荷。在一定限度内，肌肉的收缩速度与后负荷呈反变关系，当后负荷增加到某一数值时，肌肉产生的张力可达最大值，此时肌肉将不缩短，初速度为零，其收缩形式为等长收缩。前后负荷均为零时，肌肉收缩时不需克服阻力，速度可达最大值。在肌肉初速度为零和速度最大之间，肌肉收缩时既产生张力，又出现缩短，而且每次收缩一出现，张力不再增加，此时的收缩形式为等张收缩。

3. 肌肉收缩力　肌肉收缩时所产生的力，临床上简称肌力。其大小受肌肉的生理横断面、肌肉的初长度、肌纤维走向与肌腱长轴的关系和骨关节的杠杆效率等很多因素的影响。肌肉自身功能状态的改变也直接影响肌力，如缺氧、营养不良、酸中毒等因素可降低肌肉的收缩能力，而钙离子、肾上腺素则可增强肌肉的收缩能力。

第二节 神经学基础

一、神经系统对运动的控制

（一）神经系统对正常运动的控制

躯体运动中各个骨骼肌群的协调收缩都是在神经系统的控制、调节下进行的。中枢神经系统在脊髓、脑干和大脑三个水平上对运动进行控制、调节，这是一个复杂的反射控制过程，包括感觉信息的输入和运动信息的输出。

1. 脊髓对运动的控制　脊髓是控制躯体运动的低级中枢。一方面接受高级中枢向下传送的冲动，另一方面又接受来自皮肤、肌肉、关节等外周感受器传入的冲动，再由脊髓向外周肌肉发出冲动，引起肌肉收缩。脊髓作为低级中枢能够完成以下反射：

（1）牵张反射（stretch reflex）：肌肉的肌梭接受牵拉后发生放电反应引起肌肉收缩。快速牵拉时被兴奋的肌纤维发生快速的、动态的（位相性、阵挛性）反射，如膝、跟腱反射。缓慢持续牵拉时被兴奋的肌纤维发生微弱而持续的、静态的（张力性、强直性）反射，这是维持躯体姿势最基本的反射。在康复治疗中，通过利用不同的手法产生不同的牵张反射来改变肌肉收缩反应的强度，从而使患肢由阵挛变为强直，或由强直变为阵挛。而且通过同节段脊髓反射还可以使协同肌发生兴奋，使拮抗肌发生交互抑制。

（2）腱器官反射：腱器官是指分布于肌肉与肌腱连接处的张力感受器，与梭外肌串联。梭外肌发生强烈等长收缩时传入冲动通过脊髓的中间神经元起抑制作用，使活动减弱、减慢，防止因过分牵张而损伤肌肉。

（3）屈肌反射：指当肢体远端受到刺激时，该肢体发生屈肌收缩和伸肌抑制的保护性反应。刺激加强时引起的对侧肢体伸肌收缩称为对侧伸肌反射。

2. 脑干对运动的控制　脑干中有许多神经纤维交织在一起成为网状，称为脑干网状结构。这是一个复杂的脊髓上中枢，在大脑皮质的控制下接受高位中枢下传的信号和由脊髓上传的信号。

（1）脑干对牵张反射的控制：脑干中加强肌紧张的易化区的活动比抑制区强，但大脑皮质运动区、纹状体、小脑通过网状结构的抑制区控制易化区，抑制肌紧张，维持正常的肌张力。

（2）脑干对正常姿势反射的调节：中枢神经系统通过调节骨骼肌的肌张力以保持身体在空间的姿势，这就是姿势反射。脑干控制的姿势反射有：

①翻正反射（righting reflex）：人的体位改变时身体能自动地、反射地产生运动，以维持头、躯干和肢体在空间的正常位置。不同的体位改变时，不同的感受器受刺激而发生多种反射。

a. 迷路翻正反射：头的位置改变时，耳的前庭器官受刺激，信息传入中脑，反射地使头自动保持直立位。

b. 视觉翻正反射：眼感受到周围环境中有关水平和方向的视觉刺激后，反射地使头保持于直立位。

c. 颈翻正反射：头转向一侧、头与躯干的位置关系不正常时，反射地使整个躯干转向头所取向的一侧。

d. 躯体翻正反射：侧卧时身体下方受压，皮肤感受器接受压力刺激后，反射地使头抬起转向直立位，受压侧肢体伸直，未受压侧肢体屈曲。

②平衡反应（equilibrium reaction）：身体失去平衡时，为了保持重心、维持和恢复平衡，身体自动地、反射地作连续的姿势调整。

3. 基底核对运动的控制　基底核接受由感觉运动皮质下传的信号，加工后传送到脑干网状结构，再下行到脊髓，是调节运动功能的主要皮质下结构，能够协调随意运动，调节肌张力。基底核的不同部位发生病损后，可产生运动过多而肌紧张不全，或运动过少而肌紧张过强。

4. 小脑对运动的控制　小脑是重要的运动控制调节中枢，协调原动肌与拮抗肌的活动，调节肌紧张，控制姿势和平衡，使运动协调。对学习运动技巧和精细运动方面也有重要作用。

5. 大脑对运动的控制　神经系统对运动进行分级控制，大脑统辖整个运动系统，通过控制较低级中枢，使人体完成随意的和协调的运动。

（1）大脑对低级中枢的调节：大脑皮质通过锥体系与锥体外系对脊髓进行调节而产生、增强或减弱运动。

（2）运动的控制与协调：运动的控制是指运动皮质兴奋，信号经锥体通路下达到脊髓激活某一肌肉的运动单位而发生该肌肉的随意收缩。运动的协调是指中枢对运动的易化和抑制的整合，使神经肌肉能协调的兴奋和抑制。

（二）神经系统对异常运动的控制

正常的运动控制机构受损后，由于受损部位及程度的不同而出现不同的异常运动控制，从而产生不同的异常表现。

1. 肌张力异常

（1）肌张力低下：周围运动神经发生病损时神经冲动的传导发生障碍，脊髓反射减慢或中断，肌肉松弛无力。

（2）脊髓休克：脊髓发生病损后突然与高位中枢离断而暂时丧失活动能力，进入无反应状态的现象称为脊髓休克（spinal shock），表现为病损水平以下的脊髓所支配的骨骼肌张力下降或消失，血压下降，外周血管扩张，发汗反射消失，不能排尿、排便。中枢神经发生病损，如脑卒中发作后初期，皮质下中枢突然失去高级中枢的控制，而自身的运动控制尚未建立，呈现肌肉无力的软瘫，犹如脊髓休克。这些现象持续数周至数月后逐渐恢复，简单反射先恢复，复杂反射后恢复，血压与排尿、排便也有一定恢复。

（3）去大脑强直：中脑病变使脊髓失去与大脑的联系，出现头后仰，四肢僵硬伸直，上臂内旋，手指屈曲，这种现象称为去大脑强直（decerebrate rigidity）。这种过强的牵张反射是一种原始的姿势反射。

（4）强直：肢体运动时原动肌群与拮抗肌群同时收缩，对被动牵张的阻抗增高，阻抗的增高与运动速度无关，这种现象称为强直或僵直（rigidity）。

（5）痉挛：肢体运动时肌肉对被动牵张的阻抗增高，而产生协调异常的模式，阻抗的大小与运动速度有关，牵张速度增快时阻抗增高，这种现象称为痉挛（spasticity）。

2. 原始的姿势反射与反应　原始的反射在正常人被高级神经中枢所抑制，不能表现出来。高级中枢发生病损时这些反射失去大脑皮质的控制，即被释放而夸张地表现出来。

（1）紧张性反射：是由脑干调节的原始体位反射，可使人体保持平衡。

①紧张性颈反射（tonic neck reflex，TNR）：是颈部移动时所发生的紧张性反射，有两种：

a. 非对称性紧张性颈反射（asymmetrical tonic neck reflex，ATNR）：是颈向一侧旋转或倾斜时所引起的反射，表现为颏侧肩外展、肘伸直、下肢伸直，颅侧肩外展、肘及下肢屈曲，犹如拉弓样（图2-2-1A）。

b. 对称性紧张性颈反射（symmetrical tonic neck reflex，STNR）：是颈前屈或后伸时所引起的反射。颈前屈时表现为上肢屈曲、双拳于颏下、背前屈、下肢伸直（图2-2-1B）；颈后伸时表现为上肢与背的伸肌张力增高，下肢的屈肌张力增高（图2-2-1C）。

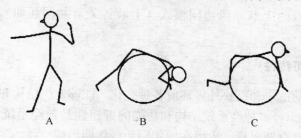

图2-2-1 非对称性紧张性颈反射和对称性紧张性颈反射

②紧张性迷路反射（tonic labyrinthine reflex，TLR）：头部的空间位置改变时所引起的反射，表现为仰卧时伸肌张力占优势，头后仰，四肢伸直；俯卧时屈肌张力占优势，痉挛的四肢伸肌张力减低。

③紧张性腰反射（tonic lumbar reflex，TLR）：身体上部对骨盆的关系位置改变时所引起的反射，表现为躯干上部转向一侧时，同侧上肢屈曲、下肢伸展，对侧上肢伸展、下肢屈曲。

（2）正支持反应：足趾触地时下肢伸肌紧张而伸直，伸肌、屈肌同时收缩，下肢各关节保持稳定，可以支持站立、负重。

（3）本体感受牵引反应：对上肢任何一个关节屈肌进行牵张时可引起或易化其他关节屈肌收缩的反应。

（4）抓握反射：在手与手指尤以掌指关节与指间关节上做向远端的刺激、深压时可引起手指屈曲内收的反应，可见于新生婴儿。

（5）本能的回避反应：敲击手的掌面时各手指过伸的反应。

（6）本能的抓握反应：在手掌稳定地施加一个物体时所引起的合掌抓握反应。

（7）苏克现象（Souques's phenomenon）：偏瘫患者患侧上肢抬高、前屈或外展超过90°时，患侧手指自动伸展。

3. 其他异常的姿势反射与反应

（1）联合反应（associated reaction）：是偏瘫患者患侧的一种异常的张力性反射，表现为当身体的一部分肌肉收缩时可诱发没有主动活动的部分肌肉收缩。它是伴随痉挛的出现而出现的，痉挛的程度越高联合反应越强。

常见的联合反应：

①上肢：

健肢屈曲—患肢屈曲

健肢伸展—患肢伸展

②下肢：

健肢内收（内旋）－患肢内收（内旋）

健肢外展（外旋）－患肢外展（外旋）

③下肢（相反性屈曲与伸展）

健肢屈曲－患肢伸展

健肢伸展－患肢屈曲

（2）共同运动（synergic movement）：指高级神经中枢发生病损后对低级中枢的控制减弱，肢体伸肌与屈肌的交互抑制失去平衡，不能随意控制不同肌群而出现了异常的刻板运动模式。偏瘫患者多表现为上肢屈肌协同模式（上肢各关节共同屈曲）、下肢伸肌协同模式（下肢各关节共同伸展）。

二、中枢神经的可塑性

神经系统为了主动适应和反映外界环境各种变化，能够发生结构和功能的改变，这种变化就是可塑性（plasticity）。神经系统结构和功能的可塑性是神经系统的重要特性。各种可塑性变化既可在神经发育期出现，也可在成年期和老年期出现。

（一）大脑的可塑性

中枢神经系统损伤后，神经回路和突触结构都能发生适应性变化：如突触更新和突触重排。突触更新和突触重排的许多实验证据来自神经切除或损伤诱发的可塑性变化。在神经损伤反应中，既有现存突触的脱失现象，又有神经发芽（sprouting）形成新的突触连接。一侧神经损伤也可以引起对侧相应部位突触的重排或增减。

1. 大脑皮质的功能重组　皮质的功能重组能力很可能是脑损伤后功能恢复的神经基础。大脑受损后，中枢神经的兴奋和抑制平衡被打破，抑制解除，原有的功能联系加强或减弱，最终达到邻近完好神经元的功能重组。神经元兴奋性的改变和解剖结构的变化过程较长，这包括新的轴突末梢发芽和新突触的形成。在部分神经元损伤后，可通过较低级的中枢神经来代偿被损伤的功能，除此之外，局部的损伤还可以通过潜伏通路及突触发芽等机制来代偿。

2. 突触的可塑性　神经元受损后，突触在形态和功能上的改变称为突触的可塑性（synaptic plasticity），表现为突触结合的可塑性和突触传递的可塑性。神经系统尽管通常不具备增殖和分裂能力，不能再产生新的神经元，但神经元却持续拥有修饰其显微形态和形成新的突触连接的能力，这种能力是中枢神经系统可塑性的基础。

3. 神经再生　神经系统损伤后的再生是神经可塑性的另一种表现，无论中枢或外周神经，神经再生主要是轴突的再生，其再生的前提是必须有能行使功能的胞体存在。再生是构筑、重建、代谢再现和功能修复的基础。

完整有效的再生过程包括再生轴突的出芽、生长和延伸，与靶细胞重建轴突联系实现神经再支配。神经纤维的再生还有赖于胶质细胞的参与，中枢和外周神经的胶质细胞和他们提供的微环境的不同，再生的难易程度也不同。轴突损伤后存活神经元的再生轴突必须穿过溃变的髓鞘、死亡细胞的残屑和反应胶质细胞增生形成的瘢痕，这是很难逾越的屏障，所以完成突触重建的可能性很小。

神经发芽分为再生性发芽和突触侧支发芽。如果肌肉中有一部分肌肉纤维的运动神经被切断了，于是，同一块肌肉中被损伤神经附近的正常运动神经发出侧芽，生长到丧失支配的肌纤维上形成运动终板，使肌纤维的功能重新恢复。

18

4. 长时程增强现象（long-term potentiation）　　中枢神经系统受到刺激时，突触长时间保持兴奋状态的现象。其与学习和记忆有关，也称生理可塑性。这对脑损伤后的康复治疗意义重大，易化技术中就是通过强调动作的重复训练、姿势和运动模式的不断修正来逐渐建立正常运动模式的。

5. 长时程压抑现象（long-term depression）　　指小脑能够较长时间的发挥抑制作用，以调节肌紧张、协调随意运动，保证中枢神经系统的正常运动。小脑的这一功能可通过对精细运动的训练得到加强。

（二）脊髓的可塑性

脊髓是中枢神经的低级部位，也具有可塑性。经电镜定量技术证实，当脊髓受损时，未受损伤的神经纤维的侧支出芽参与新突触的形成，使因损伤而减少的突触数产生恢复性增加。脊髓可塑性变化的一般表现形式主要为附近未受伤神经元轴突的侧支先出芽，以增加其传入靶区的投射密度，与靶细胞建立突触性联系。轴突的出芽主要包括三种变化：再生性出芽（regenerating sprouting）、侧支出芽（lateral sprouting）和代偿性出芽（compensatory sprouting）。再生性出芽是指在受伤轴突的神经元仍存活时，该轴突近侧端长出新芽。侧支出芽是指在损伤造成整个神经元死亡时，周围未受伤神经元从其自身的侧支上生出新芽。代偿性出芽是指在神经元发育过程中，神经元轴突的部分侧支受伤时，其正常的侧支发出新芽以代偿因受伤而丢失的侧支。

三、运动功能再训练的机制和策略

（一）运动功能再训练的机制

1. 易化与抑制　　易化和抑制是两个刺激相互作用的结果。康复治疗时就是利用二者诱发产生正常的运动，抑制异常的运动。

（1）易化（facilitation）：先后作用于神经的两个刺激，可导致被刺激神经的兴奋场相叠加，产生较两个刺激分别产生兴奋的总和更大的兴奋。

（2）抑制（inhibition）：先后作用于神经的两个刺激，前一刺激降低了后一刺激引起的兴奋。

2. 内部反馈与外部反馈　　在康复治疗时利用这两种反馈可达到较好的治疗效果。

（1）内部反馈：来自身体皮肤、关节、肌肉、肌腱等感觉信息作用于人体所产生的反应叫内部反馈。

（2）外部反馈：来自体外的关于自身运动表现和运动结果的评判信息作用于人体所产生的反应叫外部反馈。在运动训练中向患者及时提供有关自身运动表现和运动结果的信息对运动学习有促进作用。

3. 闭环控制与开环控制

（1）闭环控制：利用输入的感觉信息反馈纠正运动学习中的错误，通过自我调节系统和残存的记忆、知觉来发动运动，逐渐达到正常的运动。此法在利用患者自身感觉来进行运动训练时使用。

（2）开环控制：利用有关运动程序的记忆、运动方案的参数、外部反馈的运动结果和内部反馈来控制快速或缓慢的运动。此控制在有意识的运动学习时使用。

（二）运动功能再训练的策略

1. 功能重建是一个较长的过程，应认真制定出康复治疗计划。初期应加强指导、易化学习、纠正错误。中期将外在指导与内在感觉联系起来，逐渐建立运动的内部反应机制和程序。中期以后患者要能够在没有治疗师指导的情况下独自完成训练。

2. 康复治疗开始得越早，功能重建的效果越好，因此要及早地开始康复治疗。

3. 充分调动患者的主观能动性，使患者积极地投入到训练中去，对获得满意的治疗效果有相当重要的作用。

4. 相当多的感觉信息输入会得到较好的康复效果。

第三章　康复医学评定

第一节　运动功能评定

一、肌力评定

肌力（muscle power）是指肌肉运动时最大收缩的力量。肌力测定是检查肢体运动功能的基本方法之一。通过肌力的测定，可评定肌肉的功能状态，并对神经功能损害，尤其是周围神经系统的疾病做出间接的判断，从而指导临床康复。常用的肌力测定方法有徒手肌力检查（manual muscle testing，MMT）、应用简单器械的肌力测试和等速肌力测试（isokinetic muscle testing）。

（一）徒手肌力检查

1. 特点　MMT 检查时要求受试者在特定的体位下完成标准动作。根据肌肉活动能力及抗阻力的情况，来评定受检肌肉或肌群的肌力级别。此方法具有简便易行，不需特殊的检查器具，不受检查场所的限制等优点，故广泛应用于临床。但 MMT 也有一定局限性，它只能表明肌力的大小，不能准确地表明患者的运动功能和运动能力，也没有达到细致的量化，存在检测者主观评价的误差。

2. 分级标准　通常采用六级分级法，各级肌力的具体标准见表 3-1-1。

表 3-1-1　MMT 肌力分级标准

级别	名称	标　准	相当正常肌力的%
0	零　（zero，O）	无可见或可感觉到的肌肉收缩	0
1	微缩（trace，T）	有肌肉的轻微收缩，但无关节运动	10
2	差　（poor，P）	在减重状态下能作关节全范围运动	25
3	尚可（fair，F）	能抗重力完成关节全范围运动，但不能抗阻力	50
4	良好（good，G）	能抗重力并抗一定阻力，完成全关节范围的运动	75
5	正常（normal，N）	能完成抗重力、抗充分阻力的全关节范围的运动	100

如测得的肌力比某级稍强时，可在该级的右上角加"＋"号，稍差时则在右上角加"－"号，以便分级更细。

3. 注意事项

（1）采取正确的测试姿势，防止代偿动作。

（2）选择合适的测试时间，疲劳、运动或饱餐后不宜进行。

（3）测试时应健侧与患侧对比，尤其在 4 级和 5 级肌力难以鉴别时。

（4）肢体运动时，被检查的肌肉附着点近端应固定。施加阻力应在肌肉附着点的远端部位，阻力的方向与肌肉或肌群牵拉力方向相反；肌力达 4 级以上时，应作持续抗阻。

（二）简单器械的肌力测试

在临床上，当肌力超过3级时，为了进一步做较细致准确的定量评定，可用专门的器械进行测试，这时所测定的是一组肌肉的等长肌力，即肌肉收缩产生张力但没有明显的关节屈伸运动时测得的肌力，肌肉做的是等长收缩。

1. 握力测试　用握力计测试，以握力指数为评定标准：握力指数＝握力（kg）/体重（kg）×100。测试时上肢在体侧下垂，将握力计的把手调至适当宽度，握力计表面向外，用力握2～3次，取最大值。握力指数正常值应大于50。据观察利手握力一般大于非利手握力5%～10%。

2. 捏力测试　用捏力计测试。用拇指与其他手指相对捏压捏力计的指板，测得的是拇对掌肌肌力及屈曲肌肌力，正常值约为握力的30%。

3. 背拉力测定　用拉力计测试，以拉力指数为评定标准：拉力指数＝拉力（kg）/体重（kg）×100。测试时将拉力计把手调至膝盖高度，两手抓住把手，两膝伸直，然后做伸腰动作并用力上提把手。拉力指数正常值男性为105～200，女性为100～150。此测试方法可使腰椎应力增加，易引起腰痛，故不适用于腰痛患者及老年人。

4. 四肢肌群的肌力测试　在标准姿势下，通过钢丝绳与滑车装置牵拉固定的测力计，可测试四肢各组肌群的肌力。

（三）等速肌力测试

等速肌力测试需等速测试仪测定。肌肉收缩做功除对抗某种可变阻力外，所牵动的关节做等角速度的圆弧运动，这就是肌肉的等速收缩。肌肉等速收缩所产生的肌力，就是等速肌力。等速运动是指关节运动时运动速度是恒定的，可预先在等速仪上设定，临床上一般分为慢速（小于90°/s）、中速（90°～180°/s）和快速（大于180°/s）。速度过慢，关节局部受压较大，易引起疼痛及损伤；速度过快，则测试结果的可重复性下降。等速测试仪所测定的是关节活动范围内每一瞬间肌肉的最大抗阻能力。四肢关节周围肌和躯干肌均可测试，但临床常用于膝关节屈伸肌群的测试。此方法现已引进计算机控制，避免了测试者的主观误差，结果更加客观可靠。但测试仪器价格较高，目前未广泛应用于临床。

（四）注意事项

无论是测肌肉的最大肌力还是耐力，都要规范操作，应避免在劳累、饱餐后及嘈杂的环境中进行。严重肌肉关节疼痛、关节活动极度受限、严重的关节积液或滑膜炎、软组织损伤早期、肌肉急性扭伤或拉伤、骨关节不稳定、严重心肺疾患等为绝对禁忌证；疼痛、关节活动受限、亚急性或慢性扭伤、心血管疾病为相对禁忌证。

二、肌张力评定

肌张力（muscle tone）就是指肌肉的紧张度。检查时以触摸肌肉的硬度及屈伸其肢体时感知的阻力作为判断依据。

正常的肌张力是人体维持各种姿势以及运动的基础，表现为多种形式。包括静止性肌张力、姿势性肌张力和运动性肌张力。静止性肌张力是指人在静卧休息时，身体各部分肌肉所具有的张力；姿势性肌张力是指人体维持某种姿势和身体平衡时肌肉保持的张力；运动性肌张力是指肌肉在运动过程中所保持的张力，是保证肌肉运动连续、平滑（无颤抖、抽搐及痉挛）的重要因素。

（一）肌张力异常的分类

1. 肌张力增高　肌肉组织外观隆起，甚者肌腱的形状暴露，触摸硬度增加，肢体被动运动时阻力增加，运动速度越快阻力越大，分为两种：①痉挛（spasm）：又称折刀现象，是指在被动屈伸肢体时，起始阻力大，终末阻力突然减弱，是锥体束损害的表现；②强直（rigidity）：又称铅管样强直，是指屈伸肢体时始终感觉阻力增加，即全关节活动范围内呈均等的肌张力增高，为锥体外系损害的表现。

2. 肌张力降低　肌肉外观平坦，触摸硬度较正常松软，屈伸肢体时阻力降低，被动关节活动范围扩大，又称迟缓性麻痹（paralysis）。

（二）影响肌张力的因素

肌张力的产生和维持是一个复杂的反射活动，其反射弧任何部位的病变均可引起肌张力的改变。中枢神经系统对肌张力起调节和控制作用，如中脑以上的各种结构对肌张力起抑制作用，而中脑以下的结构对肌张力则起易化作用，但延髓部分的网状结构是抑制肌张力的区域。肌张力降低多见于周围神经的炎症、脊髓前角灰质炎、小脑病变、脑卒中软瘫期以及脊髓急性损伤的休克期等。肌张力增高见于脑卒中硬瘫期、脑瘫、多发性硬化、侧索硬化及脊髓病变等。

（三）痉挛的评定

手法检查时，一般是检查患者关节的被动关节活动范围（passive range of motion，PROM），根据检查者感受到的阻力大小做出判断。做 PROM 检查时，应从被检查者肌肉处于最短的位置开始，且手法速度要快。

1. 痉挛的手法快速 PROM 评定见表 3-1-2。

表 3-1-2　痉挛的手法快速 PROM 评定

轻　度	在肌肉最短的位置上开始做 PROM 活动，在 ROM 的后 1/4，即肌肉位置接近最长时，出现抵抗及阻力
中　度	检查方法同上，在 ROM 的中 1/2 处即出现抵抗及阻力
重　度	检查方法同上，在 ROM 的前 1/4 内就出现明显的阻力

注：此方法简单、实用、易行，但评定级别较粗略。

2. 修订的 Ashworth 痉挛评定量表见表 3-1-3。

表 3-1-3　修订的 Ashworth 痉挛评定量表

0 级	无肌张力的增加
Ⅰ 级	肌张力轻度增加：被动屈伸受累部分时，ROM 之末出现突然的卡住，然后释放或出现最小的阻力
Ⅰ$^+$ 级	肌张力轻度增加：被动屈伸时，在 ROM 后 50％ 范围内突然出现卡住，然后始终有小的阻力
Ⅱ 级	肌张力较明显增加：通过 ROM 的大部分时，阻力均较明显地增加，但受累部分仍可较容易地移动
Ⅲ 级	肌张力严重增高：进行 PROM 检查有困难
Ⅳ 级	僵直：受累部分不可屈伸

注：此方法原理与手法快速 PROM 评定法类同，但分级较细。

（四）弛缓性麻痹程度的评定

弛缓性麻痹的分级如下：

1. 轻度　表现为肌张力降低，肌力下降；检查者抬高患肢并释放时，肢体只能短暂地抵抗重力，然后立即落下，但仍有一些功能活动。

2. 中到重度 表现为肌张力显著降低或消失，肌力 0 级或 I 级（徒手肌力检查）；抬高患肢并释放，患肢会立即落下，且不能进行任何有功能的活动。

（五）注意事项

影响肌张力的原因很多，如神经反射弧的病变、肌腱的挛缩和关节的强直都会影响肌张力的检查结果，所以在检查患者肌张力有无异常时应全面了解患者的病情，并将患侧和健侧进行比较，做出正确的判断。肌张力的检查还应在温暖舒适的环境和适宜的体位下进行，让患者尽可能放松。检查者活动受试者肢体时，应以不同速度和幅度来回活动患肢，反复几次，以便结果更加客观准确。

三、关节活动度的测定

关节是骨骼的间接连接。关节活动范围（range of motion，ROM）是指关节运动时所能达到的最大弧度，即关节的远端骨所移动的度数，又称关节活动度。关节的运动根据生理学运动方式可分四种基本形式：滑动运动、角运动、旋转运动和环转运动。因为关节活动有主动和被动之分，所以关节活动范围也分为主动和被动的关节活动范围。主动的关节活动范围是指患者主动活动关节时，所达到的最大弧度；被动的关节活动范围是指外力使患者关节被动运动时，所达到的最大弧度。关节活动度是反映肢体运动功能的指标之一，它和徒手肌力检测均是康复医学和骨科常用的检测方法。

导致关节活动范围异常的原因很多，包括：关节本身的病变，如关节的炎症、关节腔积液或积血、退行性病变、关节损伤、肿瘤、骨折及骨骼病损所致的疼痛等；关节周围组织的病变，如长期卧床、制动引起的关节周围软组织粘连、挛缩，软组织的瘢痕，周围软组织损伤、水肿；中枢及外周神经损伤所致肌肉瘫痪无力、痉挛等。

通过测定关节活动范围可发现关节活动有无障碍以及障碍的程度，并根据整体的临床表现，找出病因，为选择正确的治疗方法提供依据，也是评定治疗效果的一种重要手段。

（一）测量方法

1. 测量工具

（1）通用量角器：或称半圆规角度计，是临床应用最普遍的一种工具。量角器的两臂由一轴心连接，一为活动臂，一为固定臂。使用时把量角器的中心点放置在代表关节旋转中心的骨性标志点，将量角器的固定臂与关节的近端骨长轴平行，移动臂与关节远端骨长轴平行，在标准的测量体位下，使关节绕一个轴心向另一个方向运动，达到最大限度，然后从圆规上读出关节所处的角度。

（2）方盘量角器：是一个正方形、中央有圆形分角刻度的木盘，中心有一可旋转的指针，由于重心在下，所以指针始终指向上方。其刻度自 0°点向左右各为 180°。使用时使肢体在垂直位或水平位，以量角器的一条边紧贴肢体运动端，读出盘上的刻度，就是关节所处的角度。方盘边缘的选择以使 0°点指向规定的方向为准。

（3）电子仪器：固定臂和活动臂是 2 个电子压力传感器，能比较准确地测定关节活动范围。可测量单关节运动及复合关节运动，评测工作更加简便。

2. 测量方法 测量关节活动范围一般采取中立位 0°法。测量时将角度尺的轴心对准关节中心，测量臂与受测肢体的长轴平行。某些关节测量时可以参考骨性或体表标志。

主要关节的测量方法见表 3-1-4。

表 3-1-4　主要 ROM 测量法

关节	运动	受检者体位	测角器放置方法			正常活动范围
			轴心	固定臂	移动臂	
肩	前屈、后伸	坐位或立位,上肢置于体侧,肘伸直	肩峰	与腋中线平行	与肱骨纵轴平行	屈:0°～180° 伸:0°～50°
	外展	端坐位,上肢置于体侧,肘伸直	肩峰	与身体中线即与脊柱平行	同上	0°～180°
	内、外旋	仰卧位,肩外展90°,屈肘90°	鹰嘴	与地面垂直	与尺骨平行	各为0°～90°
肘	屈、伸	仰卧或坐或立位,手臂取解剖位	肱骨外上髁	与肱骨纵轴平行	与桡骨平行	0°～150°
	旋前、旋后	坐位,上臂置于体侧,屈肘90°	中指尖	与地面垂直	拇指伸展时的手掌面	各为0°～90°
腕	掌屈、背伸	坐或站位,前臂充分旋前	尺骨茎突	与前臂纵轴平行	与第2掌骨纵轴平行	掌屈:0°～90° 背伸:0°～70°
	尺、桡侧偏移	坐位,屈肘,前臂旋前,腕中立位	腕背侧中点	前臂背侧中线	第3掌骨纵轴	桡偏:0°～25° 尺偏:0°～55°
髋	屈	仰卧或侧卧位,对侧下肢伸直	股骨大转子	与身体纵轴平行	与股骨纵轴平行	0°～125°
	伸	侧卧位,被测下肢在上	同上	同上	同上	0°～15°
	内收、外展	仰卧位	髂前上棘	左、右髂前上棘连线的垂直线	髂前上棘至髌骨中心的连线	各0°～45°
	内旋、外旋	仰卧位,两小腿垂于床缘外	髌骨下端	与地面垂直	与胫骨纵轴平行	同上
膝	屈、伸	俯卧或坐在椅子边缘	膝关节或腓骨小头	与股骨纵轴平行	同上	屈:0°～150° 伸:0°
踝	背屈、跖屈	仰卧位,膝关节屈曲,踝中立位	腓骨纵轴与足外缘交叉点	与腓骨纵轴平行	与第5距骨纵轴平行	背屈:0°～20° 跖屈:0°～45°

（二）影响测量的因素

检测者及被检测者均可影响关节活动度的测量结果。前者主要是测量工具放置不当、参考点未找准、检测者的不良体位等。而后者因素很多,如关节是被动活动还是主动活动、软组织过多、疼痛限制关节活动、患者的合作程度、手术伤口、限制性支具以及患者年龄、性别、职业等。故在检测时应规范操作,尽量减少误差。

（三）注意事项

1．选择舒适的测量环境。

2．对患者说明测量方法以争取患者的配合。

3．选择正确的体位,防止出现错误的运动姿势和代偿运动。

4．避免在运动或按摩后进行检查。

5．对活动受限的关节,需要测量被动运动与主动运动的关节活动度,被动关节活动度要大一些,以被动活动度为准。被动活动关节时手法要柔和,速度缓慢均匀,以免引起痉挛和疼痛。

6．由于人体存在一定差异,测量结果应与健侧对比。

7．不同测量工具和方法测得的结果有一定差异,不宜互相比较。

8. 在测量中如有关节变形、肢体浮肿、疼痛、痉挛和挛缩等情况，应做好记录。

四、步态分析

步行（walking）是指通过双足的交互动作移行机体的一种人类特征性活动。人类的行走是上肢、躯干、骨盆、下肢关节及肌群的周期性规律运动。正常步行的控制十分复杂，包括中枢命令、身体平衡和协调控制。行走时并不需要思考，可以一边行走，一边做其他事情。步态（gait）就是指行走的模式，是人类步行的行为特征。步态分析（gait analysis）是研究步行规律的检查方法，目的是利用生物力学及运动学手段，揭示步态异常的关键环节和影响因素，从而来指导康复评估与治疗，还有助于临床诊断、疗效评估和机制研究等。步态分析包括定性分析和定量分析。前者通常是检查者目测收集资料，再根据经验分析步态异常的原因。后者则是利用仪器设备检测和分析原因所在。正常人的步态也有一定差别，受职业、教育、年龄和性别等影响。步行障碍对病、伤、残者日常活动影响很大，因此是患者最迫切需要恢复的功能障碍之一。

（一）步行周期

步行周期（gait cycle）是指一侧足跟着地到该侧足跟再次着地所用的时间。根据下肢在步行时的位置分为支撑相和摆动相（图 3-1-1 步行周期示意图）。

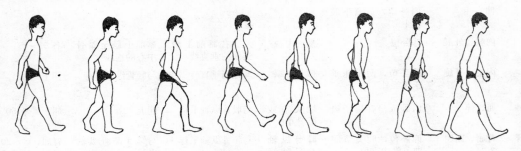

图 3-1-1　步行周期示意图

1. 支撑相（stance phase）　指足部接触地面和承受重力的时间，即一侧足跟着地到该侧足趾离地的时间，约占步行周期的 60%。一侧下肢与地面接触并负重称单支撑相，双足同时接触地面称双支撑相。支撑相大部分时间是单足支撑。随着步行的加快，双支撑相逐渐缩短。步行有双足支撑相，而跑步则没有，这是二者的区别。步行障碍往往首先表现为双支撑相时间延长，以增加步行的稳定性。

（1）支撑相早期（early stance）：指进入支撑相开始阶段的时间，包括首次触地、承重反应、地面反作用力。此期足跟触地，膝关节伸展，髋关节屈曲和骨盆向前旋转，占步行周期的 10%～12%。

①首次触地（initial contact）：指足跟接触地面的瞬间，使下肢前向运动减速，落实足进入支撑相的位置。此期是支撑相异常最常见的原因。

②承重反应（loading response）：指首次触地之后重心由足跟向全足转移的过程。

③地面反作用力（ground reaction force，GRF）：首次触地时的地面反作用力一般相当于体重与加速度的综合，正常步速时为体重的 120%～140%，与步速成正比。下肢承重能力下降时，可以通过减慢步速，来减少地面反作用力对步行的影响。

（2）支撑相中期（mid stance）：指单足支撑全部体重的时期，支撑足的足底全部着地，对侧足则处于摆动相，占正常步行周期的 38%～40%。此时支撑腿的膝、髋关节均过渡到伸展位，骨盆处于中间位，躯干在支撑腿的正上方，腓肠肌和比目鱼肌起主要作用。主要功能是保持膝关节稳定，控制胫骨前向惯性运动，为下肢向前推进做准备。当下肢承重能力小于体重或身体控制障碍时此期会缩短，便于将重心迅速转移到另一足，保持身体平衡。

(3) 支撑相末期（terminal stance）：指下肢主动加速蹬离的时间，为过渡到摆动相做准备，从一侧足跟抬起开始，到同一足尖离地结束，约占步行周期的 10%～12%。此时膝、髋关节由伸展向屈曲过渡，踝关节跖屈，骨盆向后旋转，同时身体重心向对侧下肢转移，所以又称为摆动前期。在缓慢步行时可以没有蹬离，只是足趾离地。

2. 摆动相（swing phase）　指足离开地面向前迈步到再次落地的时间。约占步行周期的 40%。

(1) 摆动相早期（initial swing）：指足离开地面早期的活动，膝、髋关节屈曲，骨盆处于向后旋转位。约占步行周期的 13%～15%。

(2) 摆动相中期（mid swing）：指足迈步中期的活动，膝、髋关节屈曲增大，骨盆处于中间位，约占步行周期的 10%。

(3) 摆动相末期（terminal swing）：指迈步即将结束，足在落地之前的活动。膝、髋关节屈曲减少，向伸展位过渡，髋关节屈曲，骨盆处于向前旋转位。下肢前向运动减速，准备足着地的姿势，约占步行周期的 15%。

(二) 临床步态分析

1. 正常步态参数

(1) 步长（step length）：指一足跟着地至对侧足跟着地的平均距离。正常成人大约 75～83cm。

(2) 步长时间（step time）：指一足跟着地至对侧足跟着地所用的平均时间。

(3) 步幅（stride length）：指一足跟着地至同一足跟再次着地的距离，是步长的 2 倍，也可称为跨步长。正常成人约 150～160cm。

(4) 步频（cadence）：指单位时间内行走的平均步数（步/分）。公式：步频＝60（s）÷步长平均时间（s）。两足不同的步长时间，一般取平均值。正常成人约 95～125 步/分。

(5) 平均步幅时间（stride time）：支撑相和摆动相之和。

(6) 步速（velocity）：指单位时间内行走的距离（m/min）。公式：步速＝步幅÷步行周期。正常成人约 65～100m/min。

(7) 步宽（walking base）：也称之为支撑基础（supporting base），指两足纵轴线之间的距离。正常成人约 5～10cm。

2. 分析内容

(1) 收集病史：病史是判断步态障碍的前提。康复师应详细询问患者的现病史、既往史、手术史、诊治经过等基本情况，据此了解导致步态异常的原因和制定改善步态的方案。

(2) 体格检查：体格检查是判断步态障碍的基础。神经系统和骨关节系统的病变是导致步态异常的最常见因素。体检的重点是神经系统的各种反射、平衡功能、各种感觉、肌力和肌张力、关节活动度、肌肉和关节的压痛、软组织肿胀、皮肤有无溃疡及颜色的改变等。

(3) 步态观察：一般观察患者的自然步态（最省力的步态）。观察从患者身体的远端到近端，首先是足、踝关节，依次是膝、髋、骨盆、躯干，包括前面、侧面和后面三个方面观察。需要注意全身姿势的调整和步态控制，包括步行的节律、身体的稳定性、行走的流畅性、健侧和患侧的对称性、重心有无偏移、手臂摆动是否协调、各个关节的姿态和角度、患者神态和表情以及辅助装置（矫形器、助行器）的作用等。加快步速可减少足的接触面（跖足或足跟步行）或步宽（两足沿中线步行），更能突出步态的异常；也可以利用增大接触面或给予支撑（足矫形垫或矫形器），以改善步态异常，从而协助评估。

3. 影响步态的因素　影响步态的因素很多，临床常见的是神经肌肉和骨关节因素，分述如下：

（1）神经肌肉因素：包括中枢神经和周围神经损伤。中枢神经损伤，包括脑外伤、脑卒中、脑性瘫痪、脊髓损伤、脊髓病变和帕金森病等造成的偏瘫步态、痉挛步态、剪刀步态、共济失调步态和蹒跚步态等；周围神经损伤包括臀大肌步态、臀中肌步态和股四头肌步态等。这些疾病可造成肌力下降、肌张力异常、姿势调整异常和平衡功能异常等；还可以继发关节和肌腱挛缩畸形及肌肉萎缩等。儿童患者可伴有继发性骨骼发育异常，导致步态异常。

（2）骨关节因素：由于先天畸形、外伤、运动损伤、骨关节疾病、截肢和手术等造成的躯干、骨盆、髋、膝、踝、足等各个关节的畸形和两下肢长度不一等引起的步态障碍。此外，疼痛和关节松弛对步态也产生明显影响。

（三）常见异常步态

人类行走时分支撑相和摆动相，所以步态的异常也是这两个时相的异常。足、踝、膝、髋、骨盆、躯干、上肢、颈的异常都可以引起支撑相障碍，这是一个闭链运动，而远端承重轴（踝关节）对整体姿态的影响最大；摆动相运动属于开链运动，各关节可以有孤立的姿势改变，而近端轴（髋关节）的影响最大。

常见异常步态类型：

1. 短腿步态　当两下肢长度相差 2.5cm 以上时，患侧骨盆下降导致健侧髋、膝过屈，踝关节背伸过度，就会呈现健侧肩抬高，患肩下垂。如果两下肢长度相差 4cm 以上，就会出现患肢用足尖着地代偿行走。

2. 疼痛步态　当一侧下肢出现疼痛，为避免患侧下肢负重出现患侧站立相缩短，健侧摆动加快，表现为短促步。

3. 外周神经损伤导致的异常步态

（1）臀大肌步态：臀大肌是主要的伸髋及脊柱的稳定肌。臀大肌无力者，足跟着地时常用力将胸部后仰，躯干和骨盆后倾，膝关节完全伸展，使重力线落在髋关节之后，形成仰胸挺腰凸腹的步态，躯干前后摆动显著增加，类似鹅行走的姿态，又称为"鹅步"。

（2）臀中肌步态：臀中肌无力时，髋关节侧方稳定的控制能力受到影响，表现为髋关节外展无力：一侧臀中肌损伤时，在支撑相早期和中期，患侧骨盆下移超过 5°，髋关节向患侧凸，躯干向患侧侧弯，以增加骨盆稳定性，维持身体平衡。而患侧下肢功能性相对过长，所以在摆动相膝关节和踝关节屈曲增加；双侧臀中肌受损时，行走时表现为躯干左右摆动显著增加，形如鸭子行走，又称为"鸭步"。

（3）屈髋肌步态：屈髋肌是摆动相主要的加速肌，其肌力下降造成肢体摆动相行进动力降低，只有通过躯干在支撑相末期向后、摆动相早期突然向前摆动来代偿，这样患侧步长就会明显缩短。

（4）股四头肌步态：股四头肌无力使支撑相早期膝关节的稳定性受到影响。行走时膝关节处于过伸位，足跟着地后，用臀大肌保持股骨近端位置，使髋关节伸展，用比目鱼肌保持股骨远端位置，膝关节被动伸直，造成膝过伸。膝关节过伸导致躯干前屈，重力线落在膝关节前方。长期处于此状态将极大地增加膝关节韧带和关节囊的负荷，导致关节的损伤和疼痛。

（5）踝背屈肌步态：在足触地后，由于踝背屈肌无力，踝关节不能控制跖屈，所以支撑相早期缩短，快速进入支撑相中期，以保持身体稳定。严重时患者在摆动相出现足下垂，导致下肢功能性相对过长，行走时以过度屈髋屈膝来代偿，而支撑相早期则由全脚掌或前脚掌先着地，而不是足跟着地。

4. 中枢神经疾病常见的异常步态

（1）偏瘫步态：是脑卒中患者的典型步态。一般情况下，偏瘫患者下肢是伸肌痉挛模式，常见有因股四头肌痉挛而导致的膝关节屈曲困难，小腿三头肌痉挛导致的足下垂以及胫后肌痉挛所导致的足内翻。多数患者表现为摆动相患侧骨盆代偿性抬高并向后旋转，髋关节外旋、外展，患侧下肢向外侧划一个半圆弧迈出患肢的步态，又称为划圈步态；部分患者还可以采用侧身，健腿在前，患腿在后，患足在地面拖行的步态。

（2）截瘫步态：脊髓损伤的患者可以出现截瘫。如果损伤平面在 L_3 以下，患者有可能独立步行。但由于小腿三头肌和胫前肌的瘫痪无力，患者在摆动相出现明显的足下垂，导致患侧下肢相对过长，只有增加屈髋以代偿，故出现跨栏步态。落地时，由于缺乏对踝关节的控制，所以稳定性降低，患者就会通过膝过伸来增加膝关节和踝关节的稳定性。

（3）脑瘫步态：根据神经损害的特点，分为痉挛型和共济失调型。痉挛型由于髋关节内收肌群痉挛，摆动相下肢向内侧迈出，足下垂、内翻或外翻、踮足呈剪刀步态。共济失调型的患者由于肌肉张力的不稳定，步行时双上肢外展，双足间距增宽，增大支撑面积以加强支撑相的稳定性。用增加步频控制躯干的前后稳定性。通过上身和上肢摆动的协助，保持步行时身体平衡。患者不能走直线，而以曲线前进，故在整体上表现为抬足快速而不稳定，状如醉汉的步态。

（4）帕金森步态：帕金森病以普遍性肌张力异常增高为特征，是一种极为刻板的步态。步行时启动困难，下肢摆动的幅度减小，髋膝关节轻度屈曲，步频加快，步幅缩短，表现为小碎步，以重心前移及躯干前倾来维持身体的平衡。患者步行时速度较快，手臂摆动缩小或停止，不能随意停步或转向，呈现为前冲或慌张步态。

（四）注意事项

1. 被检者尽可能穿短裤，以便于观察各个关节的活动，发现问题所在。

2. 如有严重的心肺疾患，应待病情稳定再行检查。

3. 应分别观察拄拐与独立行走的步态有何不同。

4. 临床大多应用目测法。

五、平衡与协调功能评定

（一）平衡功能评定

1. 定义与分类　平衡（balance，equilibrium）是指人体所处的一种姿势或稳定状态。正常人体无论处于何种位置，当运动或受到外力作用时，都有自动调整并维持姿势的能力，包括静态平衡和动态平衡。平衡功能的主要作用是保持体位、调整姿势和对外界干扰做出反应。

（1）静态平衡：是指人体或人体某一部位处于某种特定的姿势，如在坐或站等姿势时保持稳定的状态。

（2）动态平衡：包括自动态平衡和被动态平衡。

①自动动态平衡：是指人体在进行各种自主运动及各种姿势间的转换时，有能重新获得姿势稳定状态的能力。

②被动动态平衡：是指人体受到外界的干扰，如推、拉人体使其身体失去稳定后，有重新获得姿势稳定状态的能力。

2. 平衡反应及维持机制 平衡反应是指机体对平衡状态改变时，有可恢复原有平衡或建立新平衡的能力。平衡反应使人体无论在卧位、坐位和站立位均能保持稳定的状态或姿势，受大脑皮质控制。人体的平衡功能是可以通过有意识的训练提高的，如体操、技巧等项目的运动员，或舞蹈杂技演员的平衡能力明显高于普通人群；平衡能力受损后，通过积极的治疗和专门的训练，可以使平衡功能得到一定的恢复。

通常人类在出生 6 个月时形成俯卧位平衡反应，7~8 个月形成仰卧位及坐位平衡反应，9~12 个月形成蹲起反应，12~21 个月形成站立反应。除此之外，尚有两种特殊平衡反应：保护性伸展反应和跨步及跳跃反应。当身体受到外力作用时，我们的上肢和（或）下肢就会伸展，防止摔倒，称保护性伸展反应；外力使身体偏离支撑点时，为了避免摔倒或受到损伤，我们的身体会顺着外力的方向快速跨出一步，建立新的平衡，称为跨步及跳跃反应。

人体平衡的维持取决于正常的肌张力、正常的感觉输入、中枢的整合以及运动控制。

（1）感觉输入：躯体感觉、视觉以及前庭系统在维持平衡的过程中起重要作用。

（2）中枢整合：当体位或姿势改变时，三种感觉信息在脊髓、前庭核、内侧纵束、脑干网状结构、小脑及大脑皮质等多级平衡觉神经中枢中进行整合加工，准确判断人体重心的位置和支撑面的情况，迅速判断何种感觉所提供的信息是正确的，何种感觉所提供的信息是相互冲突的，从中选择出提供准确定位信息的感觉输入，放弃错误的感觉输入，并形成运动的方案。

（3）运动控制：当平衡发生变化时，中枢神经系统对多种感觉信息进行整合分析后下达运动指令，运动系统以不同的协同运动模式控制姿势的变化，重新建立新的平衡。人体的平衡调节机制或姿势性协同的运动模式有三种，包括踝调节机制、髋调节机制和跨步调节机制：

①踝调节机制（ankle strategies）：是指正常人站在较大且固定的支持面上，受到一个较小的外界干扰时，身体重心以踝关节为轴进行前后转动或摆动，来调整重心，保持身体稳定。踝关节调节机制中固定组合肌群的兴奋收缩顺序是由远端到近端。

②髋调节机制（hip strategies）：正常人站立在较小的支持面上（小于双足面积），受到一个较大的外界干扰时，就会通过髋关节的屈伸使身体前后摆动幅度增大，来调整身体重心和维持身体平衡，避免摔倒。

③跨步调节机制（stepping strategies）：当外力干扰过大，身体的摆动进一步增加，重心超出其稳定极限时，人体就会启动跨步调节机制。正常人会自动地向用力方向快速跨出或跳跃一步，重新调整重心的位置，使身体确定可以稳定站立的支持面，建立新的平衡，避免摔倒。

此外，人体平衡的维持还有赖于正常的肌张力，交互神经支配或抑制等。总之，维持身体平衡的机制非常复杂，是多系统的综合作用。

3. 平衡功能评定的目的 主要是了解是否存在平衡功能障碍、障碍的性质及程度；确定引起平衡障碍的原因；预测患者可能发生跌倒的危险性；制定药物治疗或康复治疗的方案；预测治疗结果；重复评定以了解治疗手段是否有效。

任何引起平衡功能障碍的疾患都有必要评定平衡功能，常见原因为：

（1）中枢神经系统损害：颅脑损伤、脑血管意外、小脑疾患、脑肿瘤、脑瘫、帕金森病、多发性硬化及脊髓损伤等。

（2）耳鼻喉科疾病：各种眩晕症，如美尼尔综合征、前庭神经炎及听神经瘤等。

（3）骨科疾病或损伤：骨折及骨关节病变、各种关节置换及截肢等，均会影响关节的位置觉和运动觉，引起平衡功能障碍；影响姿势与姿势控制的颈背部损伤、各种运动损伤、肌肉疾患及外周神经损伤等，同样会导致平衡功能障碍。

（4）其他人群：老年人平衡功能较一般人群差，运动员、飞行员及宇航员平衡功能较一般人群好。

4. 评定的内容

（1）静止状态下：在不同体位（坐位和站位）时均能保持平衡，睁眼或闭眼时均能维持姿势稳定，在一定时间内能对外界变化做出必要的姿势调整反应。具体包括能否完成有靠斜坐、有靠直坐、低靠直坐、无靠直坐、扶墙站立、双腿站立以及单腿站立。

（2）运动状态下：可精确地完成运动，并能完成不同速度的运动（加速和减速），运动结束能回到初始位置，或建立并保持新的体位平衡，如在不同体位下伸手取物。

（3）动态支撑面内：在移动的支撑面内行走时仍能保持身体平衡。例如，在行使的汽车或火车中行走。

（4）姿势反射：当身体处于不同体位时，由于受到外力（推力或拉力）而发生移动，机体重新建立平衡的反应时间和运动时间。

5. 评定方法　包括主观评定和客观评定。主观评定以观察法和量表为主，客观评定主要是指利用平衡测试仪评定。

（1）观察法：临床普遍使用此方法，即评定者对被评定对象进行观察。

①坐位平衡：分为 3 级，即静态、自动态和被动态平衡，包括睁眼坐和闭眼坐。

②站立位反应：Romberg 征，又称为闭目直立试验，具体方法是受试者双足并拢直立，观察在睁眼和闭眼时身体摇摆的情况。

强化 Romberg 检查法：要求受试者两足一前一后（足尖接足跟）直立，观察其睁眼和闭眼时身体的摇摆情况，维持平衡 60 秒者为正常。

单腿直立检查法：要求受试者单腿直立，观察其睁眼、闭眼情况下维持平衡的时间长短，维持 30 秒者为正常。

③跨步反应：受试者取站立位，检查者分别向前、后、左、右各个方向推受试者。受试者的脚能快速向前方、后方或侧方跨出一步，头部和躯干出现相应的调整，为跨步反应阳性；反之，不能为维持身体平衡而快速跨出一步，头部和躯干也不能出现相应调整，为跨步反应阴性，说明存在平衡功能障碍。

④其他：在活动状态下能否保持身体平衡；体位转换时能否保持身体平衡；在不同条件下行走，如脚跟碰脚趾行走，足跟行走，足尖行走，直线行走，侧方行走，倒退行走，走圆圈，绕过障碍物行走等，能否保持身体平衡。

观察法应用简便，可对患者进行粗略的筛选，具有一定的敏感性和判断价值，在临床上应用广泛。但过于主观和粗略，缺乏量化。

（2）量表法：属于主观评定。信度和效度较好的量表主要有 Berg 平衡量表（Berg balance scale），Tinnetti 量表（Performance-Oriented assessment of mobility），以及"站起－走"计时测试（the timed "Up & GO" test）。Berg 平衡量表和 Tinnetti 量表不仅可以评定被测试对象在静态和动态两种状态下的平衡功能，还可以用来预测正常情况下摔倒的可能性。Berg 量表包括站起、坐下、独立站立、闭眼站立等 14 个项目，需要 20 分钟完成，每个项目最高分 4 分，满分 56 分，低于 40 分表明平衡功能障碍，有跌倒的危险性。Tinnetti 量表分为平衡（10 项）和步态（8 项）两个部分，15 分钟即可完成，总分 44 分，低于 24 分提示存在平衡功能障碍，有跌倒的危险性。"站起－走"计时测试主要评定被测试者从坐椅站起并向前行走 3m，然后折返回来所用的时间以及在行走中的动态平衡情况。

临床较常用的还有 Fugl-Meyer 评定法，是针对偏瘫患者的一种评定方法。它共有 50 项，平衡功能是其中之一。每项分为三级评分：0 分、1 分和 2 分。0 分表示不能完成，1 分表示部分完成，2 分表示充分完成。见表 3-1-5。

表 3-1-5　Fugl-Meyer 平衡功能评定

试验项目	判定标准	评分
无支撑坐位	不能保持坐位	0
	能保持坐位且不少于 5 分钟	1
	能保持坐位且 5 分钟以上	2
健侧"展翅"反应	肩关节无外展，肘关节无伸直	0
	肩关节部分外展，肘关节部分伸直	1
	肩关节完全外展，肘关节完全伸直	2
患侧"展翅"反应	肩关节无外展，肘关节无伸直	0
	肩关节部分外展，肘关节部分伸直	1
	肩关节完全外展，肘关节完全伸直	2
支撑站位	不能站立	0
	最大支撑时可站立	1
	一人支撑时可站立 1 分钟	2
无支撑站位	不能站立	0
	不能站立 1 分钟，或身体摇晃	1
	能保持平衡站立 1 分钟以上	2
健侧站立	不能维持 1～2 秒	0
	平衡站稳 4～9 秒	1
	平衡站立多于 10 秒	2
患侧站立	不能维持 1～2 秒	0
	平衡站稳 4～9 秒	1
	平衡站立多于 10 秒	2

（3）平衡测试仪：利用仪器测试平衡的方法，测试结果较为客观，是近年来国际上发展较快的定量评定平衡功能的一种测试方法。测试仪器主要由压力传感器、显示器和电子计算机及专用软件组成。测试时被测者坐或站在测试平板上（有压力传感器装置），尽力保持平

衡，压力传感器将信息输入计算机，转化为数据。观察的指标有：重心前后左右摆动的幅度及频率，从不稳调整到稳定的时间，重心移动轨迹占据的面积等。平衡测试仪可定量评定平衡功能，明确平衡功能损害的程度和类型。平衡测试仪的评定项目主要包括静态平衡测试和动态平衡测试。

①静态平衡测试：在睁眼、闭眼、外界视动光的刺激下，测定人体重心平衡状态。

②动态平衡测试：被测试者以躯体运动反应跟踪计算机显示器上的视觉目标，或在被测试者无意识的状态下，突然晃动计算机显示器及其支架或移动（如前后水平方向，前上、后上倾斜）支撑面，来测试机体感觉和运动器官对外界环境变化的反应以及大脑感知觉的综合能力。

（二）协调功能评定

1. 概念　协调（coordination）是指人体产生平滑、准确、有控制的随意运动的能力。协调功能就是协调参与运动的各个肌群的收缩和放松，并控制运动的方向和节奏、力量和速度，达到准确的目标。协调运动又称共济运动，主要是小脑的功能，前庭神经、视神经、深感觉和锥体外系均有参与作用。协调功能障碍又称为共济失调（dystaxia），可分为小脑性共济失调、感觉性共济失调和前庭性共济失调。

共济失调的患者主要表现为：辨距不良，包括辨距过度和辨距不足，会导致动作的幅度太大或太小；分解动作不协调，各肌群在时间上配合障碍导致动作变成孤立的收缩阶段，肌肉的收缩和松弛不协调而出现重复性动作。这些障碍可以导致共济失调型构音障碍，表现为言语迟缓而不清晰、间隔停顿不当、语音语调不规则等。书写时表现为字体过大、笔画不均。

2. 协调功能的临床评定　协调功能的评定就是判断有无协调障碍，为临床康复提供客观依据，实际上也是对精细运动的评价。评定内容主要是观察被测试对象在完成指定动作中的交互动作、协同性和准确性。方法如下：

（1）指鼻试验：被测试对象将自己的上肢外旋外展，肘关节伸直，再用自己的示指触自己的鼻尖，速度由慢到快，睁眼、闭眼都要检测。指鼻不准说明同侧小脑半球病变。如睁眼准确而闭眼不准为感觉性共济失调。

（2）指—指试验：被测试者屈肘，伸出示指，去碰触对面检查者的示指，先睁眼做，再闭眼做，检查者可通过改变示指的位置，来评定被测试对象对方向、距离的判断能力。如总偏向一侧，则提示该侧的小脑或迷路病变。

（3）轮替试验：被测试对象双上肢屈肘，前臂做快速的旋前旋后动作，速度慢的一侧为病变侧。小脑性共济失调表现动作笨拙，节奏慢而不均匀。

（4）示指对指试验：被测试对象上肢外展90°，伸肘，然后双手示指相对。

（5）拇指对指试验：被测试对象拇指依次与其他四指相对，速度由慢渐快。

（6）握拳试验：被测试对象双手握拳、伸开，如此反复多次。双手可以同时进行或交替进行（一手握拳，一手伸开），速度由慢到快。

（7）跟—膝—胫试验：被测试对象仰卧，抬起一侧下肢，将足跟先放在对侧的膝盖上，再沿着胫骨前缘向下滑动。小脑损伤时，动作不准。闭眼进行该动作不准时说明感觉性共济失调。

（8）拍地试验：被测试者足跟触地，脚尖抬起做拍地动作，可以双脚同时或分别做。

（9）闭目难立征试验：被测试对象足跟并拢站立，闭目，双上肢向前平伸（伸肘），身体摇晃或倾斜者为阳性。如闭目不稳为感觉性共济失调；睁眼和闭眼皆不稳提示小脑病变；向后倾倒提示小脑蚓部病变。

（10）站立后仰试验：被测试者站立，令其向后仰。正常为膝关节屈曲来维持身体后仰位，向后倾倒者为小脑病变。

（三）注意事项

评价时，首先要保证患者的安全，防止跌倒摔伤。康复医师要观察被测试者动作完成是否直接、精确、快速，有无不自主运动及辨距不良等；睁眼、闭眼有无差别，速度快慢有无不同；共济失调是一侧性还是双侧性，什么部位最明显（头、躯干、上肢、下肢）等。

第二节　感觉、认知功能评定

一、感觉检查

感觉（sensation）是人脑对直接作用于感受器的客观事物个别属性的反映。感受器是指分布在体表或组织内的一些专门感受机体内、外环境条件改变的结构和装置。个别属性包括大小、形状、颜色、湿度、味道、声音和坚实度等。在生理学上感觉分为一般感觉（浅感觉、深感觉、内脏觉和复合感觉）和特殊感觉（视觉、听觉、味觉、嗅觉和前庭觉）。感觉功能评定主要是对一般感觉的评定。

（一）浅感觉检查

浅感觉来自皮肤、粘膜，包括痛觉、温觉和触觉。

1. 痛觉　用大头针轻刺被检者皮肤，对比身体两侧及远近部位疼痛有无差异。痛觉异常包括痛觉过敏、痛觉减退和痛觉消失。痛觉减退检查时应从病变部位向正常部位移行，而痛觉过敏检查应从正常部位向异常部位移行，有利于确定病变范围。

2. 触觉　用棉签或软纸片轻触被检者的皮肤或粘膜，询问有无感觉及感觉区域。

3. 温度觉　用两只分别盛有冷水（5～10℃）和热水（40～50℃）的玻璃或金属试管，交替接触患者皮肤或粘膜，接触时间为2～3秒，让其辨别冷、热，并检查对侧相同部位，以便进行比较。

若损伤脊髓丘脑束，对侧伤面1～2节段以下痛温觉消失；若在脊髓以上损伤感觉通路，感觉障碍涉及对侧躯干和肢体。触觉障碍见于后索病损。

（二）深感觉检查

也称本体感觉，来自肌腱、肌肉、骨膜和关节，包括运动觉、位置觉和震动觉。本体感觉障碍多见于脊髓结核、多发性神经炎等病变。

1. 运动觉　被检者闭目，检查者将其肢体或关节放到某一位置，令被检者说出运动的方向是"向上"或"向下"。

2. 位置觉　被检者闭目，检查者将其肢体放于某一位置，请其描述该位置或用对侧肢体模仿。

3. 震动觉　用每秒震动256次的音叉柄置于骨突起处（如内、外踝，手指，桡尺骨茎突等），询问有无震动感觉及持续时间，并比较两侧有无差别。震动觉障碍见于脊髓后索损害。

（三）复合感觉检查

指皮肤定位觉、两点辨别觉、实体觉和体表图形觉等。这些感觉是大脑综合分析的结果，又称皮质感觉。脑卒中和神经炎的患者常有复合感觉障碍。

1. 皮肤定位觉　被检者闭目，检查者用手指或棉签轻触被检者皮肤某处，要求被检者指出被触部位。正常误差手部<3.5mm，躯干部<1cm。该功能障碍见于皮质病变。

2. 两点辨别觉（two point discrimination，2PD）　用钝角分规器刺激皮肤上任意两点，检测被检者能不能辨别两点，再逐渐缩小双脚间距，直到被检者感觉两点为一点为止，并测实际间距，与健侧对比。人体不同部位灵敏度有一定差异，正常时躯干6～7cm，手背2～3cm，指尖掌侧2～8mm。当触觉正常而两点辨别觉异常时为顶叶病变。

3. 实体觉　被检者闭目，用单手触摸熟悉的不同大小和形状的物体（钢笔、钥匙、硬币等），要求其说出物体的名称，描述物体的大小、形状、硬度及轻重。先测患侧，再测健侧。功能障碍见于皮质病变。

4. 体表图形觉　被检者闭目，用竹签或笔在其皮肤上画图形（如方、圆和三角形等）或写简单的数字（如1、2、3等），观察患者能否识别，双侧进行对照。其障碍常为丘脑水平以上病变。

二、认知功能评定

（一）认知

认知（cognition）是认识和知晓事物过程的总称，属于大脑皮质的高级功能，包括感觉、知觉、识别、记忆、概念形成、思维、推理和表象过程。认知功能是指大脑皮质对外周感受器所输入信息的认识、分析、综合、逻辑和判断并通过传出系统作出反应的能力。认知障碍是因中枢受损而出现的注意力障碍、记忆力障碍、知觉障碍、交流障碍、推理/判断问题障碍和执行功能障碍等。

1. 注意力障碍（attention concentration deficits）　注意力是心理活动集中指向特定刺激，同时忽略无关刺激的能力，是记忆的基础，也是一切意识活动的基础。注意力障碍常为脑损伤（额叶病变或大范围的脑损伤）的后遗症。

（1）觉醒状态低下：患者对刺激的反应能力下降，一般由网状结构功能障碍引起。表现为患者对痛、温、触、视、听和言语等刺激的反应时间延迟。

（2）保持注意障碍：患者注意的持久性和稳定性下降。表现为患者不能对持续和重复的活动保持较长时间的注意。

（3）选择注意障碍：患者不能有目的地注意适合当前需要的特定刺激及剔除无关的刺激。

（4）转移注意障碍：患者不能根据需要及时地将注意从当前目标中脱离出来并及时转移到新的目标。

（5）分配注意障碍：患者不能同时利用所有有用的信息。表现为患者不能同时做两件事情。

2. 记忆力障碍（memory deficits）　记忆是过去经历的事情在大脑中的反映，是人脑对所输入的信息进行编码、存储和提取的过程。包括长期记忆、短期记忆和瞬时记忆。记忆障碍是脑损伤（多见于额叶病变）后常见的主诉，一般多影响短期记忆。某些记忆障碍可在脑损伤2年后才出现，对个人独立生活及重返工作岗位产生一定影响。

3. 知觉障碍　多见失认症（agnosia）和失用症（apraxia）。失认症是指对感觉途径（如视觉、听觉和触觉等）获得的信息缺乏正确的分析和识别能力，因而造成对感知对象的认识障碍。包括视觉失认、触觉失认、听觉失认和半侧空间失认等；失用症是指由于大脑皮质的损害而造成的有目的的行为障碍，患者不能正确计划和执行某些有意识的行为和动作，但可无运动和感觉障碍，并可做某些无意识的活动。包括观念性失用症、结构性失用症、运动性失用症、穿衣失用症和步行失用症等。

4. 交流障碍（communication disorders）　通常有语言障碍，包括听理解障碍和运动障碍，导致患者不能和人进行正常的交流。

5. 推理/判断问题（reasoning judgement problems）　是大面积脑损伤后出现的高级思维障碍。表现为患者分析和综合信息的能力、抽象思维和推理的能力、判断的能力及解决问题的能力均下降。

6. 执行功能障碍（executive function deficits）　对目标明确的活动不能完成。许多脑损伤的患者难以选择和执行与活动有关的目标，不能组织解决问题的方法。

（二）常用认知障碍评定表

1. 格拉斯哥昏迷量表　是反映急性脑损伤严重程度的一个可靠指标（见表 3-2-1）。

表 3-2-1　格拉斯哥昏迷量表

项目	试验	患者反应	评分
睁眼反应	自发	能自己睁眼	4
	言语刺激	大声向患者提问时患者能睁眼	3
	疼痛刺激	捏患者时能睁眼	2
	疼痛刺激	捏患者时不能睁眼	1
运动反应	口令	能执行简单的命令	6
	疼痛刺激	捏痛患者时，患者能拨开医生的手	5
	疼痛刺激	捏痛患者时，患者能撤出被捏的手	4
	疼痛刺激	捏痛患者时，患者身体呈去皮质强直（上肢屈曲、内收内旋；下肢伸直、内收内旋，踝跖屈）	3
	疼痛刺激	捏痛患者时，患者身体呈小脑强直（上肢伸直、内收内旋；腕指屈曲，下肢与去皮质强直相同）	2
	疼痛刺激	用力捏患者时，患者毫无反应	1
言语反应	言语	能正确会话，并回答医生他是谁、在哪及年和月	5
	言语	言语错乱，定向障碍	4
	言语	说话能被理解，但无意义	3
	言语	能发出声音但不能被理解	2
	言语	不能发音	1

注：计分最低分 3 分，最高分 15 分，≤8 分示昏迷，为严重损伤；≤9 分示无昏迷；9～11 分为中度损伤；≥12 分为轻度损伤。

2. Rancho Los Amigos 认知功能评定　是描述脑损伤恢复中行为变化常用的量表之一，从无反应到有目的反应分为 8 个等级，见表 3-2-2。

表 3-2-2　Rancho Los Amigos 认知功能评定

分级	标准
I	无反应： 患者对刺激完全无反应
II	笼统的反应： 患者对刺激的反应无特异性、不恒定且无目的
III	集中反应： 患者对刺激的反应有特异性，但延迟，且不恒定
IV	言语、认知障碍，易激动： 言语功能不全，短期记忆丧失，注意障碍；患者出现无目的、古怪和不相干的行为
V	言语、认知障碍，但不激动： 言语功能不全，短期记忆仍受损，但外表不易看出，可对简单的命令做出恒定的反应，无激动
VI	言语、认知障碍，但行为尚适当： 言语功能不全，短期记忆仍受损，可重新学习旧的知识，但不能学习新的知识，患者在外界的引导下可做出有针对目的的行为
VII	言语、认知轻度障碍，行为自动和适当言语能力仍不能达到病前，短期记忆浅淡： 可以低于正常速度学习新知识，但判断仍受损。在熟悉或组织好的环境中可自动完成日常活动
VIII	言语、认知轻度障碍，行为是有目的和适当的： 言语能力仍不如病前，能回忆和综合过去和目前的事而无困难，但抽象推理能力仍不如病前，患者机灵，有定向力，行为有明确的目的

三、注意事项

1. 向患者讲解检查的方法和目的，以便取得合作。

2. 检查感觉时要左右、近远端进行对比，检查顺序的原则是从感觉缺失区向正常部位逐步移行检查。被检者应闭目，以避免主观或暗示作用。

3. 检查者需耐心细致，必要时可多次重复检查。

4. 综合分析检查结果，对患者作出全面、准确的评定。

第三节　日常生活活动能力评定

日常生活活动能力（activities of daily living，ADL）是评定康复对象的基本活动能力和活动受限的指标，反映了人们在家庭（或医疗机构内）和社区中的最基本的能力。ADL 的评定可全面而精确地了解患者的功能障碍对日常活动的影响，为确定康复目标、制定康复计划和评定康复疗效提供依据，因而在康复医学中是最基本和最重要的内容之一。

一、ADL 定义、范围及评定目的

1. 定义　是指人类为了独立生活而每天必须反复进行的、最基本的和最具有共性的功能性活动能力。包括照料自己的衣、食、住、行，保持个人卫生和进行独立的社区活动。

2. 范围　ADL 范围很广，受患者国籍、生活习惯、受教育程度、从事的工作性质及所处的社会环境的影响。一般日常生活活动包括更衣、进食、如厕、洗漱、修饰（梳头、刮脸、化妆）、床上活动、轮椅上运动和转移、室内或室外行走、公共或私人交通工具的使用、电话的使用、购物、洗衣、使用家具及环境控制器（电源开关、水龙头、钥匙等）。

3. 评定目的　ADL 评定可以确定患者能否独立生活及独立生活受限的程度，推断预后，制定和修订治疗计划，评定治疗效果，安排患者重返家庭和就业。

二、ADL 分类

ADL 包括基本的或躯体的日常生活活动能力（basic or physical ADL，BADL or PADL）和工具性日常生活活动能力（instrumental ADL，IADL）。

1. 基本或躯体 ADL   指人维持最基本的生存、生活需要所必须反复进行的活动，包括自理活动和功能性移动。自理活动包括穿衣、进食、梳妆、如厕、保持个人卫生等。功能性移动包括从床坐起、站、行走、上下楼、驱动轮椅等。BADL 反映较粗大的运动功能，评定对象多为住院患者。

2. 工具性 ADL   指人维持独立生活所进行的一些活动，是较高级的技能。如家务杂事、炊事、采购、骑车或驾车、通讯工具的使用、处理个人事务以及在社区内的休闲活动等，这些活动需要借助工具才能完成。IADL 反映较精细的功能，评定对象多为社区老年人和残疾人。

三、ADL 评定方法

ADL 的评定方法很多，包括回答问卷、观察和量表评价。目前部分 ADL 量表是将上述两者相结合进行评定的。常用的标准化 BADL 评定有 Barthel 指数、Katz 指数、PULSES、修订的 Kenny 自理评定等。常用的 IADL 评定有功能活动问卷（the functional activities questionary，FAQ）和快速残疾评定量表（rapid disability rating scale，RDRS）等。

1. 标准化的 BADL 评定量表

（1）Barthel 指数评定（the Barthel index of ADL）：1965 年由美国 Florence Mahoney 和 Dorothy Barthel 设计并应用于临床，优点是评定方法简单、有较高可信度和敏感度，是国际康复医疗机构常用的方法。可评价治疗前后的功能状况，预测治疗效果、住院时间和预后。ADL 评定方法见表 3-3-1。

表 3-3-1　Barthel 指数评定内容及记分

ADL 项目	自理	稍依赖	较大依赖	完全依赖
进食	10	5	0	0
洗澡	5	0	0	0
修饰（洗脸、梳头、刷牙、刮脸）	5	0	0	0
穿衣	10	5	0	0
控制大便	10	5	0	0
控制小便	10	5	0	0
如厕	10	5	0	0
床椅转移	15	10	5	0
行走（平地 45 米）	15	10	5	0
上下楼梯	10	5	0	0

Barthel 指数评分结果：总分 100 分，得分越高，独立性越强，依赖性越小。分四个功能等级：①60 分以上者为良，生活可以基本自理；②60～40 分者为中度残疾，有功能障碍，生活需要帮助；③40～20 分者为重度残疾，生活依赖明显，需要很大帮助；④20 分以下者

为完全残疾，功能严重障碍，生活完全依赖。Barthel 指数 40 分以上者康复治疗效益最大。若达到 100 分，也不意味着患者可完全独立生活，只是 BADL 可以自理，IADL 可能需要照顾。

（2）PULSES 评定：该方法由 Moskowitz 和 McLann 发表，是一种评定总体功能的方法（global functional assessment instrument）。评定内容包括六项：

①身体状况（physical condition，P）：包括内脏系统疾病和神经系统疾病；

②上肢功能（upper limb function，U）：指上肢的功能活动能力和 ADL 能力；

③下肢功能（lower limb function，L）：指下肢的功能活动能力和 ADL 能力；

④感觉功能（sensory component，S）：包括视、听及言语；

⑤排泄功能（excretory function，E）：指大、小便的控制能力；

⑥社会活动功能（situational factors，S）：包括认知、智力、情感、家庭的支持、经济能力以及社会关系。

每一项 4 分，共 24 分，得分越高，自理能力越差，残疾程度越高。①6 分功能最佳，表示无功能障碍（1 级）；②6～12 分，表示功能有轻度障碍（2 级）；③12 分以上（不包括 12 分），表示独立自理生活严重受限（3 级）；④16 分以上（不包括 16），表示有严重残疾，完全依赖（4 级）。

2. IADL 评定量表

（1）功能活动问卷（FAQ）：FAQ 是目前 IADL 量表中效度最高的，而且项目较全面，在 IADL 评定时提倡首先使用。内容如表 3-3-2。

表 3-3-2　功能活动问卷（FAQ）

项　目	正常或从未做过，但能做（0 分）	困难，但可单独完成或从未做（1 分）	需帮助（2 分）	完全依赖他人（3 分）
Ⅰ　每月平衡收支及算账的能力				
Ⅱ　工作能力				
Ⅲ　能否到商店购物				
Ⅳ　有无爱好（如下棋、打扑克等）				
Ⅴ　能否做简单的事（如点炉子、泡茶等）				
Ⅵ　能否做饭				
Ⅶ　能否了解近期发生的事件（国内、外新闻事件）				
Ⅷ　能否参与讨论电视、杂志和书的内容				
Ⅸ　能否记住吃药、约会时间及家庭节日				
Ⅹ　能否拜访邻居、自己乘坐公共汽车				

FAQ 评定分值越高表明障碍程度越重，正常标准为＜5 分，≥5 分为异常。

（2）快速残疾评定量表（RDRS）：可用于住院和在社区中生活的患者，对老年患者尤为合适。RDRS 最高分值为 54 分，分值越高表示残疾程度越重，完全正常应为 0 分。评价内容包括：日常生活需要帮助程度、残疾程度和特殊问题程度三大项。总共有详细项目 18 项，每项最高分 3 分。

①日常生活需要帮助程度内容：穿衣、行走、活动、进食、洗澡、如厕、整洁修饰及适应性项目（财产处理、使用电话等）；

②残疾程度内容：言语交流、视力、听力、饮食不正常、大小便失禁、白天卧床及用药；

③特殊问题内容：抑郁、精神错乱及不合作。

四、注意事项

1. 评定应在评定室或患者熟悉的实际环境中进行，应注重患者的实际操作能力。

2. 让患者明确了解评定的目的，取得患者的理解与合作。

3. 要掌握合适的时间，如早晨可评定其穿衣，进餐时评定进餐情况，项目由易到难，注意保护患者隐私（如厕、修饰等）。

4. 评定前必须了解患者的基本病情，如肌力、关节活动范围和平衡功能等，还应考虑患者生活的社会环境、反应性和依赖性等。

5. 为避免疲劳影响评定结果，必要时分次完成评价。重复进行评定时应尽量在同一条件或环境下进行。

6. 在分析评定结果时应考虑有关的影响因素，如患者的生活习惯、职业、文化素养、社会环境、评定时的心理状态和合作程度等。

第四节　失语症评定

一、概述

言语（speech）与语言（language）是两个不同的概念。言语是指个人利用语言进行口语交流的活动，即运用语言的过程和产物，是语言的主要内容；语言是指应用各种符号来达到交流的目的，是词汇和规则的表达方式，是人类特有的能力，表现形式包括口语、书面语和姿势语（如手势、表情及手语）。

二、失语症的定义和分类

（一）定义

失语症是由于脑部损伤引起的对已获得的语言能力的损伤或丧失，是对交流符号的认识和运用障碍。表现为语言的表达和理解能力障碍：包括口语、书面语和各种姿势语言的障碍。患者在意识清醒、无精神障碍以及严重智能低下的情况下，可以听到言语的声音、看到文字的形状，但不能辨别和理解；无感觉缺失和发音肌肉瘫痪，却不能流利讲话或完全不能讲话，或是说出的话语不能正确表达说话者要表达的意思，使人听了难以理解。对文字的阅读、理解和书写也有不同程度的障碍。同时，还表现出其他脑的高级信号活动如计算障碍。失语症最常见的病因是脑血管意外，还可见于颅脑损伤、颅内肿瘤、脑组织炎症、脑血管畸形以及 Alzheimer 病等。

（二）分类

目前对失语症的分类尚无统一标准，根据汉语失语检查法可以将其分为以下几种：

1. **外侧裂周失语综合征**　包括运动性失语（又称为 Broca 失语）、感觉性失语（又称为 Wernicke 失语）和传导性失语。

2. **分水岭区失语综合征**　包括经皮质运动性失语、经皮质感觉性失语和经皮质混合性失语。

3. 命名性失语　包括选词性和词义性命名失语。

4. 完全性失语　最严重的一种失语症。

5. 皮质下失语综合征　包括基底节性失语和丘脑性失语。

几种常见失语症的病灶部位及语言障碍特征见表 3-4-1。

表 3-4-1　几种常见失语症的病灶部位及语言障碍特征

类型	病灶部位	自发语	听理解	复述	命名	阅读	书写
运动性（Broca）失语	优势半球额下回后部皮质或皮质下	非流利，费力，电报式	相对正常	差	部分障碍至完全障碍	理解好但朗读困难	形态破坏，语法错误
感觉性（Wernicke）失语	优势半球颞上回后 1/3 区域及其周围部分	流利，但语言错乱	严重障碍	差	部分障碍至完全障碍	理解差且朗读困难	书写错误但形态保持
传导性失语	优势半球颞叶峡部、岛叶皮质下的弓状束及联络纤维	流利，语音错语	正常或轻度障碍	很差	严重障碍	理解好但朗读困难	中度障碍
命名性失语	优势半球颞枕顶叶结合区	流利，内容空洞	正常或轻度障碍	正常	完全障碍	正常或轻度障碍	轻度障碍
经皮质运动性失语	优势半球额叶内侧面运动辅助区域或额叶弥散性损害	不流利	正常	正常	部分障碍	部分障碍	中度障碍
经皮质感觉性失语	优势半球颞顶分水岭区，主要累及角回和颞叶后下部	流利，错语，模仿语	严重障碍	正常	部分障碍	严重障碍	存在障碍
完全性（球性）失语	颈内动脉或大脑中动脉分布区	不流利，自发语少	严重障碍	完全障碍	完全障碍	完全障碍	形态破坏，书写错误

三、失语症评定内容

失语症评定的目的主要是鉴别失语症的类型，了解其损伤程度，为制定适当的治疗方案提供依据，并能预测失语症的恢复程度。下面介绍几个有关概念：

语量：指患者一分钟内说出的字数。100 个字以上为正常，50 个字以下为语量减少。

说话费力：表现为说话的流畅性降低及速度缓慢，且说话时全身用力，并附加表情、手势、姿势或深呼吸来完成。

语调：正常人说话时声音有轻重、快慢以及声调高低的变化，如果失去这种变化则会影响意思的表达。

语法错误：患者发音清楚、言语流畅，但所说的内容让人不能理解。

错语：指患者说出的话不是自己想说的话，分为语音错语、词义错语和新语。语音错语一般是声母、韵母和调位的错误，如将"苹果"说成"xing 果"，将"幼儿"说成"有儿"；词义错语是将说不出的词用另一个与之意义相关的词代替，如将"头发"说成"理发"；新语是用无意义的词或新创造的词替代想说的词，与其想表达的意义毫无关系，如将"自行车"说成"书包"。

短语：是指说话断断续续、非常简短和缺少语法结构词，如将"我是坐公共汽车到学校来的"说成"车、来"。

（一）评定内容

1. 听理解　检查者给患者口头指令，观察其能否理解并执行。听理解障碍一般有以下几种情况：

（1）语音辨别障碍：患者听力正常，但对语音不能辨别接收。对话时，反问多，给人一种听不见的感觉。

（2）语义理解障碍：患者可听到语音，但不明词义。就像在听外语，听得见，但不理解意思。

（3）听语记忆广度障碍：患者对听觉痕迹的保持能力降低。表现为复述单个词时可以，但复述系列或较长句子时不能完成或完成困难，说明对多个连续问题的理解困难。

2. 复述　要求患者重复检查者所说的字、词和句子。严重者完全不能复述或毫无反应。有的患者会出现强迫模仿语言，如问其"你叫什么名字?"患者就会重复说"你叫什么名字?"有的患者可以出现语言的补完，如检查者说出"1、2、3"，患者会说"1、2、3、4、5、6……"不停地说下去，不仅对数字，还包括诗词的补完。

3. 口语理解和表达　理解是给患者一个指令，观察是否理解并执行；表达是评定其流利程度。言语分流利与非流利两种。口语表达障碍包括找词困难、语音障碍、错语、杂乱语、刻板语等。

4. 命名障碍

（1）表达性命名障碍：以构音的启动障碍为特征。患者知道物品名称却不能正确说出，但给予语音提示后可正确说出。

（2）选词性命名障碍：患者知道物品的用途但不能说出它的正确名称，语音提示无帮助。但患者可通过描述物品的形状、颜色或用途等来说明物品，如问杯子："这是什么"，患者可以说出是玻璃的，喝水用的，但说不出"杯子"这个词。如问"是水壶吗?"患者回答"不是"，说明患者听理解没有问题，只是找不出正确的词语。

（3）词义性命名障碍：是由于不能在同一范畴的词中进行区分造成的，患者既不能命名物品，又不能接受语音提示，而且也不能从检查者列举的名称中选出正确名称。

5. 阅读　阅读也是语言功能的一部分。因大脑病变导致阅读能力受损称失读症。包括朗读障碍和阅读理解障碍，临床表现为不能朗读文字，或可正确朗读但是不理解文字的意义。

6. 书写　由于脑损伤而使书写能力受损或丧失称为失写症。书写是语言功能的一部分，但较其他语言功能更复杂，视觉、听觉、运动觉、视空间功能、肢体（利手）运动和协调功能都可以影响书写功能。完全性失写为抄写不能、构不成字形；象形书写用图画代替写字；视空间性书写障碍表现虽然笔画正确但是笔画的位置出现错误；镜像书写表现为写出的字如镜中所见的字，多见于因右侧（利手）偏瘫而左手书写者；构字障碍表现为笔画错误，可有笔画的缺漏或添加，让人认不出是什么字；书写惰性现象为刻板重复、轻重不等的持续书写，患者一般伴有失读症。

（二）评定方法

国外对成人失语症评定的方法有10多种，还没有一个统一的检查法。国外比较常用的是波士顿失语检查法和西方失语症检查套表，我国常用的是汉语失语检查法。

1. 波士顿失语检查法（Boston diagnostic aphasia examination，BDAE）　由 Goodglass

和 Kaplan 1972 年发表,是目前英语国家应用较为普遍的失语症诊断性测验方法。检查包括两部分:语言功能和非语言功能,含 5 个大项 26 个分测验组成,每大项各针对言语行为的一个主要功能侧面,能全面测出语言各组成部分的功能。其优点是既可确定患者失语症严重程度,又可检测失语症的类型。各分测验按难易程度设计,包括会谈性交谈和阐述性言语、听理解、口语表达、阅读理解和书写,还包括补充语言测验和补充非语言功能的评测。此检查法与临床联系密切,有利于判断病变部位,对失语症做出诊断和分类,确定治疗方案。但此方法评定时间较长。

2. 西方失语症成套检查法(the western aphasia battery,WAB) 是由波士顿失语检查法衍变而来,包括 BDAE 的大部分项目,它较前者省时,检查时间约 1 小时即可完成。可单独检查口语部分(自发言语、理解、复述和命名),并能根据结果进行分类,还包含阅读、书写运算、绘图、计算和拼积木等内容,最后得出的总分称失语症指数(AQ),小于93.8 诊断为失语症。其优点是既可评定失语,又可做出失语症以外的神经心理学方面的评价以及测试大脑的非语言功能。因其内容受语言和文化背景的影响比较小,所以一些非英语语种的国家也翻译应用。

3. 标记测验(the token test) 是失语症的筛选性测验,用于失语症和非失语症的鉴别,可靠率可达 80%。测验方法是要求患者按指令摆放一些不同几何形状的塑料块,并逐渐增加指令的难度。

4. 汉语失语检查法 由北京高素荣等参考了 BDAE 和 WAB 两个检查方法,并结合汉语的特点和临床经验而编制,1988 年开始使用。本法对不同性别、年龄和利手的小学以上文化水平的成年人均适用。包括口语表达、听理解、阅读、书写、其他神经心理学检查和利手等六大项,内容如下:

(1)口语表达:包括谈话、复述和命名;

(2)听理解:包括是非题、执行口头指令和听辨认;

(3)阅读:包括视读、听字辨认、朗读词并配画、朗读指令并执行、选词填空;

(4)书写:包括抄写例句或写出 1~21 的序列数,写出自己的姓名和住址;听写,包括字、词、句、数字和偏旁;看图写出颜色名称、物品的名称、图中所示范的动作名称;写短文。按短文质量分为 0~5 级;

(5)其他神经心理学检查:意识、视空间(如临摹或摆方块)、运用能力、计算和近期记忆;

(6)利手:确定右利和非右利,提问 12 种动作,要求至少回答 10 种。

5. 双语和多语失语检查 用于能够熟练地运用两种或两种以上语言的失语症患者,包括能讲本国不同地区的方言,以及本国和外国语言。具有双语或多语能力的人出现失语后其评测和治疗方法与单语失语不同,国内目前已有普通话-英语双语检测法和粤语-英语双语检测法,主要通过听、说、读、写四种形式对每一语言表现形式从三个方面进行检查,包括:

(1)语言水平:如语音、语调、语义、句法和词汇;

(2)语言任务:如理解、复述、词汇判断、接受判断和提问;

(3)语言单位:如词、句子和段落。此外还包括两种语言的转换即翻译能力,包括词的辨认和翻译、句子的翻译以及语法的判断。

6. 失语症分级 采用波士顿诊断性失语检查法中的失语症严重程度分级来评定,分级标准如下:

0级：无有意义的言语或听理解能力。

1级：言语交流中有不连续的言语表达，但大部分需要听者去推测、询问和猜测；可交流的信息范围有限，听者与患者的言语交流感到困难。

2级：在听者的帮助下，可进行熟悉话题的交谈。但对陌生话题常常不能表达自己的思想，使患者与检查者都感到言语交流存在困难。

3级：在仅需听者少量帮助或无帮助下，患者可以讨论几乎所有的日常问题。但由于言语和（或）理解能力的降低，使某些谈话出现困难或不大可能。

4级：言语流利，可有理解障碍，但思想和言语表达尚无明显限制。

5级：有极少的可分辨出的言语障碍，患者主观上可能感到有点儿困难，但听者不一定能明显察觉到。

（三）失写症

书写是一种语言表达形式，所以失写症也是失语症的组成部分。失写症包括流利型失写症和非流利型失写症。也有肢体运动功能障碍所造成非失语性失写症和癫痫或精神分裂症引起书写很多却空洞无物的过写症。

失写症一般表现为完全不能书写、字词失写构字障碍、语句失写、象形书写和镜像书写等几种类型。

四、注意事项

1. 应在专门的环境中进行评测。
2. 选择患者精神状态较好的时间评测。
3. 测试时根据患者的文化水平，选择适当的评测方法。
4. 评测者要有较好的语言水平，发音应较正确。

第五节　康复心理评定

一、康复心理评定的定义和目的

康复心理评定是指运用心理学的理论和方法，对因疾病或外伤造成躯体功能障碍的患者的心理现象作出全面、系统和深入的客观描述和鉴定的过程。

康复心理评定的目的：

（1）康复治疗初期：了解残障者心理损害的程度和范围，针对残障的心理反应，判断康复的潜力和预后，为制定个体化的康复治疗及护理计划提供依据。

（2）康复治疗中期：评价康复治疗效果，估计预后，可根据评定结果调整治疗及护理计划。

（3）康复治疗后期：通过对残障者心理功能的评定，帮助其选择恰当的职业，为全面回归社会提出建议。

二、康复心理评定的主要方法

（一）观察法

观察法是心理评定的基本方法之一。它是评估者通过对被评估者的可观察的行为表现，进行有目的、有计划地观察和记录而进行的评定。观察的内容包括患者的仪表、体形、言语动作、人际沟通风格、兴趣爱好、在困难情境中的应对方式等。主要适用于以肢体残疾为主，而无脑损伤的患者。这类患者一般无智力、记忆力和神经心理问题。观察法得到的信息只是外显行为，对于内隐的认知评价、态度、情感等过程的研究难以应用该方法。观察结果的有效性取决于观察者的观察和分析综合能力。

观察法可分为两种形式：自然观察法和控制观察法。自然观察法是在自然情境中观察被评估者的行为表现；控制观察法是在经过预先布置的特定情境中观察被评估者的行为表现。控制观察法更有效、更具科学性。

（二）会谈法

会谈法是评估者与被评估者以面对面的谈话方式而进行的评估。根据会谈的组织结构，可以分为以下两种形式：自由式会谈和结构式会谈。自由式会谈是会谈双方以自然的方式进行交流，谈话开放、自由，没有固定的时间和程序限制，可获得较真实的资料。缺点是费时长，得到的资料不易量化和分析交流；结构式会谈是根据特定的目的预先设定好一定的结构和程序，按固定形式向每一位被评估者询问同样的问题，内容受限制但谈话效率高，资料客观，受评估者主观因素影响小，资料便于统计和分析。

（三）心理测验法

包括心理测验和评定量表，是心理卫生评定的标准化手段之一。心理测验是依据特定的心理学原理和技术，对人的心理现象或行为进行客观化、数量化测量，从而确定心理现象在性质和程度上的差异的一种手段；评定量表是按标准化程序进行的、对群体或个体的心理和社会现象进行观察，并对观察结果以数量化方式进行评价和解释。评定量表包括他评量表和自评量表。

康复心理评定中常用的心理测验方法包括智力测验、人格测验和精神症状评定量表。

1. 智力测验　智力目前尚无一个确切、统一的定义，但智力可以被概括为获得知识和保持知识的能力、理解和推理的能力以及应付新环境和解决问题的能力。也就是说，智力主要指观察力、判断力、记忆力和创造力。智力水平的高低用智商来衡量，智力测验在康复医学、康复心理学的临床诊断和科学研究工作中应用范围很广，是最常用的测验手段之一。

（1）智力测验在康复医学中的应用：

①诊断脑损伤及程度，如脑卒中、颅脑损伤、中毒性脑病、老年痴呆、儿童脑性瘫痪及发育性障碍等的评估；

②大范围和局部地区的残疾人调研；

③各种脑损伤康复前的评定和康复效果评价；

④康复后期的就业指导；

⑤对儿童学习能力低下的研究。

（2）韦克斯勒智力测验：韦克斯勒智力测验是目前世界上最为通用的智力量表。适用于不同的年龄阶段，韦氏量表有三种不同的量表：16 岁以上可选用成人智力量表；6～16 岁选用儿童智力量表；4～6 岁使用学龄前儿童智力量表。韦氏成人智力量表包括言语量表和作业量表两部分，可以分别评价患者的言语智商和行为智商，并以全量表智商代表总体智商水平。一般人群智商的平均范围在 85～115 分之间，平均数为 100 分，标准差为 15 分，115 分以上为高智力水平，70 分以下应考虑存在智力低下，但临床上不能仅仅因为智商就做出智力低下的诊断。儿童智力量表的项目与成人量表相同，但内容浅显，范围也较狭窄。韦氏量表的优点是内容全面，可测量各种智力因素，便于进行多层次能力结构及差异的比较，明确智力损伤的范围及程度。但此测验约需 2 小时左右，费时长，分析解释较复杂，一些存在上肢运动功能或言语功能障碍的患者及 4 岁以下的儿童不能进行该测试。

2. 人格评定　人格又称个性，是人总的精神面貌，是每个人对人、对己、对事物、对整个环境进行适应活动时显示出来的独特的心理特征。不同人格特征的患者在面对同一问题时，所引起的心理反应和采取的行为方式各不相同。在临床康复进程中，人格测验有助于了解患者对内外环境刺激所特有的反应方式和行为模式，了解和预测患者可能出现的心理行为表现和方式，为制定康复计划、解决康复进程中的各种心理行为问题提供指导。

目前采用的人格测验方法有多种，如投射测验（有罗夏墨迹测验、主题统觉测验等）、主题测验（有会谈法、自我概念测量），自陈量表（明尼苏达多相人格调查、艾森克个性问卷等）及行为观察。

（1）明尼苏达多相人格调查表（MMPI）：最初主要用于鉴别精神病患者与正常人，现在已广泛用于人类学、心理学及医学检查中。MMPI 共有 566 个自我报告形式的题目，包括了身体各个方面的情况，被试根据自己的实际情况对每个题目作出"是"与"否"的回答，若确定不能判定则不作答。根据患者的回答情况进行量化分析，也可做出人格剖面图。具有小学以上文化程度，年龄超过 16 岁，没有影响测验结果的生理缺陷者，都可以进行此项测验。

（2）艾森克个性问卷（EPQ）：此问卷共有 90 余个问题，容易实施，内容比较适合我国国情，信度和效度都比较高，是康复医学中最常用的个性测定方法。此问卷为了反映出人的个性的多维性，将整个量表设计成 N、E、P、L 四个量表，每个量表可以反映性格的一个方面。各量表评定的结果意义如下：

①N 量表：测试情绪的稳定性。高分者情绪不稳定，经常出现焦虑、紧张、易怒，有时又表现为抑郁；对各种刺激反应强烈，而且激动难以控制和平复。低分者情绪反应缓慢且较弱，遇事平静而不易紧张。

②E 量表：测试性格的内向与外向。高分者性格外向，爱交际，渴望刺激和冒险，情感易于冲动。低分者性格内向，喜欢个人读书做事，不喜欢冒险，日常生活规律性强。

③P 量表：测试精神质。高分者个性倔强，喜欢独处，不关心别人，感觉迟钝，行为怪异，难以适应环境。低分者个性随和，对人友善，易于合作。

④L 量表：测试自我掩饰。高分者待人接物成熟老练，有自我隐蔽倾向。低分者较为单纯，不够成熟。

（3）A、B 型性格评定：A 型性格者常常表现为：为取得成就而努力奋斗；有竞争性；很容易不耐烦；有时间紧迫感；举止和言语粗鲁；对工作和职务过度的提出保证；有旺盛的精力和过度的敌意。B 型性格的人与此相反，他们心境平静，随遇而安，不争强好胜；做事不慌不忙。有些人是介于这两者之间的过渡类型。A 型性格的人要特别警惕缺血性心脏病的发生，大量资料表明 A 型性格者缺血性心脏病的发病率较 B 型性格者明显为高。A 型性格的评定可以根据 A 型行为类型问卷进行评定，此问卷共 60 个问题，包括三部分："TH" 共25 题，反映时间匆忙感、时间紧迫感和做事快等特征；"CH" 共 25 题，反映争强好胜、敌意和缺乏耐性等特征；"L" 共 10 题，为回答是否真实的检测题，即测谎题。被检查者根据自己的真实情况用"是"或"否"来填写问卷。评分结果的意义：L 分≥7 分，反映回答不真实，答卷无效；TH＋CH 为总分，A 型 36～50 分，A⁻ 型 28～35 分，M（中间型）

27 分，B⁻型 19~26 分，B 型 1~18 分。

3. 情绪评定　情绪是人们对客观事物是否满足自己的需要而表现出来的主观态度和体验，它反映客观事物与人的需要之间的关系。康复医学面对的是残疾者，患者常因身心功能障碍影响其日常生活、工作、学习而出现焦虑、抑郁等不良情绪，这些不良的情绪影响康复治疗的主动性和效果，进而减缓其重返社会的进程。因此了解患者的情绪状态对康复治疗有着重要的意义。

(1) 焦虑：焦虑是人们对环境中一些即将来临的，可能会造成危险和灾祸的威胁或者要做出重大努力的情况进行适应时，主观上出现的紧张和一种不愉快的期待。焦虑可表现为三组症状：紧张不安和忧虑的心境；伴发注意困难、记忆不良、对声音敏感和易激惹等心理症状；伴发血压升高、心率加快、骨骼肌紧张、头痛等躯体症状。

焦虑的评定可以用他评量表和自评量表进行：

①他评量表：以汉密顿焦虑评定量表（HAMA）最为常用。量表的内容包括焦虑心境、紧张、害怕、失眠、认知功能、抑郁心境、肌肉系统、感觉系统、心血管系统、呼吸系统、胃肠道、生殖泌尿系统、自主神经系统、会谈时行为表现等 14 项内容。按照各种症状对生活与活动的影响程度进行 4 级评分，总分小于 7 分没有焦虑，超过 7 分可能有焦虑，超过 14 分肯定有焦虑，超过 21 分有明显焦虑，超过 29 分为严重焦虑。

②自评量表：焦虑自评量表（self-rating anxiety scale，SAS）是较为简单实用的量表，一般适用于有焦虑症状或可疑焦虑的成年患者。量表共 20 个项目，按四级评分：没有或很少有（<1 天/星期）为 1 分；少部分时间有（1~2 天/星期）为 2 分；相当多时间有（3~4 天/星期）为 3 分；绝大部分或全部时间均有（5~7 天/星期）为 4 分。第 5、9、13、17、19 项为反向评分项目，评分与上述评分方法相反。各项分数相加得到粗分，用粗分乘以 1.25，取整数为标准分。标准分小于 46 分为正常，标准分越高焦虑越明显。

(2) 抑郁：是一种对外界不良刺激出现长时间的沮丧感受反应的情绪改变。抑郁的特征性症状包括：心境压抑；睡眠障碍；食欲下降或体重减轻；兴趣索然，悲观失望；自罪自责，甚至有自杀倾向；动力不足，缺乏活力；性欲减低。

正常人在遭受各种挫折、灾难时常常出现抑郁，某些疾病患者，如某些神经症、精神分裂症、更年期或脑损伤等也可以出现抑郁。

抑郁的评定可以用他评量表和自评量表进行。

①他评量表：国内外广泛采用汉密顿抑郁量表（Hamilton rating scale for depression，HRSD）。该量表主要包括抑郁心境、罪恶感、自杀、睡眠障碍、工作和兴趣、迟钝、激动、焦虑、躯体症状、疑病、体重减轻、自知力、日夜变化、人体或现实解体、偏执症状、强迫症状、能力减退感、绝望感、自卑感等 24 个项目。由检查者根据交谈与观察方式进行评分。总分小于 8 分者无抑郁；20~35 分为轻、中度抑郁；大于 35 分为重度抑郁。

②自评量表：抑郁自评量表（self-rating depression scale，SDS）一般用于衡量抑郁状态的轻重程度及其在治疗中的变化，特别适用综合医院以发现抑郁症患者。量表共 20 个项目，按四级评分：没有或很少有（<1 天/星期）为 1 分；少部分时间有（1~2 天/星期）为 2 分；相当多时间有（3~4 天/星期）为 3 分；绝大部分或全部时间均有（5~7 天/星期）为 4 分。第 2、5、6、11、12、14、16、17、18、20 项为反向评分项目，评分与上述评分方法相反。各项分数相加得到粗分，用粗分乘以 1.25，取整数为标准分。标准分小于 50 分为无抑郁，50~59 为轻度抑郁，60~69 为中度抑郁，大于 70 分为重度抑郁。

三、注意事项

1. 心理评定项目的选择　应根据患者的残障情况、治疗阶段及评定目的选择评定项目，如颅脑损伤患者需要进行智力、记忆力及其他神经心理测验，而单纯肢体损伤的患者，无须进行此类测验。

2. 心理评定结果的解释　心理评定受残障者情绪状态、认知水平和依从性等因素的影响，因此对结果的解释应结合具体情况，不能轻易下结论。

3. 心理评定实施　必须由经过专业训练的人员进行评定，且测试环境、操作方法和指导语必须严格按测试要求进行，测试结果要保密。

4. 心理评定的局限性　残障者的心理活动会随着病情变化而变化，所以，心理评定不排斥、也不能替代临床观察，医护人员应随时观察、判断患者在康复过程中随机出现的心理问题，及时给予处理。

第六节　电生理检查

一、肌电图

（一）概述

肌电图是通过检查下运动神经元的电生理状态来判断神经肌肉所处的功能状态，为临床诊断和科学研究提供客观依据。它可以对肌细胞在各种功能状态下的生物电活动进行检测分析，判断脊髓前角细胞、轴索、神经肌肉接头和肌纤维的各种功能状态，鉴别神经源性和肌源性肌肉萎缩，了解病变部位，对神经肌肉的损伤作出诊断和功能评定。

（二）肌电图检查的临床意义

1. 肌电图是鉴别神经或肌肉病变最灵敏的方法，一块肌肉中有5％的纤维失神经支配就可以确定。对于各种瘫痪可定性、定量和定位，并区分神经源性异常与肌源性异常。但肌电图检查属于电生理学的功能检查方法，解剖组织学的结果需结合临床检查得出。

2. 肌电图可作为临床康复评定的指标。如神经外伤后，经过康复治疗，可检测到新生电位，且早于临床自然恢复3～6个月，说明治疗有效。

3. 通过多导记录到的表面肌电图可以用于几个方面：

（1）了解在步行训练中各个肌肉的启动和持续时间是否正常；各肌肉的运动是否协调；各肌肉是否达到足够的兴奋程度；治疗后肌肉是否有所改善，如有则肌电活动的波幅会相应增加。

（2）用于生物反馈，增加运动的协调性和选择性。

（3）进行疲劳分析，既提示运动训练强度是否恰当，也提示运动训练的效果。因为肌疲劳时放电频率可以下降，频谱也会减低。疲劳程度与其成正比，也就是愈疲劳的肌肉其频谱愈低。

二、神经传导速度测定

（一）概述

神经传导速度测定是通过研究周围神经的感觉或运动兴奋传导速度，来客观地评定周围神经肌肉系统功能状态的一种电生理学方法，是一种客观而有定位功能的周围神经疾病的检测方法。神经传导研究一般用表面电极刺激并记录神经刺激点的激发电位，来计算神经的传导速度，其优点是方便、无痛，易为受试者接受。有时也用针电极，优点是可以准确定位。包括感觉神经传导速度测定和运动神经传导速度测定。

（二）神经传导速度的临床应用

1. 根据反射弧的损害区别感觉径、运动径以及中枢性损害。

2. 可以区别轴突损害和以髓鞘损害为主的不同病变。轴突病变的主要表现为反应波的波幅下降，而髓鞘损害主要表现为神经传导减慢。

3. 可确定脊髓损伤的节段，其精确度可能达到 10cm。

4. 可确定神经损害的程度，是康复疗效评定的客观、可靠、灵敏的指标。

5. 感觉或运动神经传导速度与所查神经、节段、肢体温度及受试者的年龄、性别等都有关系。

三、诱发电位

（一）概述

广义的诱发电位指一切刺激激发的电位，在此所讲的是狭义的诱发电位，是指通过电、声、光或其他因子刺激作用于特定的感觉通路，而在神经的相应通路上和头皮的相应区域记录的特殊电位。包括躯体感觉诱发电位、视觉诱发电位、脑干听觉诱发电位、运动诱发电位、事件相关电位。

（二）诱发电位在康复医学中的应用

1. 作为诊断手段　诊断相应神经通道的功能是否正常，尤其是中枢部分是否正常。尚可确定病变部位，也可大致分辨出是以髓鞘病变为主还是以轴索病变为主。前者主要表现为传导时间延长，而后者主要表现为振幅下降。

2. 判断预后的依据　昏迷而有脑干听觉诱发电位消失者表示脑干损害，预后不良。

3. 作为监测的手段　在手术治疗和临床用药中经常测定相应的诱发电位。诱发电位有轻度改变时立即停止或改变手术和药物治疗，以免造成不可逆的损害。

4. 作为疗效评定的手段　诱发电位的指标都是定量的，而且比较恒定，尤其是潜伏期。它与病理和临床的变化轻重程度相平行，因此是康复治疗效果评定的可靠定量指标。

第七节　疼痛评定

一、概述

疼痛是身体遭受伤害和患病时产生的保护性反应，也是一种复杂的生理和心理现象。疼痛感觉是一种主观体验，属于复合感觉，难于定性定量。它的产生及调制与多种刺激、传导通路、神经递质及反馈系统等有关，常伴有生理、心理和痛行为学的改变。因为疼痛在很大程度上影响康复的进程和疗效，所以需设法将其量化，以进行客观判断与对比。

二、测量方法

（一）压力测痛

利用压力测痛计测量。对患者施加外力，观察受试者的反应，当患者出现疼痛反应时压力测痛计的读数即为痛阈，继续加力至不可耐受时为耐痛阈。根据给予压力强度及反应的剧烈程度，来判断疼痛的性质与程度。此方法主要适用于肌肉系统疼痛的评测。

（二）视觉模拟评分法

此方法简便易行，临床应用广泛，是评价疼痛较好的方法。方法是用纸笔方式或制成评分尺检查。在纸上或尺上划 10cm 长的直线，按 mm 划格，直线左端表示无痛，右端表示无法忍受的极痛。使用时将刻度背对患者，让其指出代表自己疼痛的相应位置，检查者读出刻度，由于患者很难精确记住每次所标出的长度，所以治疗前后使用同一方法检测，结果还是较为客观的。

（三）疼痛问卷

麦吉尔疼痛问卷（McGill pain questionnaire，MPQ）设计较为缜密，可测得有关疼痛的多种信息，但表中的词类较抽象，有时患者难以理解，所以临床应用有其局限性。问卷有四大部分，体现了受检者实有疼痛及对疼痛的态度：

第一部分　疼痛定级指数，包含感觉（sensery，S）、情感（affective，A）、评估（evaluative，E）和杂项（miscellaneous，M）四大类，通过询问患者的疼痛情况，列出 20 组 78 个表达疼痛的词汇。

第二部分　现在疼痛强度，从无痛到极痛列出 5 个词供选定。

第三部分　选词总数，从另一侧面反映受检者对疼痛的反应。

第四部分　共计 3 项 9 个词，主要是检测疼痛情况与持续时间的关系。

三、注意事项

因为疼痛是一种复杂的现象，不仅涉及生理问题，还与心理有关，故临床评价时，应考虑患者情绪变化对结果的影响。同时还应考虑患者的理解能力和文化程度对评定产生的影响。所以，选择适当的评定方法可以提高结果的可信度、灵敏度，更好的观察治疗效果。

第四章　康复治疗技术

第一节　物理治疗

一、运动疗法

运动疗法（exercise therapy）是物理疗法（physical therapy，PT）的重要组成部分，是物理疗法中以徒手或借助器械进行运动训练来治疗伤、病、残患者，恢复或改善功能障碍的治疗方法，也是患者应用各种运动来治疗肢体功能障碍，矫正异常运动姿势的方法，是一种重要的康复治疗手段。临床实际中，人们通常将运动疗法通称为PT，从事运动疗法专业的技术人员称为PT师即运动治疗师。而物理疗法中利用电、光、声、磁、水、温度等各种因素治疗疾病，促进患者康复的疗法则称为理疗。

（一）概述

1. 运动疗法的目的　运动疗法的目标是通过运动的方法，治疗患者的功能障碍，提高日常生活活动能力，增强社会参与的适应性，改善生活质量。

2. 运动疗法的分类

（1）按技术种类分类：

①常规运动疗法：如维持关节活动度、增强肌力和肌肉活动耐力的运动疗法；恢复平衡、提高协调功能及恢复步行能力的运动疗法等。

②神经生理学疗法：是针对治疗中枢神经系统损伤引起的运动功能障碍的治疗方法。如Bobath疗法、Brunnstrom疗法、PNF疗法、Rood疗法等。

③运动再学习疗法（MRP）。

④其他疗法：如关节松动术、按摩、推拿、牵引等。

（2）按治疗部位分类：可分为全身运动疗法和局部运动疗法。

（3）按治疗程序分类：可分为个别功能训练和综合功能训练。

（4）按运动方式分类：可分为被动运动疗法和主动运动疗法，后者又可分为辅助主动运动、主动运动和抗阻力运动。

3. 运动疗法的特点

（1）运动治疗方案的制定体现个体化，运动强度要循序渐进。

（2）局部治疗和全身治疗相结合。防止运动过分集中在某一部位，以免产生疲劳。

（3）治疗内容要有新鲜感，调动患者积极参与的主动性，并加强与患者的心理交流，取得良好合作，从而提高治疗效果。

（4）运动训练需要长期坚持，随意间断可影响治疗效果。

（5）防治结合。它不仅能促进一些疾病的临床治愈和功能恢复，还可改善和提高心肺功能及全身代谢状态，提高机体抵抗力。

（6）简便易行。运动疗法的主要方法为功能锻炼，患者及家属易于接受和掌握，便于广泛开展，长期坚持。

（7）运动疗法应重视安全性保护。运动疗法是肢体功能锻炼，有一定的强度，因此，在治疗过程中应密切观察病情，动作切忌粗暴，患者有不适时要查明原因，调整治疗措施。

4. 运动疗法的治疗作用

（1）促进血液循环，维持和恢复运动器官的形态和功能。运动疗法通过肢体运动训练可增加关节滑液分泌，改善骨及软骨营养；通过牵伸挛缩和粘连组织，可改善关节活动范围；通过主动与被动运动可使肌纤维增粗，增强肌力和耐力等。

（2）提高神经系统的调节作用，改善情绪，增强生命活力。运动训练作为生理刺激源，它不仅可保持中枢神经系统的紧张度和兴奋性，维持其对全身脏器的调节作用，而且长期坚持还能起到加强大脑皮质活动能力的作用。另外，运动还能使迷走神经兴奋性增强，提高对脏器活动的自控能力，调动患者的积极情绪，消除精神抑郁、悲观失望等负性情绪。

（二）常用运动疗法

1. 维持与改善关节活动范围的训练　关节活动范围即关节活动度（range of motion，ROM）训练，是指利用各种方法以维持和恢复因组织粘连或肌肉痉挛等多种因素引起的各种关节功能障碍的运动疗法。也包括患者主动运动障碍时，需通过被动活动关节以维持关节的正常活动范围的运动训练。ROM障碍常见于骨骼、关节和肌肉系统损伤及疾病后，各种类型的肌肉瘫痪后以及长期制动、卧床或使用轮椅的患者。维持和改善ROM常用的训练方法如下：

（1）保持良肢位及体位变换。参见有关章节。

（2）关节松动术。参见本节。

（3）被动运动：关节被动运动是指关节活动完全由外力进行，患者无主动肌肉收缩，外力可来自他人、自己的健肢或器械。治疗者用一手固定关节的近端，另一手活动关节的远端，沿一定的运动方向进行，包括各个关节各个轴位最大活动范围的运动，活动到最大幅度作短时的维持，切忌用力粗暴，以免引起软组织损伤。

（4）持续被动运动（CPM）：20世纪80年代开始应用于人工膝关节置换术后，以后应用范围扩大，其主要作用是防治制动引起的关节挛缩，改善局部血液、淋巴循环，促进关节软骨和韧带、肌腱的修复，以及消除肿胀、疼痛等症状。关节活动范围一般从无痛的可动范围开始并逐渐扩大。运动速度一般为每分钟10°~20°，运动持续进行，以后逐渐缩短。人工关节置换术后一般间歇应用CPM器1~2周。

（5）主动运动：当患者有自主活动时应以主动运动为主。主动运动可促进血液循环，牵拉挛缩组织和松解粘连组织，从而保持和增加ROM。方法有各种徒手体操、器械练习、摆动练习、悬吊练习等，一般根据患者关节活动受限的方向和程度，设计一些针对性动作，可个人练习或集体练习。主动运动用力要均匀缓慢，循序渐进，幅度从小至大，运动到最大范围后再稍用力使略为超出，以引起轻度痛感为度，并稍停留，然后还原再做，每天可练习2~3次，每一动作重复10~20次左右，包括各个关节各个轴位的活动。

（6）辅助主动运动：对患肢的主动运动施加辅助力量，首先要患者主动发力，外力重点加在运动的终末部分。一般助力来自治疗师徒手、患者自身健肢、滑轮或悬吊装置等。

（7）持续关节功能牵引：在需要扩大活动范围的关节运动方向做持续一定时间的重力牵引，通过持续牵引松解关节周围的软组织，使挛缩和粘连的纤维产生更多的塑性延长，可改善关节活动范围的受限程度。包括手法牵引、滑车牵引及重物牵引等。可参见有关章节。

2. 关节松动技术　关节松动术（joint mobilization）是指术者利用双手作用于患者的某一关节，对其进行推动、牵拉、扭转等被动活动，利用较大的振幅、低速度的手法，使活动受限的关节间隙运动恢复到正常生理状态。常见的关节松动术有 Kaltenborn 的持续牵张法、Maitland 的振动运动法、Williams 法、Mulligan 法等。其中，在 20 世纪 60 年代初，由澳大利亚物理治疗师 G. D. Maitland 创立的关节松动术，以安全高效的特点被广泛应用。

（1）治疗作用：通过在一定范围内对关节来回推动可使关节滑膜液流动而刺激生物活动，改善软骨的营养；恢复关节内结构的正常位置或无痛位置，从而缓解疼痛；直接牵拉关节周围的软组织，松解粘连组织，改善关节活动范围并维持关节及其周围软组织的延展性和韧性；还可增加本体反馈功能。

（2）治疗方法：操作手法分为四级。Ⅰ级：在关节活动的起始位进行小范围、节律性的被动运动；Ⅱ级：在关节活动允许范围内进行大范围的运动，但不接触关节活动的受限部位；Ⅲ级：在关节活动允许范围内进行大范围的运动，但每次均接触到关节活动的终末端，并能感觉到关节周围软组织的紧张；Ⅳ级：在关节活动全范围的末端或受限处进行小范围的运动，但每次均接触到关节活动的终末端，并能感觉到关节周围软组织的紧张。上述四级中，Ⅰ、Ⅱ级用于因疼痛引起的关节活动受限；Ⅲ级用于治疗关节疼痛并伴有僵硬；Ⅳ级用于治疗关节周围组织粘连、挛缩引起的关节活动受限。

（3）临床应用：关节松动术主要适用于任何因力学因素（非神经性）引起的关节功能障碍，包括关节疼痛、肌肉紧张与痉挛或僵硬；可逆性关节活动度降低；进行性关节活动受限；功能性关节制动。关节松动术的禁忌证包括：关节活动已经过度；外伤或疾病引起的关节肿胀、渗出；关节炎症；未愈合的骨折；恶性疾病等。

3. 增强肌力和肌肉耐力的训练　肌力指肌肉收缩时所能产生的最大力量。影响肌力大小的因素有肌肉收缩方式及收缩的速度、关节活动度、患者的年龄、性别及心理状态等。肌肉耐力指有关肌肉持续进行某项特定任务的能力，其大小可用开始收缩直到出现疲劳时已收缩了的总次数或所经历的时间来衡量。

增强肌力和增强肌肉耐力的训练有许多共同之处，统称为增强肌力训练。常用于肌肉萎缩无力的患者，包括脊髓损伤所致的残存肌无力，因伤病固定肢体、长期卧床、活动减少所致的肌肉废用性萎缩或骨关节及周围神经病变所致的肌肉软弱或轻瘫，通过训练增强肌力和耐力，恢复运动功能。

（1）基本原理：

①增强肌力和肌肉耐力的目的：一个是在短时间内把肌肉的力量全部发挥出来，即增强肌肉的瞬间爆发力；一个是训练肌肉坚持长时间用力，即增强肌肉的耐久力。

②两种肌肉收缩形式：

a. 等长收缩（也称静力收缩）：是指肌肉收缩时不发生肌肉长度改变，也不发生关节运动，但肌张力明显增高。在日常工作和生活中，等长收缩用于维持特定体位和姿势，在运动中，等长收缩用于增强肌力。具体方法是：指示患者用全力或接近全力使肌肉收缩，维持3～10秒（一般持续 6 秒）。等长运动不受环境限制，简单易行，适用于肌力 1～5 级的患者增强肌力，尤其适用于骨折、关节炎或因疼痛关节不能活动时的肌力增强训练。

b. 等张收缩（也称动力收缩）：是指在有阻力的情况下进行的肌肉收缩，收缩过程中肌张力保持不变，但肌纤维长度发生变化，产生关节运动。适用于肌力 2～5 级的患者增强肌力训练。

③训练时负荷量的增加形式：根据训练目的不同，负荷量的大小也不同。当增强肌力训练时，应加大训练量、加快运动速度及缩短训练时间等；当增强肌肉耐力训练时，应减少负荷量、增加重复次数及延长训练时间等。

（2）基本方法：增强肌力训练应遵守阻力原则、超常负荷原则和肌肉收缩的疲劳度原则，即是：为达增强肌力，必须施加阻力；训练时运动必须超过一定的负荷量和保证超过一定的时间；训练时应使肌肉感到疲劳但不应过度疲劳的原则。具体训练方法一般根据肌肉现存的肌力水平，分别采用辅助主动运动、主动运动、渐进抗阻运动、等长运动、等张组合运动及等速运动等。

4. 恢复平衡能力训练　平衡是指人体所处的一种稳定状态以及不论处在何种位置、运动或受到外力作用时，能自动地调整并维持姿势的能力。恢复平衡能力的训练是指为使因某种原因所致平衡功能障碍的患者恢复维持自身平衡能力而进行的训练。

（1）平衡的种类：平衡分为静态平衡和动态平衡两种。静态平衡是指人体在无外力作用下，保持某一静态姿势，自身能控制及调整身体平衡的能力，主要依赖于肌肉的等长收缩和关节两侧肌肉的协同收缩；动态平衡是当外力使身体的原有平衡被打破时，人体能通过调整自己的姿势来维持身体平衡的能力，主要依赖于肌肉的等张收缩来完成。静态平衡是动态平衡的基础，没有静态平衡的稳定，就没有动态平衡的实现。

（2）平衡功能障碍的原因：肌力和耐力低下；关节活动受限和关节周围肌肉或软组织柔韧度下降；中枢神经系统功能障碍（如脑卒中）等。

（3）平衡训练的原则：平衡能力训练常用于因神经系统疾病、前庭功能损害、肌肉骨关节系统等疾病所引起的平衡功能障碍的患者。训练的基本原则是：①支撑面积由大变小。如先让患者在仰卧位进行训练，然后再侧卧位→坐位→跪位→站立位进行训练，或先双足站立再单足站立到足尖站立等；②从静态平衡到动态平衡；③身体重心逐步由低到高；④从自我保持平衡到平衡被破坏时能维持平衡；⑤逐步提高训练难度，如从睁眼训练到闭眼训练，从无头颈参与活动到有头颈参与活动等。

（4）训练方法：关于坐位平衡与站立位平衡的练习可参见运动再学习方法或其他有关章节。静态平衡也可利用平衡训练仪进行练习，动态平衡也可用能摇晃的平衡板或大小不等的充气球等进行练习。

手膝位平衡训练：可作为立位平衡训练和平地短距离移动前的准备训练，适用于运动失调、帕金森综合征等协调功能障碍的患者，也适于截瘫患者上肢及肩的强化训练和持拐步行之前的准备训练。患者手膝位即四点跪位，在能控制静止姿势的情况下，进行身体前后、左右的移动动作。当能较好地控制姿势后，指示患者将一侧上肢或一侧下肢抬起即三点跪位，随着稳定性的加强，再将一侧上肢和对侧下肢同时抬起即两点跪位，保持姿势的稳定。

跪位平衡训练：跪位平衡和手膝位平衡训练的目的和适应证相同，患者呈双膝跪位即两点跪位，训练患者维持在此体位的平衡，当掌握平衡后，可进行身体重心的前后移动动作，再训练患者单膝跪位平衡的保持，当患者单膝跪位平衡稳定后，可进行单膝的动态平衡训练，再从单膝跪位过渡到立位。

5. 协调功能训练　协调功能是人体自我调节，完成平滑、准确且有控制的随意运动的一种能力，主要是协调各组肌群的收缩与放松。协调性是正常活动的重要组成部分，体现了机体的运动控制能力。协调性包括运动中主动肌与拮抗肌、协同肌之间的协调，上、下肢的运动协调，四肢和躯干、两侧肢体对称或不对称的协调，眼和手的协调等。

（1）共济失调：协调功能的障碍称为共济失调，表现为动作幅度过大或过小、动作分解、轮替动作失常、醉酒步态、言语顿挫、震颤、书写困难等。共济失调有三种，即前庭性、感觉性及小脑性共济失调。前庭性共济失调同时伴发眩晕；感觉性共济失调的患者常在睁眼时症状减轻而闭眼时加剧；小脑性共济失调的特点是有共济失调的体征，但与视觉无关，不受睁眼与闭眼的影响，不伴有感觉障碍。

（2）协调性训练的原则：临床康复中，协调性训练主要用于共济失调或缺乏运动控制能力的患者，一般用于上运动神经元障碍的患者，例如脑瘫、脑外伤、脑卒中等，也可应用于某些下运动神经元和软组织病变。训练的原则是：从简到繁，由单个肢体到多个肢体的联合协调训练，重症者应从个别主动肌或肌群的控制开始，逐步过渡到多肌群的协调训练；从对称性到不对称性协调训练；从慢速到快速协调训练及从睁眼到闭眼协调训练等。

（3）训练方法：协调性训练的基础是利用残存部分的感觉系统以及利用视觉、听觉和触觉来管理随意运动，其本质在于集中注意力，进行反复正确的练习。主要方法是在不同体位下分别进行肢体、躯干、手、足的协调性训练，反复强化练习。常见训练项目包括：

双侧上肢交替运动，如上举活动、屈肘、摸肩上举、两臂前平举、掌心掌背拍手、双手对掌等。

双下肢的交替运动，如双脚交替拍打地面、坐位交替伸膝、屈膝、坐位抬腿踏步、坐位两腿伸直、内收时交替搭腿等。

定位、方向性活动，如木钉板训练、走迷宫、上肢协调训练器训练、接球、在纸上画圆圈、触摸治疗师手指等。

全身协调性运动，如原地摆臂踏步运动、弓箭步转身运动、跳跃击掌、跳绳、功率自行车练习、划船、太极拳等活动。

水中运动，让患者站在水池中的平行杠内，水深以患者能站稳为宜，然后由治疗师从不同方向向患者身体推水作浪，或用水流冲击，干扰患者平衡，使患者对抗水流保持平衡。若能保持平衡，则开始协调性训练，如做划水动作，然后是上肢扶池边做下肢击水动作，再做上下肢协调性划水练习。最后在水中做步行练习。

6. 神经生理学疗法　神经生理学疗法（neurophysiological therapy，NPT）又称神经发育学疗法（neurodevelopmental therapy，NDT）或易化技术（facilitation technique）。此技术是依据神经系统正常生理机能及发育过程，运用诱导或抑制的方法，使患者学会正常运动模式的训练方法。在康复治疗中常用的易化技术有：Bobath 技术、Brunnstrom 技术、Rood技术、神经肌肉本体易化技术（PNF 技术）、Vojta 技术等。上述技术各有特点，也存在不同观点，现将这些易化技术分述如下（Vojta 技术在脑瘫章节中介绍）。

Bobath 技术

（1）概述：Bobath 技术是由英国物理治疗师 Berta Bobath 和她丈夫 Karel Bobath 在 20世纪 40 年代共同创立的，主要用于治疗偏瘫和小儿脑瘫。Bobath 的主要论点是：中枢神经系统损伤后，由于失去高级中枢的调控，低级中枢所控制的反射和运动模式被释放，形成异常的姿势和运动模式，如紧张性反射、联合反应、共同运动、肌张力增高等，这严重干扰肢体的正常运动并影响日常生活活动能力。运用各种促进技术控制异常的运动和姿势反射，出现正常运动后，再按照患者的运动发育顺序，促进正常运动功能的恢复。Bobath 训练方法的特点是：通过控制关键点及设计反射性抑制模式（reflex inhibiting pattern，RIP）和肢位的合理摆放来抑制肢体痉挛，待痉挛被抑制后，再让患者进行主动的、小范围的、不太用力的和不引起痉挛的关节运动，或通过翻正、平衡或防护反应引出运动，然后再进行各种运动控制训练，逐步达到正常运动功能的恢复。

（2）常用技术：

①反射抑制性模式：Bobath 提出的反射抑制性模式，是抑制异常运动和异常姿势的一种运动模式。异常的运动包括痉挛动作、异常的姿势反射活动、联合反应等。针对常见的痉挛模式，偏瘫患者的 RIP 方法如下：躯干的抗痉挛模式是牵拉患侧躯干使之伸展，即让患者健侧卧位，治疗师站其身后，一手扶肩部，另一手扶住髋部，双手使肩髋作反方向运动，躯干也随之旋转；上肢的抗痉挛模式是使患侧上肢处于外展、外旋、伸肘、前臂旋后、伸腕桡偏、伸指。为对抗手的屈曲模式，可让患者双手掌心相对，十指交叉握手，患侧拇指在上，即 Bobath 握手；下肢的抗痉挛模式是使患侧下肢处于轻度屈髋、屈膝、内收、内旋、踝背屈位。

利用非对称性紧张性颈反射，即头转向一侧时，该侧上肢伸展，对则上肢屈曲。治疗师可利用此反射改善患侧上肢肌张力并诱发上肢随意活动。

利用对称性紧张性颈反射，即颈部伸展时，双上肢伸展，双下肢则屈肌张力升高，颈部屈曲时，双上肢屈肌张力升高，双下肢则伸展。治疗师可利用此反射改善患侧肢体肌张力的变化，如训练步行时，指示患者抬头，可降低下肢伸肌肌张力等。

利用紧张性迷路反射，即仰卧位时，全身伸肌张力升高，俯卧位时，全身屈肌张力升高。如对于下肢伸肌痉挛严重的患者，可采取俯卧位或侧卧位等。

②促进正常姿势反应：正常姿势反应是人体运动的基本保证，如平衡反应、上肢的伸展保护反应及翻正反应。这些姿势反应受中脑、皮质下和皮质等部位控制，当中枢神经系统损伤后，正常的姿势反应会受到不同程度的破坏。Bobath 提出对偏瘫患者的训练，要首先促进他们出现这些正常的姿势反应，并使之具备正常的姿势控制能力，从而促进患者随意运动的恢复。如训练平衡反应的恢复，可选择在肘支撑俯卧位、手膝位、跪位、坐位或站位下，治疗师从前方、后方、侧方或对角线的方向上突然推拉患者，使之保持身体平衡。

③良肢位摆放和体位转换：脑卒中后患者常出现异常肌张力及不良姿势，如果在卧床期间不保持良好体位，将会因痉挛而致关节受限、挛缩。床上良好体位的摆放主要根据反射抑制性抗痉挛体位进行设计，体位具体摆放方法见"脑卒中"章节。但是无论保持何种体位、姿势，如果不进行体位转换，肢体也会在该体位下发生挛缩、变形。因此，在偏瘫患者急性期，保持良好体位和体位变换二者必须结合进行。

④控制关键点：关键点（key point）是指人体的一些关键部位，它可影响身体其他部位的肌张力。关键点控制包括中心控制点：即胸骨中下段，主要控制躯干的张力；近端控制点：即头部、肩部和骨盆等，分别控制全身、肩胛带和骨盆的张力；远端控制点：即手指、足，分别控制上肢、手部、下肢及足的张力。治疗师可通过在关键点的手法操作抑制异常的姿势反射和肢体的肌张力。例如，对于躯干张力高的患者，治疗师站在患者身后，双手放在胸骨柄中下段，交替把患者向左右及上下缓慢拉动，做出"∞"的弧形运动，直至张力缓解。或治疗师用一只手放在患者的背部，用一只手放在胸骨柄向下挤压，使患者塌胸，放在背部的手向前上方推，使患者挺胸，重复数次即可降低躯干的张力（如图4-1-1）。

⑤推一拉技巧：当屈肌张力占优势时，可使用推的技术缓解张力，即对关节进行轻微挤压，使关节间隙变窄，激活关节周围伸肌肌肉，使关节伸展，促进关节稳定性和姿势的反应；当伸肌张力占优势时，可使用拉的技术缓解张力，即对关节进行牵拉，使关节间隙增

宽，激活关节周围屈肌肌肉，使之收缩。

⑥拍打：拍打痉挛肌肉的拮抗肌促使其收缩，可缓解痉挛肌的张力。当训练患者患侧下肢负重时，可拍打臀中肌，使其收缩可缓解臀内收肌痉挛。拍打技术常作为辅助手段，加强肢体的控制能力。

⑦控住：将肢体的末端被动地移到空间，使之停留在关节活动范围的某一点上，然后撤去支持，指示患者在该位置上不动并保持一段时间，实际上是肢体肌肉在进行等长收缩。

（3）适应证：此技术尤适用于中枢神经系统病变引起的运动功能障碍，如偏瘫、脑瘫等。

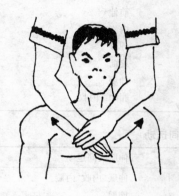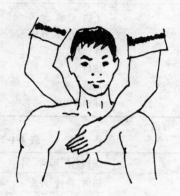

图 4-1-1　利用"中心关键点"控制痉挛模式的方法

Brunnstrom 技术

（1）概述：瑞典物理治疗师 Signe Brunnstrom 对脑卒中偏瘫患者的运动机能进行了长时间的临床观察和分析，提出了"恢复六阶段"理论（Ⅰ～Ⅵ分别为软瘫期、痉挛期、共同运动期、部分分离运动期、分离运动期及正常运动期），并由此创立了一套治疗脑损伤后运动功能障碍的方法，即 Brunnstrom 法，主要用于治疗偏瘫。Brunnstrom 认为脑损伤后由于高级神经中枢失去对正常运动的控制而出现低级中枢所控制的原始的、低级的运动模式和姿势反射，如联合反应、共同运动、紧张性反射等，并出现一些原始反射和病理反射，这是脑卒中后肢体功能恢复的正常顺序中的一个阶段。在恢复早期应帮助患者去利用和控制这些运动模式以获得运动反应，获得运动反应后，再训练患者从这些共同运动模式中分离出来，逐渐向正常、复杂的运动模式发展，最终达到中枢神经系统重新组合的正常运动模式。

（2）偏瘫患者的运动模式：

①原始反射（primitive reflex）：是生来就有的正常反射，随着婴儿神经的发育及其不断完善，大部分的原始反射在 1 岁以后逐渐消失。当脑部受损后，这些反射又会再次出现，称为病理性反射。如紧张性颈反射、紧张性迷路反射、阳性支持反射等。

②联合反应（associated reaction）：联合反应是在丧失随意运动控制的肌群中出现的一种紧张性姿势反应，是脑损伤后被重新释放的原始反射。在对脑损伤患者健侧肢体进行抗阻力运动时，可不同程度地增加患侧肢体的肌张力，或患侧肢体出现相应的动作，这种反应称为联合反应。根据两侧肢体运动是否相同，联合反应又分为对称性和不对称性两种，上肢联合反应一般为对称性，即健侧上肢抗阻伸展，患侧也出现伸展；下肢内收、外展为对称性

的，屈曲、伸展为非对称性的，即健侧下肢抗阻屈曲，患侧则出现伸展。

③共同运动（synergy）：是脑损伤常见的一种肢体异常活动表现。当让患者活动患侧肢体的某一个关节时，不能做单关节运动，其相邻的关节甚至整个肢体都可出现一种不可控制的运动，并形成特有的运动模式，这种模式就称为共同运动。在用力时共同运动表现特别突出。共同运动在上肢主要表现为屈曲模式，在下肢主要表现为伸展模式（如表 4-1-1、4-1-2）。

表 4-1-1　上肢共同运动

	屈肌共同运动	伸肌共同运动
肩胛骨	上提　后缩	前伸
肩关节	屈曲　外展　外旋	内旋　内收
肘关节	屈曲	伸展
前臂	旋后	旋前
腕关节	尺偏、掌屈	伸展
手指	屈曲　内收	屈曲　内收

表 4-1-2　下肢共同运动

	屈肌共同运动	伸肌共同运动
髋关节	屈曲　外展　外旋	伸展　内收　内旋
膝关节	屈曲	伸展
踝关节	背屈　内翻	跖屈　内翻
趾关节	伸展	跖屈

（3）治疗原则：Brunnstrom 认为，患者在偏瘫后所出现的联合反应、共同运动及原始姿势反射，在运动的早期是正常存在的。在脑损伤后偏瘫患者恢复肢体运动过程中，六个阶段各有不同的特点，因此，Brunnstrom 的治疗方法主要强调在运动功能的恢复早期，要利用和控制异常的运动模式和姿势反射，随着运动功能恢复阶段的递增，待共同运动能随意进行后，再训练患者摆脱共同运动模式，向分离运动逐步过渡，形成正常的运动模式。

（4）技术方法：

软瘫期（Ⅰ阶段）：通过对患者健侧肢体的主动运动施加阻力引出患侧肢体的联合反应或共同运动，如通过对健侧上肢的屈曲进行抗阻诱发患侧上肢的屈肌收缩等。

痉挛期（Ⅱ阶段）：通过应用联合反应、共同运动以及反射活动，促进恢复过程的进展，如利用非对称性紧张性颈反射，指示患者头部转向患侧，使肘伸展从而抑制了屈肌的痉挛等。

恢复期（Ⅲ～Ⅵ阶段）：主要是抑制共同运动，加强随意运动和促进分离运动，常用的方法如肘关节屈曲 90°，肘部在体侧，训练前臂的旋前或旋后动作；或患者取仰卧位，治疗师双手握住其双侧踝部，将双足抬离床面 30°左右，小范围左右摆动患者双下肢，促使下肢脱离共同运动模式等。

（5）适应证：主要适用于治疗偏瘫患者。

Rood 技术

（1）概述：Rood 技术又称多种感觉刺激治疗法或皮肤感觉输入促通技术。Rood 技术是由美国物理治疗师和作业治疗师 Margaret Rood 提出，他认为运动模式是出生后由各种基本反射发展起来的，并通过应用和感觉反馈刺激逐步完善，直至形成大脑皮质的最高级控制。因此，如果按照个体正常的发育顺序，利用不同的感觉刺激促进或抑制运动性反应，就有可能反射性诱发运动应答，并可通过重复而达到正确的较高级的运动模式。Rood 技术的主要特征是在特定皮肤区域内利用轻微的机械刺激或表皮温度刺激，影响该区的皮肤感受器，可获得局部促通作用。此技术的基本理论包括四点：使用适当感觉刺激使肌张力正常化并诱发需要的肌肉反应；治疗技术必须与个体的发育水平相适应；感觉刺激要有目的性；各种运动感觉需要无数次的重复。

（2）技术方法：

①应用皮肤、本体等刺激促进肌肉反应。主要通过触觉刺激（包括快速刷擦和轻轻触摸）、温度刺激、本体感受器的刺激（轻叩、牵拉和挤压）及特殊感觉刺激（如视听觉等）来促进或抑制肌肉反应。另外，治疗师说话的音调和语气也可影响患者的动作反应。

②利用感觉刺激抑制肌肉反应。适用于痉挛和其他肌张力增高的情况。可通过轻轻地挤压关节、在肌腱附着点加压、持续牵张、通过中等温热刺激、热湿敷等缓解肌肉痉挛。

③负重。负重时在关节两端沿肢体长轴给关节深压迫，可促进体位的稳定性并可抑制肌肉痉挛。

（3）适应证：脑瘫、成人偏瘫及其他运动控制障碍的患者。

神经肌肉本体感觉促进（PNF）技术

（1）概述：神经肌肉本体感觉促进技术（proprioceptive neuromuscular facilitation, PNF）是由美国神经生理学家 Herman Kabat 于 20 世纪 40 年代创立，20 世纪 50 年代由物理治疗师 Margaret Knott 和 Dorothg Voss 完善和发展，形成了一套治疗方法即 PNF 技术，是采用牵张、关节压缩和牵引、抗阻等本体刺激和应用螺旋、对角线运动模式来促进运动功能恢复的治疗方法。此法特别适用于肌肉无力或控制能力差的患者。PNF 除了依据人体正常运动发育过程训练患者以外，还着重强调关节的运动性、稳定性、控制能力以及如何完成复合动作的技巧。PNF 基本理论基础为神经生理学原理：①大脑不认识单个肌肉的动作，只识别功能所需的运动模式；②交互抑制，当肌肉接受某一神经冲动而收缩时，其拮抗肌亦同时接受这一神经冲动而舒张；③扩散，对较强肌群给予最大阻力可引起较弱肌群的收缩或激起较弱肌群的活动；④连续性诱导，一个运动模式可通过相反模式的收缩（即拮抗肌的收缩）而进行得更容易、更强。

（2）技术方法：

①基本技术：PNF 常见的基本技术有阻力、手法接触、牵张、牵引和挤压、扩散和强化、口令及视觉刺激等。

②特殊技巧：如节律性启动、等张组合、缓慢逆转、节律性稳定、重复牵张、收缩-放松及保持-放松等。

③对角线运动模式：PNF 技术倡导的协同肌的有机组合是有效地提高患者功能的方法之一。PNF 运动模式的组合运动有：矢状面上肢体的屈曲或伸展、冠状面上肢体的内收、外展和脊柱的侧屈、水平面上四肢和躯干的旋转。PNF 运动模式具有螺旋或对角线的特征即对角线模式。PNF 运动模式是根据肢体近端关节的运动命名：头、颈、躯干和四肢均具有两个对角线模式，分别称为 D1 和 D2 模式，每一个对角线又由两个互为拮抗的运动模式组成，分别称为屈曲模式和伸展模式。PNF 运动模式对于肢体近端和远端关节的位置要求严格，对中间的关节则无规定，如屈伸均可。常见的如上肢 D2 伸：上肢伸展－内收－内旋

（如图 4-1-2）和下肢 D1 屈：下肢屈曲－内收－外旋（如图 4-1-3）。

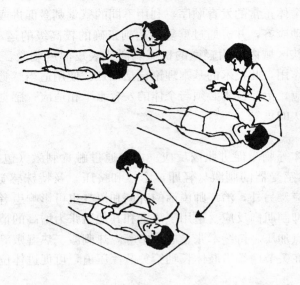

图 4-1-2　上肢伸展－内收－内旋运动模式的训练手法

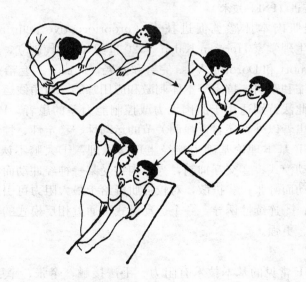

图 4-1-3　下肢屈曲－内收－外旋运动模式的训练手法

（3）适应证和禁忌证：

①适应证：适用于多种神经疾患，如脑卒中、脑瘫、脑外伤、脊髓损伤、帕金森症、脊髓灰质炎后的运动功能障碍的恢复，亦适用于骨关节疾病、软组织损伤等疾患，如骨折、手外伤后均可使用这些技术。

②禁忌证：合并骨折或骨折未愈合或有开放性损伤部位的患者，不能应用牵张手法；持续抗阻的重复收缩不能用于脑出血病急性期；有以下情况的患者也不适宜使用 PNF 技术：有伤口和手术刚缝合后、意识障碍者、生命体征不稳定者、婴幼儿患者、听力障碍者、有骨质疏松者及本体感觉障碍的部位。

7. 运动再学习技术

(1) 概述：运动再学习技术（motor relearning program，MRP）是20世纪80年代初由澳大利亚物理治疗师 J. H. Carr 和物理治疗教授 R. B. Shepherd 提出的用于脑卒中及运动障碍患者的运动功能恢复技术。它主要应用运动科学、生物力学、神经生理及行为科学等理论成果分析运动问题和训练过程，强调患者的主观参与和认知的重要性，按照科学的运动学习方法对患者进行再教育以恢复其运动功能，对患者来说，是一个运动再学习的过程。

(2) 技术方法：MRP 技术由7个部分组成，包括了日常生活中的基本运动功能，即上肢功能、口面部功能、从仰卧到床边坐起、坐位平衡、站起与坐下、站立平衡、步行等。每个部分提出了一个活动练习计划，分为4个步骤：分析运动的组成；练习丧失的部分；练习；训练的转移。治疗人员可根据情况选择最适合于患者的任何一部分开始治疗。以下仅以上肢功能障碍训练为例介绍 MRP 的技术步骤和特点，其他部分的功能障碍训练方法参见"脑卒中"章节。

①上肢正常运动成分：大多数日常活动都包含复杂的上肢运动，如抓放和移动不同位置、形状、大小和重量的物体，在手中转动物体，使用各种工具等，这些活动均包含肩、肘、腕、指关节及其周围肌群复杂的运动。虽然复杂，但它由基本的运动成分组成。臂的主要功能是手在空间操作时放在适当的位置，其基本成分为肩前屈、后伸、外展、内收、内旋、外旋及肘的屈伸。手的主要功能是为特定的目的去抓握、放开及操作物体，其基本成分为桡侧偏伴伸腕、腕屈伸、对掌、对指、指间与掌指关节的屈伸，手握物体时前臂的旋前和旋后等。

②脑卒中后常见问题：

臂：肩胛运动差（外旋与前伸突出）和持续肩带压低，肩肱关节的肌肉控制差，即肩外展、前屈功能差或不能控住，患者常以过度的上抬肩带及躯干侧屈来代偿；过度的肩关节内旋、屈肘和前臂旋前。

手：伸腕及抓握困难，指间、掌指关节微屈时的屈伸障碍，使手抓放物体困难；拇指外展、旋转障碍，难于抓、放物体；不能背伸则难于放开握持的物体或放开时过度伸拇指及其他手指；当抓或拾起物体时，前臂过度旋前；对指困难；移动手臂时不能抓握不同的物体等。

肩痛：肩关节软组织损伤伴发的疼痛、僵硬和半脱位常由四个因素引起：紧靠肩峰的软组织受挤压、紧靠肱骨头的软组织受摩擦、软组织受牵拉及软组织挛缩。脑卒中后其他后遗问题：用健臂代偿、用健臂活动患臂和习惯性弃用患臂等。

③练习上肢功能：引发前伸的肌肉活动及运动控制。患者仰卧，治疗师举起其上肢于前屈90°，让其上抬肩带使手伸向天花板，或让患者的臂保持于前屈位并能随治疗人员的手在一定范围内活动，或让患者用手触摸自己的前额、枕头等；取坐位，练习用手向前、向上指向物体并逐渐增大范围。

维持肌肉长度练习，防止挛缩。患者取坐位，帮助将其臂后伸，肘伸直，肩外旋，手平放在训练床上负重；取坐位或站位，帮助患者上肢外展90°，肘伸直，将手平置于墙上，并通过其臂施加一些水平压力。

引发肌肉活动和训练操作的运动控制。训练伸腕，可用腕桡侧偏移诱发伸腕的活动，患者取坐位，前臂呈中立位放于桌上，可向前、向后抓起和放下杯子，或用手背移动物体；训练拇指外展和旋转（对掌），可外展拇指以推移物体，或让患者试着抓住和放开杯子时，将其臂处于中立及伸腕；训练手的桡侧和尺侧相对（对指），使患者前臂旋后，练习拇指和其余四指相碰，尤其和第四、五指；训练操作物体，可练习用拇指和其余四指拾起碗中的小物体，然后前臂旋后，放入另一碗中，或练习从自己对侧肩上拾起小纸片；训练前臂旋后，可让患者用手指环握圆筒形物体，使前臂旋后，以使该物体的末端接触桌面；训练使用餐具，患者前臂旋后，练习用拇指和其余手指在手掌中转动小物体，或练习用拇指、示指和中指拿起小物体，或练习用叉子去叉食物并将它举起，或练习用刀切食物等。

④将训练转移到日常生活中去：为使上肢功能恢复，要避免继发性的软组织损伤（尤其是肩部）；鼓励使用患肢，限制健肢不必要的代偿活动；在治疗以外的时间，患者要集中精力练习治疗师留下的作业；正确摆放肢体的位置，特别要防止上肢固定于内旋屈曲位等。

8. 牵引技术

（1）概述：牵引（traction）是应用作用力和反作用力的原理，将这一对方向相反的力量作用于脊柱或四肢关节，达到分离关节面、牵伸周围软组织和改变骨结构之间角度等目的的康复治疗方法。常用的有颈椎牵引、腰椎牵引及四肢关节牵引。颈、腰椎牵引的主要生理作用是使紧张或痉挛的肌肉放松，拉开相邻的椎体，使相应的椎间隙和椎间孔增大，从而减轻神经根受压或促使椎间盘突出物还纳，使疼痛缓解。四肢关节牵引主要是使肌肉松弛，逐渐牵伸粘连和挛缩的组织，从而维持和扩大关节活动度。牵引技术在临床上常配合热疗、按摩及医疗体操进行。

（2）方法：

①牵引方式：牵引技术根据牵引力的来源分为多种牵引方式，如徒手牵引、自体牵引、滑轮牵引、悬吊牵引、电动牵引、重力牵引、水中牵引等，其中电动牵引是目前国内外应用最普遍的牵引方法；根据牵引力作用的连续性分为静态或恒定牵引、间歇牵引，前者又分为持久牵引和持续牵引。持久牵引是一种应用稳定或静态的牵引重量保持数小时或数天（一般24h以上）的牵引方法，最常用于医院或家庭中患者的卧位牵引，通常通过滑轮—重量系统，用枕颌带牵引颈椎、用骨盆牵引带牵引腰椎；持续牵引是一种应用稳定或静态的牵引重量保持数分钟或数小时（一般0.5h左右）的牵引方法，主要用于门诊患者，最常用于颈、腰椎椎间盘突出症和其他颈、腰退行性变的康复治疗；间歇牵引是以一定重量牵拉一定时间，然后再减轻或撤除该牵引重量，放松一定时间，如此周而复始，直至牵引结束，也称节律性牵引，是应用多年最为广泛的治疗颈腰疾患的康复方法。

②牵引体位：颈椎牵引分坐位牵引和卧位牵引。牵引产生的应力位置与牵引角度有关，角度越小，应力位置越靠近颈椎上段。一般上颈椎牵引角度为10°~15°，下颈椎15°~25°；腰椎牵引一般采用仰卧位。

③牵引重量和时间：颈椎牵引一般从4~6kg开始，每次增加1kg至12~15kg，Colachis等认为，9.3~11.2kg基本可使颈椎椎间隙拉大；腰椎牵引的力量要大于25%体重才可克服牵引时的摩擦力，一般认为牵引重量约需22.7~45.4kg。牵引的机械效应发生在最初几分钟。颈椎牵引时间15~20min左右，如采用间歇牵引法，时间可稍延长。腰椎牵引时间以20~30min为宜。

（3）适应证和禁忌证：颈椎牵引主要适用于颈脊神经根型刺激或压迫、骨关节炎、颈椎退行性椎间盘疾病和颈部肌肉痛性痉挛等。但椎动脉型和脊髓型颈椎病应慎重，可小重量、短时间试用。腰椎牵引主要用于腰椎间盘突出症或其造成脊神经损害者、腰椎退行性椎间盘疾病、神经根性痛、慢性腰肌劳损、腰部肌肉痛性痉挛或紧张等。以下情况禁忌牵引：各种骨性肿瘤，血管疾患，特异性炎症（如结核），急性颈、腰椎损伤或寰枢关节半脱位，严重骨质疏松，类风湿性关节炎病变破坏韧带等组织，急性软组织损伤，椎间盘突出明显压迫脊髓者等，牵引过程中症状加重者也应停止牵引。

9. 呼吸功能与排痰能力训练技术

呼吸功能训练是通过各种控制性呼吸技术来纠正患者的异常呼吸模式，降低呼吸做功，以最经济省力的呼吸方式获得最有效的肺泡通气，从而改善呼吸功能的治疗方法。常用的呼吸功能及排痰能力训练方法有膈肌（腹式）呼吸、缩唇呼气、深呼吸、体位引流、胸部叩击等，可参见有关章节。

（三）运动处方

对准备接受或参加运动疗法的患者，由康复医师或康复治疗师进行必要的临床检查和功能评定后，根据所获得的资料和患者的健康状况、年龄、性别及平时对运动的爱好程度和对运动治疗的耐受能力，选择一定的运动治疗项目，并规定适宜的运动量和注明在运动疗法中的注意事项，称为运动处方。一个完整的运动处方应包括三方面内容：运动治疗项目、运动治疗量以及运动治疗的注意事项。

1. 运动治疗项目　根据运动疗法的目的，运动治疗项目可分为以下几类：

（1）耐力性项目：以健身，改善心、肺和代谢功能，防治冠心病、糖尿病等为目的的项目。如步行、健身跑、骑自行车、游泳、上下楼梯、登山、原地跑、跳绳等。耐力性项目一般属于周期性、节律性的运动。在运动强度和运动时间相同的前提下，这些运动项目对提高心脏耐力的效果大致相同。此外，乒乓球、篮球、网球、羽毛球等运动项目对改善心血管的功能也有良好的作用。

（2）力量性项目：以增强肌力和消除局部脂肪为目的的训练项目。如各种持器械医疗体操，抗阻力训练（沙袋、实心球、哑铃、拉力器等），一般适合于骨折制动后肌力减退、骨骼肌和外周神经损伤引起的肌力减弱、脊髓损伤后残存肌力减弱等患者。

（3）放松性项目：以放松肌肉和调节神经为主要目的的项目。如医疗体操、保健按摩、太极拳、气功等，多适合于心血管和呼吸系统疾病的患者、老年人及体弱者。

（4）矫正性项目：以纠正躯体解剖结构或生理功能异常为目的的项目。如脊柱畸形、扁平足的矫正体操、治疗内脏下垂的腹肌锻炼体操、骨折后的功能锻炼等。

2. 运动治疗量　是指运动治疗中的总负荷量，其大小取决于运动治疗的强度、运动治疗的频度和运动治疗的时间，其中，运动治疗的强度是运动处方的核心。

（1）运动治疗的强度：是确定运动治疗量的重要因素，直接影响运动治疗的效果和安全性。①骨关节或神经肌肉疾病患者运动强度的控制：常以要求达到活动范围或肌力程度来控制，并以肢体有无不适、疼痛或肌肉酸胀感等进行调节。②脏器损害患者运动强度的控制：有三种方法：其一，用最大耗氧量（VO_2max）的百分数表示，它根据心电分级运动试验结果或在运动试验中直接或间接法检测最大耗氧量的值，然后取其 $60\% \sim 70\%$ 作为运动处方适宜的强度范围，对于经常静坐工作的中老年人或心脏病患者，开始运动时的起始量可以更低一些。大于 $80\% VO_2max$，属大强度运动，对患者或老年人有危险；再者，用代谢当量值（METs）表示，它代表安静状态下的代谢率，1METs 约相当于每 kg 体重、每 min 消耗 3.5ml 的氧，通常用检测 VO_2max 的方法，将结果除以 3.5 即为 METs，可利用对日常生活、运动等已测得的 METs 值来指导日常生活和各种家务劳动；第三，心率控制法，心率与运动强度之间存在着线性关系，它亦与 VO_2max 和 METs 相关，而且是最实用和易于推行的方法。通常把运动中允许达到的心率作为靶心率（THR），它是通过运动试验取得最高安全心率（PHR）的70%～85%的心率，约相当于最大耗氧量的60%～80%，此为适宜运动强度，按此值进行运动，一般较为安全有效。临床应用中常用的靶心率的计算公式为：$THR = (HR_{max} - HR_{rest})(0.6\sim0.8) + HR_{rest}$，式中THR即靶心率，$HR_{max}$即最大心率；$HR_{rest}$为安静时心率，选择训练强度范围为60%～80%。心率控制法适用于体力尚好，心肺功能中等者，如体弱，可将公式中的60%降低。关于最大心率的计算有按年龄推算的，即国际上通用为220减去年龄（岁）后的余数；有通过运动试验来取得的，即当出现下列一种情况时，其心率即为最高心率，如运动中出现不适症状，心电图出现ST段缺血性压低，随着负荷增大血压不上升反而下降等；另外，也有其他的方法如自觉运动强度分级法等。

（2）持续时间：除去预备活动和整理活动外，运动持续时间一般为20～30min。但运动时间长短可与运动强度相互调节。在规定的运动量下，强度越低，则时间越长。如果为了提高耐力，则运动持续时间应达到出汗、轻度疲劳和出现气短为宜，可持续15～60min，其中达到靶心率时间在15～30min以上。采用同样运动量时，年轻、体质好者，宜选用强度较大、时间较短的方案。中老年人及体质差者，宜选用强度偏小而时间较长的方案。

（3）运动频度：即每周运动的次数。足够强度的运动训练后，一次训练效应可维持2～3天左右。运动量小时，一般每日或隔日1次；运动量大时，可适当延长间隔时间，以使机体得到充分恢复。但如间隔超过3～4天，运动效果的蓄积作用会消失而降低治疗效果。

3. **注意事项**

（1）掌握好适应证：不同的疾病应选择不同的运动治疗方法，如心脏病和高血压的患者应该以主动运动为主，如有氧训练，医疗体操；慢性肺病（如慢性支气管炎、支气管哮喘、肺气肿）应该以呼吸体操为主；瘫痪性疾病如偏瘫、截瘫、脑瘫、四肢瘫，除了主动运动之外，还需要应用易化技术、运动再学习技术等。

（2）循序渐进：在实施运动处方时，内容应该由少到多，程度由易到难，运动量由小到大，使患者逐渐适应。

（3）持之以恒：大部分的运动疗法都要经过一定的时间后才能显效，尤其是对年老体弱患者或神经系统损伤的患者，因此，在确定了运动治疗方案后，要坚持长期训练才能积累治疗效果，切忌操之过急或中途停止。

（4）个体化训练：虽然运动治疗的适应范围很广，但仍要根据不同的病种，不同的对象，如性别、年龄、文化水平、生活习惯等，制定出具体的治疗方案。

（5）训练中如出现不适，应中止运动，并立即与医生联系；如出现其他疾病，应暂停运动。

（6）运动后除测脉搏外，还应观察睡眠、食欲、精神状态等；运动后勿立即进行热水浴，休息20min后再热水淋浴。

（四）运动疗法常用设备

运动治疗的器械种类繁多。根据使用的目的可以分为增加关节活动范围的器械、增强肌肉力量的器械、增强平衡及协调能力的器械、增强身体综合素质的器械；根据应用部位可以分为上肢运动器械、下肢运动器械、全身运动器械。有的器械既可以改进关节活动，又可以增加肌肉力量；既可以用于上肢治疗，又可以用于下肢治疗。运动治疗科的运动器械大多比较简单，使用方便。近年来，随着电子计算机技术在康复医学领域中的应用，高科技含量的先进设备如等速运动仪、减重步态训练仪、平衡训练仪等也先后被应用，极大提升和丰富了运动疗法的治疗手段和水平。但由于价格昂贵，且仪器的使用需经过专门培训，尚难以普及和推广。综合医院建设康复科室需要购置的设备要因地制宜，不必千篇一律。

1. 上肢运动治疗器械

包括肩关节练习器、肩梯、体操棒、肋木、滑轮及吊环组合练习器、墙上拉力计、上肢悬吊牵引架、前臂旋转练习器、腕关节屈伸练习器、哑铃、支撑器、弹簧拉力器等。

2. 下肢运动治疗器械

如训练用阶梯、平行杠、功率自行车、斜板、股四头肌训练仪、跑台等。

3. 全身运动器械

训练台、运动垫、平衡板、矫形镜、沙袋、起立床、楔形垫、训练球等。

（五）运动疗法的临床应用及护理要点

1. 临床应用

（1）运动疗法的适应证：①神经系统疾病导致的运动障碍：如偏瘫、截瘫、脑性瘫痪、脊髓灰质炎、周围神经损伤或炎症、神经衰弱等；②运动器官（骨骼、肌肉）疾病导致的运动障碍：如骨折后、颈椎病、肩周炎、腰腿痛、截肢后装配假肢、人工关节置换术后、手外伤术后、烧伤后、类风湿性关节炎、脊柱畸形、骨质疏松等；③疼痛、关节挛缩及软组织损伤；④内脏器官疾病：如高血压、冠心病、肺结核、慢性支气管炎、肺气肿、哮喘、溃疡病、内脏下垂、习惯性便秘、子宫位置不正、心肺术后等；⑤代谢障碍病：糖尿病、肥胖、高血脂等；⑥其他：精神功能异常、癌症控制后等。

（2）运动疗法的禁忌证：除被动运动及轻度的主动运动外，运动疗法的绝对禁忌证有：①疾病的急性期及需绝对安静的重症患者；②发热或严重衰弱患者；③不稳定的心绞痛和心绞痛发作者、发作后处于不稳定期的心肌梗死及重度心律不齐患者；④安静时收缩压＞200mmHg 或舒张压＞120mmHg 或脉搏＞100 次/分的患者；⑤剧烈疼痛患者；⑥有大出血倾向者或运动中可能产生严重合并症者；⑦手术后未拆线或骨折愈合不充分者等。

2. 护理要点

（1）运动训练的注意事项：①训练不过量：训练次日无疲劳感；②训练过程中密切观察患者反应。如有头晕、眼花、心悸、气短等症状或不适应暂停训练；③训练后患者的脉搏比平时加速 30％以上，或脉搏大于 120 次/分，停止训练；④训练时动作轻柔，防止产生剧烈疼痛；⑤防止皮肤损伤，预防褥疮发生；⑥肢体活动中应手法准确，防止病理性骨折等并发症的发生。

（2）康复病房护士的护理要求：①病房环境安静、舒适、整洁；②掌握运动疗法的基础知识，积极做好对患者及家属的健康教育，配合康复医生和康复治疗师的治疗计划，指导患者完成康复作业；③及时准确完成药物治疗及其他综合治疗任务，协调关系，合理安排康复治疗时间；④密切观察患者病情变化及情绪改变，发现异常，及时和医生、治疗师联系，防止发生意外；⑤做好患者的心理护理，患者因功能障碍而易产生心理问题，护士应多与患者沟通，了解患者心理变化，及时给予安慰和开导；⑥经常和治疗师联系，了解运动治疗方案，以便有的放矢、协同一致的指导患者进行运动治疗。

二、电疗法

应用电作用于人体以治疗疾病的方法称为电疗法（electrotherapy）。电流频率的基本计量单位为赫（赫兹，Hz）、千赫（kHz）、兆赫（MHz）。根据所采用电流频率的不同，电疗法通常分为低频电疗法（频率小于1000Hz）、中频电疗法（频率在1～100kHz）和高频电疗法（频率在100kHz～300MHz），此外还有直流电疗法、高压静电疗法等。

直流电疗法包括：直流电疗法、直流电离子导入疗法等。

低频电疗法包括：感应电疗法、电兴奋疗法、经皮电神经刺激疗法、神经肌肉电刺激疗法、痉挛肌电刺激疗法等。

中频电疗法包括：等幅正弦中频电疗法、脉冲调制中频电疗法、正弦调制中频电疗法等。

高频电疗法包括：短波疗法、超短波疗法、微波疗法等。

（一）直流电疗法和直流电药物离子导入疗法

1. 直流电疗法

（1）概述：直流电是电流方向恒定不变的电流。用直流电治疗疾病的方法称为直流电疗法（direct current therapy）。

（2）治疗作用：在直流电场作用下，人体组织内各种离子发生极向迁移、离子的动态平衡和恒定比例关系的变化而主要产生以下效应：①改变神经肌肉的兴奋性：阳极下，钙、镁离子相对较多，膜电位上升，超极化，神经肌肉兴奋性降低，有镇痛作用。阴极下，钠、钾离子相对较多，膜电位下降，易于除极化，神经肌肉兴奋性增高。②细胞膜通透性改变：由于水分向阴极迁移，因此阴极下组织水分较多，蛋白质密度下降，细胞膜相对疏松，通透性升高，可促使炎症消散。由于蛋白质向阳极迁移（电泳），阳极下组织水分相对较少，蛋白质密度增高，细胞膜致密，通透性下降，利于渗出液消散。③小血管扩张：使血管扩张，改善局部营养和代谢，有利于炎症的消退。

（3）临床应用：①适应证：神经炎、神经根炎、颞颌关节功能紊乱、高血压、颈椎病、肩关节周围炎、关节炎、术后粘连、瘢痕增生等。②禁忌证：恶性肿瘤、高热、昏迷、出血倾向、心力衰竭、孕妇、急性化脓性炎症、急性湿疹、皮肤破损、局部金属异物、心脏起搏器及其周围、对直流电过敏者等。

（4）设备与方法：

①设备：仪器采用直流电疗仪及其所附的导电橡胶电极和导线，并配以电极衬垫。电极衬垫由白色吸水棉绒布制成，厚约1cm，其边缘要大出电极1cm，此衬垫可吸附电极下电解产物，浸湿用以降低皮肤电阻。衬垫所使用的极性必须固定，应做"＋"或"－"符号以示区别。

②方法：以温水将衬垫浸透，按照治疗需要将衬垫和电极依次放在患部皮肤上，作为作用极；另一个衬垫和电极为辅极，与作用极对置或并置，将电极与衬垫固定稳妥，电极与导线夹不得直接接触皮肤，以免酸、碱性电解产物引起烧伤。治疗电流密度为0.03～0.1mA/cm²，通电时电极下可有轻度针刺感。每次治疗15～25分钟，每日或隔日1次，10～20次为一个疗程。

（5）注意事项

①电极与电极衬垫必须平整，衬垫必须与皮肤紧贴，固定好并接触均匀，防止电极从衬垫上滑下直接接触皮肤而引起电化学损伤。

②治疗过程中要巡视患者，根据患者的反应随时调节电流。治疗开始时及治疗过程中要缓慢调升电流强度，结束治疗时要缓慢将电流调低至零。

③治疗后治疗区皮肤可能出现电流刺激点，可涂以甘油溶液保护皮肤，防止抓破。皮肤

有破损时不宜进行直流电疗。

④电极衬垫使用后必须用清水充分清洗干净以去除污渍，而后煮沸或高压蒸气消毒，衬垫应固定极性，以免寄生离子影响药物离子的有效导入。

⑤电极使用后须将电极表面的电解产物与污垢刷洗干净，以保持电极的良好导电性。

2. 直流电药物离子导入疗法

（1）概述：利用直流电将药物离子或带电胶粒导入机体来治疗疾病的方法称作直流电药物离子导入疗法（iontotherapy）。

（2）作用特点：此疗法是指在直流电场作用下，利用同性电荷相斥、异性电荷相吸的原理，使药物溶液中的离子或带电胶粒通过皮肤的汗腺管口、皮脂腺管口、毛孔或粘膜的细胞间隙而进入机体，是一种新的用药方式，其主要特点是：①药物及直流电的综合治疗作用。②进入机体药物的有效成分被组织吸收后直接发挥药理作用。③药物能直接导入浅表局部，使该处药物浓度比其他给药途径更高，疗效更好。④药物导入后，由于在皮肤内形成"离子堆"，逐渐进入血流或淋巴流，作用较持久。⑤治疗无痛苦，对肠胃无影响。但该法由于导入药量少，导入药物无准确定量方法等缺点，还不能完全代替其他用药方式。

（3）临床应用：直流电药物离子导入疗法的治疗作用，除具直流电作用外还取决于所用药物的药理特性，现将较常用的几种药物离子极性、药液浓度、适应证等列表如下（见表4-1-3）。

表 4-1-3 常用于直流电离子导入的药物

导入离子及其极性	药名	浓度（%）	治疗作用	适应证
钙（Ca）＋	氯化钙	2～10	保持神经肌肉正常兴奋性，提高自主神经系统张力，降低细胞膜通透性，消散炎症，脱敏	神经功能性疾病、神经炎、支气管哮喘等过敏性疾病、结核病、功能性子宫出血
普鲁卡因＋	盐酸普鲁卡因	1～5	镇痛	各种疼痛症状
黄连素＋	硫酸黄连素	0.5～1	对多种细菌有抑菌、杀菌作用	皮肤化脓感染、化脓性伤口、瘘管
碘（I）－	碘化钾碘化钠	2～10	软化瘢痕，松解粘连，促进炎性浸润吸收	慢性炎症、神经炎、术后浸润、术后粘连、瘢痕肥厚
氯（Cl）－	氯化钠	2～10	促进炎性浸润吸收，松解粘连，软化瘢痕	慢性炎症、神经炎、术后浸润、术后粘连、瘢痕

（4）禁忌证：除直流电疗的禁忌证外，对拟导入的药物过敏者也不得使用。

（5）设备与方法：

①设备：采用直流电疗仪及其所附的铅板电极或导电橡胶电极和导线，并配以电极衬垫。电极衬垫由白色吸水绒布制成，厚约1cm，其边缘要大出电极1cm，用以降低皮肤电阻，吸附电极下电解产物。衬垫所使用的极性必须固定，应做"＋"或"－"符号以示区别。

②方法：通常采用衬垫法。将需要导入的药液均匀撒布于滤纸或纱布上，将有药的滤纸或纱布置于治疗部位，其上方先后放上用温水浸透的相应大小的衬垫和电极，以此作为作用极，另一电极与衬垫为辅极，与作用极大小相应，对置或并置于治疗部位，两极的导线分别

连至直流电疗仪的阴极与阳极。作用极的极性必须与需导入的药物离子的极性相同，即阳离子的药物置于阳极下，阴离子的药物置于阴极下。治疗电流的强度按衬垫面积计算，一般为 $0.05\sim0.1\text{mA/cm}^2$，治疗时电极下有轻度针刺感。每次治疗 15～20min，每日或隔日 1 次，10～15 次为一个疗程。

（6）注意事项：除了具有直流电疗的注意事项外还需注意：浸药滤纸使用后应当弃去。

（二）低频脉冲电疗法

脉冲电流是一种按一定规律呈短促变化的电流，应用频率 1000Hz 以下的脉冲电流治疗疾病的方法称为低频脉冲电疗法（low frequency impulse electrotherapy）。

低频率脉冲电流在机体内引起离子和带电胶粒呈冲击式移动。由于离子浓度的急剧改变，出现感觉、运动和自主神经的反应。目前康复治疗中常用的低频率脉冲电疗法有神经肌肉电刺激疗法、功能性电刺激疗法及经皮神经电刺激疗法。

1. 神经肌肉电刺激疗法 应用低频脉冲电流刺激神经或肌肉，引起肌肉收缩，以恢复神经肌肉功能，从而治疗疾病的方法称神经肌肉电刺激疗法（neuromuscular electrical stimulation，NES），亦称电体操疗法。

（1）治疗作用：当下运动神经元发生病变后，其支配的肌肉可因失神经支配而萎缩。此时进行神经肌肉电刺激可刺激较多肌纤维引起肌肉节律性收缩，改善肌肉的血液循环及营养，促进静脉及淋巴回流；保持其正常代谢功能，有利于运动功能的恢复，延缓萎缩，防止其挛缩及纤维化；促进再生神经纤维的再支配及肌纤维的代偿性增生，从而促进神经功能的恢复。刺激中枢性瘫痪的肌肉时，可向中枢输入皮肤感觉、运动觉、本体感觉的信息冲动，促进中枢运动控制功能的恢复和正常运动模式的重建；刺激平滑肌可提高平滑肌的张力；刺激运动神经可引起较大的募集活动，肌肉发生收缩，肌力增强。

（2）适应证与禁忌证：①适应证：上运动神经元病损后的软瘫期，下运动神经元病损引起的瘫痪、失用性肌萎缩。②禁忌证：痉挛性瘫痪、戴有心脏起搏器者。

（3）设备与方法：

设备：采用低频脉冲电治疗仪，仪器应有片状电极、点状电极和手柄电极、电极衬垫。有关电极和衬垫的要求参见"直流电药物离子导入疗法"有关部分（图 4-1-4）。

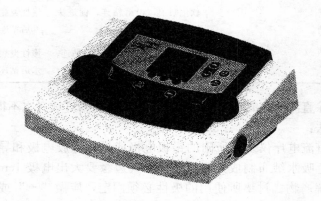

图 4-1-4 低频脉冲电治疗仪

方法：①根据对病损肌肉的强度-时间曲线检查结果所判断的肌肉失神经支配的程度，来决定进行电刺激时所应采用电流参数。②电刺激时以点状电极（阴极）刺激病损肌肉的运动点，使其收缩40～60次，每日治疗1～2次，15～20次为一个疗程，可以间断重复几个疗程。

（4）注意事项：①肌肉失神经支配后的早期特别是第一个月内，肌肉萎缩发展较快，故应争取及早开始治疗。②治疗前必须对病损肌肉进行电诊断，在疗程结束后复查，确定肌肉失神经支配的程度及变化。

2. 功能性电刺激疗法　功能性电刺激（functional electrical stimulation，FES）是用适当的电刺激作用于功能不全或已丧失功能的器官或肢体，以其产生的即时效应来代替或矫正器官或肢体功能的一种疗法。应用低频脉冲电刺激失神经肌肉以补偿或矫正肢体功能的疗法称神经肌肉功能性电刺激疗法。

（1）治疗作用：神经肌肉功能性电刺激是上运动神经元病损所致中枢性瘫痪的有效治疗手段，如偏瘫患者的伸腕伸指障碍、垂足等症。由于其下运动神经元结构完整，如给以适当的电刺激，可产生相应的肌肉收缩，以补偿所丧失的肢体功能。另外电刺激在刺激运动神经肌肉的同时，也刺激感觉传入神经，经脊髓投射到高级中枢，这种对中枢神经系统反复传入的电刺激，可促进功能重建，持久性改善肢体的步态姿势，影响患者的心理及整个生命和社会活动。因此它是一种主动的矫形措施。

（2）适应证与禁忌证：

①适应证：脑卒中、颅脑外伤、脑瘫等上运动神经元伤病所致的肢体瘫痪。

②禁忌证：戴有心脏起搏器者。

（3）设备与方法：

①设备：采用微机控制的多通道便携式或微型电刺激系统。此系统包括脉冲刺激发生器、体表的或植入体内的刺激电极、开关等部件，以无线电控制。

②方法：将刺激电极置于瘫痪肢体的几个运动点，按所要求的动作，由微机控制依次刺激各个运动点，以产生较完美的动作，如手的日常生活动作和步行动作。一般每次刺激10min，每日刺激多次。随着患者耐受度的提高，可逐渐延长刺激时间。

（4）注意事项：需经常调整刺激部位和电流参数。

3. 经皮电刺激神经疗法　经皮电刺激神经疗法（transcutaneous electrical nerve stimulation，TENS）是指将特定的低频脉冲电流作用于人体体表，以减轻或消除疼痛的疗法。

（1）治疗作用：此疗法的特点是以刺激感觉神经达到镇痛的目的。脉冲电流要求脉冲短、强度低，以患者有舒适感、不引起运动兴奋为宜。本疗法有明显的镇痛作用，其镇痛机制主要以疼痛的"闸门控制假说"和"内源性吗啡样多肽释放学说"来解释。

（2）适应证与禁忌证：

①适应证：各种急、慢性疼痛，如神经痛、头痛、关节痛、术后伤口痛、分娩痛等。

②禁忌证：戴有心脏起搏器者、颈动脉窦部位、妊娠。

（3）设备与方法：

①设备：目前通用的治疗仪能输出不同频率的单相或双相不对称方波，有三种类型：较低频率（1～10Hz）较宽波宽（150～500μs）的类针刺型、较高频率（75～100Hz）较窄波宽（10～150μs）的常规型、较高频率（150Hz）较宽波宽（<300μs）的暂时强烈型。每个仪器可输出1～2种电流，可根据患者的病情、疼痛程度及治疗反应选用。

②方法：将两个电极对置或并置于痛点、应激点、穴位或相应神经节段，每次治疗30～60min，每日1～3次，治疗急性疼痛时数天为一个疗程，慢性疼痛的疗程可稍长。

（4）注意事项：在进行镇痛治疗的同时，应注意对主要病症的诊断和治疗。

（三）中频电疗法

应用频率为 1000～100 000Hz 的正弦交流电治疗疾病的方法称为中频电疗法（medium frequency electrotherapy）。

由于中频电流系正弦交流电，故无正负极之分，电极下也不发生电解反应。由于交流电频率越高，组织容抗就越小，组织总电阻下降，故可应用较大的电流强度并使电流达到较大深度。但中频电流需综合多个刺激的连续作用，并要求足够强的刺激才能引起一次收缩，因此对运动、感觉神经的刺激作用不如低频电流明显，而对自主神经及内脏功能的调整作用却优于低频电流。

常用的中频电疗有等幅中频电疗法、正弦调制中频电疗法和干扰电疗法，下面主要介绍等幅中频电疗法和正弦调制中频电疗法。

1. 等幅中频电疗法　应用频率为 1～20kHz 等幅正弦电流治疗疾病的方法称为等幅正弦中频电疗法。通常称为音频电治疗法或等幅中频电疗法（undamped medium frequency electrotherapy）。

（1）治疗作用：①使组织痛阈上升而镇痛。②改善组织血液循环，从而达到镇痛、消炎、消肿、促进神经血管功能恢复的目的。③消散硬结，松解粘连，软化瘢痕。

（2）治疗技术：一般等幅中频电疗仪可输出 2000～8000Hz 等幅正弦电流，电极为导电橡胶片。衬垫由 2～3 层棉布制成。治疗时先将温水浸湿的衬垫拧干平放于治疗部位，然后再将电极放于其上并固定，一对电极可对置或并置于治疗部位，治疗电流密度为 0.1～0.3 mA/cm²，以电极下产生可耐受的麻、刺、抽动感为度，每次治疗 15～20 分钟，每日或隔日 1 次，15～20 次为一个疗程，治疗瘢痕、粘连时可适当延长疗程。

（3）临床应用：

①适应证：瘢痕、术后粘连、关节纤维性挛缩、炎症、硬结、血肿、狭窄性腱鞘炎、肩关节周围炎、血栓性静脉炎、慢性盆腔炎、术后尿潴留、术后肠麻痹、肠粘连、关节炎、肱骨外上髁炎、神经炎、神经痛、带状疱疹后神经痛等。

②禁忌证：对电流不能耐受者，患恶性肿瘤、急性炎症、有出血倾向者，局部金属异物、心区、孕妇腹腰骶部。

2. 正弦调制中频电疗法　应用由低频（10～150Hz）调制的中频（2000～5000Hz）正弦电流治疗疾病的方法，称为正弦调制中频电疗法（sine regulating medium frequency electrotherapy）。调幅深度 0～100%，这种电流兼具低、中频两种电流的特征。

（1）治疗作用：①镇痛作用：此种电流作用于机体时有明显的舒适振动感，使皮肤痛阈升高，有镇痛作用。②对神经肌肉和内脏平滑肌的作用：可提高神经肌肉兴奋性，提高内脏平滑肌的活动和张力。③促进局部血液循环和淋巴回流：如作用于高血压患者肾区，肾血流量可增加 19%～35%。

（2）临床应用：

①适应证：颈椎病、腰椎病、关节炎、骨性关节病、肩周炎、肌筋膜炎、周围神经损伤、神经痛、胃肠张力低下、尿潴留、术后肠麻痹、术后粘连、瘢痕等。

②禁忌证：戴有心脏起搏器者、心区、孕妇腰腹部、急性化脓性炎症、活动性出血、恶性肿瘤等。

（3）设备与方法：

①设备：目前通用的电脑调制中频电疗仪（习惯称电脑中频电疗仪），应用微机与数控技术，内存多个程序处方，可输出不同的调制中频电流。治疗采用导电橡胶电极，操作简便安全（图 4-1-5）。

②方法：使用电脑调制中频电疗仪时根据患者的病情选用不同处方，治疗时电极下有麻颤、肌肉收缩感，每次治疗 15～20min，每日 1 次，15～20 次为一个疗程。

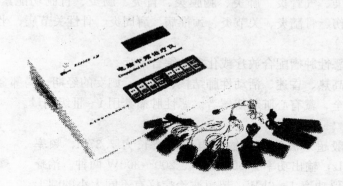

图 4-1-5　电脑中频电疗仪

（4）注意事项：①电极不能在心前区对置或并置。对心脏病患者的电极放在心前区附近时，电流也不宜太强，如有不良反应，即刻停止。②孕妇忌将电极放在腹部、腰部或邻近部位。③电极不要随便折叠或扭曲，以免损坏。④治疗时不能将中频电疗仪与高频电疗仪同时使用，避免因高频电场的干扰而发生意外。

（四）高频电疗法

用频率高于 100 000Hz 的交流电及其所形成的电磁场治疗疾病的方法，称为高频电疗法（high frequency electrotherapy）。高频电疗时组织内部产生的热为"内源性"热，故又名透热疗法。其对机体的作用为热效应及非热效应。所谓非热效应，即人体感觉不到温热，但在微观上对机体的生化过程或生物物理过程仍可能发生影响。非热效应表现为动植物生长加速、神经纤维再生加速、白细胞吞噬活动加强等。

高频电疗法包括短波疗法、超短波疗法、微波疗法等。下面主要介绍超短波疗法。

应用波长为 10～1m、频率为 30～300MHz 电流的超高频电场治疗疾病的方法称为超短波电疗法（ultrashort wave electrotheashy）。

1. 治疗作用　超短波电场作用于人体，作用较深，可达到骨，但在脂肪层中产热较多。其主要治疗作用为：

（1）促进血液循环，改善组织供血，有利于组织的营养供给以及水肿和炎症产物的消散。

（2）降低感觉神经的兴奋性而达到镇痛，血液循环的改善因有利于致痛物质的排除，从而也有利于减轻疼痛。

（3）单核-巨噬细胞系统的功能增强，以及血液循环的改善有利于病原菌的控制和炎症的吸收和消散。

（4）促进组织的生长修复。

（5）降低肌肉张力、缓解痉挛。

（6）大剂量时的热作用对肿瘤细胞有抑制生长和杀灭作用，并有与放疗、化疗协同治疗肿瘤的作用。

（7）超短波疗法除有明显的温热效应外，还有非热效应。非热效应可影响神经的兴奋性、提高免疫系统的功能等。

2. 适应证与禁忌证

（1）适应证：主要适用于炎症和伤病的急性期，也可用于亚急性和慢性炎症、伤病，如软组织及五官科感染、气管炎、肺炎、胸膜炎、胃炎、肠炎、胃肠功能紊乱、肾炎、膀胱炎、盆腔炎、扭挫伤、骨髓炎、关节炎、颈椎病、肩周炎、骨性关节病、坐骨神经痛、肾功能衰竭等。

高热疗法用于恶性肿瘤配合放疗或化疗的综合治疗。

（2）禁忌证：高热、昏迷、活动性肺结核、妊娠、妇女的经期、局部金属异物、活动性出血、心肺功能不全、戴有心脏起搏器者。恶性肿瘤禁用 I～Ⅲ 级剂量。

3. 设备与方法

（1）设备：一般超短波治疗仪输出电流的波长为 7.37m，频率 40.68MHz、50MHz，输出功率有 50～80W、200～300W 两种。治疗肿瘤的超短波治疗仪功率 1～2kW。超短波治疗仪有不同大小的圆形或矩形电容电极（图 4-1-6）。

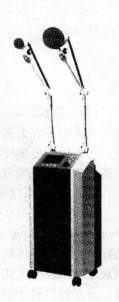

（2）方法：治疗方式有三种：①对置法：两个电容电极相对放置，使病灶处于两个电极之间，能作用到较深部位。②并置法：两个电容电极并列放置于病灶表面，作用较浅。③单极法：只采用一个电极，作用范围小而表浅，仅限用于小功率超短波疗法。

（3）治疗剂量：治疗时应使治疗仪的输出呈谐振状态，使面板上的电流表指针上升达到最高，通过改变电极与皮肤之间的距离来调节治疗剂量。按治疗时患者的温热感觉程度，治疗剂量可分为 4 级：①无热量：即 I 级剂量，患者无温热感，适用于急性炎症早期、显著水肿或血液循环障碍的部位。②微热量：即 Ⅱ 级剂量，患者有刚能感觉的温热感，适用于亚急性及慢性炎症。③温热量：即 Ⅲ 级剂量，患者有明显的温热感，适用于慢性炎症等慢性疾病。④热量：即 Ⅳ 级剂量，患者有刚能忍受的强烈热感，适用于恶性肿瘤高热疗法。一般大

图 4-1-6 超短波治疗仪

功率机治疗时无热量采用 5cm 电极间隙，微热量采用 3cm 电极间隙。小功率机治疗时无热量采用 2cm 电极间隙，微热量采用 1cm 电极间隙。

（4）疗程：急性炎症每次治疗 8～10min，每日 1 次，5～10 次为一个疗程。慢性疾病每次治疗 10～20min，每日 1 次，15～20 次为一个疗程。

4. 注意事项

（1）治疗时输出电缆不得打圈，以免形成线圈，产生反向感生电流而抵消远端对患者的输出。

（2）治疗时输出电缆不得交叉，以免交叉处形成短路而减弱了远端的输出或烧坏电缆。

（3）不得以退谐（降低电流表指针）方法来调节剂量，以免减小输出，并且影响振荡管的寿命。

（4）不得任意改变电缆的长度。

（5）头部及婴幼儿不得进行大功率超短波治疗，以免引起不良反应及角膜与晶体的损伤。

（6）肿瘤高热疗法必须能确保达到治疗所需温度时方能使用。治疗剂量与方法不同于一般治疗。

三、光疗法

用各种光源的辐射能作用于人体治疗疾病的方法叫光疗法。可分为红外线疗法、紫外线疗法、激光疗法等。

（一）红外线疗法

1. 概述　红外线是不可见光，在光谱中是波长最长的部分，位于红光之外，故称为红外线。红外线可分为两段：波长 $1000\mu m \sim 1.5\mu m$ 的波段为远红外线，波长在 $1.5\mu m \sim 760nm$ 的波段为近红外线。应用红外线治疗疾病的方法称为红外线疗法（infrared therapy）。

2. 治疗作用　红外线穿透人体组织的深度很浅，近红外线可达皮下组织，远红外线只达表皮。浅表组织产热后通过热传导或血液循环传送可使较深层组织温度升高，血管扩张，血流加速，降低神经的兴奋性，因而可改善组织血液循环，增强组织营养，促进水肿吸收、炎症消散，并有镇痛、解痉作用。

3. 治疗技术　治疗时裸露病患部位，使灯头对准治疗部位中心，灯与皮肤距离视灯的功率而异，一般 $30 \sim 100cm$，以患部有舒适的温热感为度。每次治疗 $15 \sim 30$ 分钟，每日 $1 \sim 2$ 次，$15 \sim 20$ 次为一个疗程。治疗时应严防眼部受红外线辐射，戴防护眼镜或以浸水棉巾敷于患者眼部，以免引起视网膜损伤。

4. 临床应用

（1）适应证：急性软组织扭挫伤 24 小时后、肌纤维组织炎、关节炎、术后浸润、伤口愈合迟缓、压疮、烧伤、冻伤、肌痉挛、关节纤维性挛缩等。

（2）禁忌证：恶性肿瘤、高热、急性化脓性炎症、急性扭伤 24 小时内、出血倾向、活动性结核等。

（二）紫外线疗法

1. 概述　应用紫外线治疗疾病的方法称为紫外线疗法（ultraviolet therapy）。紫外线是不可见光，在光谱中是波长最短的部分，位于紫光之外，故称为紫外线。紫外线可分为三部分：①长波紫外线，为波长 $400 \sim 320nm$；②中波紫外线，波长为 $320 \sim 280nm$；③短波紫外线，波长为 $280 \sim 180nm$。紫外线作用于人体组织后主要产生光化学效应。

2. 治疗作用　紫外线照射于人体皮肤时除部分被吸收外，其余部分被反射。紫外线穿透人体组织的深度很表浅，短波紫外线大部分只达角质层，中、长波紫外线部分可达真皮层。人体组织吸收紫外线后形成血管活性物质，使皮下微血管扩张，皮肤照射野出现红斑，红斑持续数天后出现色素沉着，并有表皮细胞脱落。具体主要有以下治疗作用：

（1）紫外线红斑区皮下血管扩张，血流加速，血管通透性提高，促进氧气等营养物质的交换及代谢产物的排除，激活细胞免疫功能，使吞噬细胞活跃，增强人体免疫力，从而使炎症消退。

（2）大剂量紫外线照射可引起 DNA、RNA 破坏，蛋白质分解变性而致细菌死亡。因此紫外线有明显的杀菌作用，以金黄色葡萄球菌、溶血性链球菌最敏感。

（3）紫外线红斑可使感觉神经兴奋性降低，痛阈提高，由于血液循环增加，使致痛物质及时排除，强红斑在大脑皮质形成的强兴奋灶可干扰抑制疼痛在大脑皮质的兴奋灶，故有较好的镇痛作用。

（4）多次小量紫外线照射可使组织中的少量蛋白质分解形成组胺，从而刺激细胞产生组胺酶，因血中过量的组胺被分解而达到脱敏效果。

（5）小剂量紫外线可刺激DNA的合成和细胞分裂，从而促进肉芽和上皮细胞的生长，加快伤口愈合。但大剂量紫外线则破坏DNA的合成，抑制细胞分裂，促使细胞死亡。

（6）中、长波紫外线照射可促使人体形成二羟维生素D_3，促使肠道对钙、磷的吸收以及肾小管对钙、磷的重吸收，保持钙、磷相对平衡。

3. 治疗技术

（1）紫外线治疗灯有两类：高压汞灯，功率300～500W，主要产生中、长波紫外线，有少量短波紫外线，用于体表照射；低压汞灯，功率10～15W，主要产生短波紫外线，有少量中波紫外线，也用于体表照射（设备见图4-1-7）。

（2）紫外线照射的剂量以最小红斑量（minimal erythema dose，MED）表示，即某一紫外线灯管在一定的距离下，垂直照射人体一定部位皮肤引起最弱红斑所需要的时间。MED反映机体对紫外线的敏感性，又称生物剂量（BD），其计量单位为秒（s）。

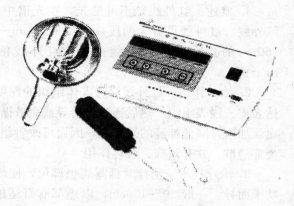

图4-1-7 紫外线治疗仪

（3）紫外线照射的剂量按受照射区皮肤的红斑反应进行分级，照射剂量因不同疾病、不同方法而异。紫外线照射的剂量分级法及其应用：

0级红斑量：1 MED以下，照射后局部皮肤无明显红斑反应，用于全身或区域性照射。

Ⅰ级红斑量：1～3 MED，照射后6～8小时皮肤出现微弱的红斑反应，24小时后消退，皮肤无脱屑，用于区域性照射。

Ⅱ级红斑量：4～6 MED，照射后4～6小时皮肤出现明显的红斑反应，稍肿，轻度灼痛，约2～3天后消退，伴轻度色素沉着，用于病灶局部照射。

Ⅲ级红斑量：8～10 MED，照射后2小时皮肤出现较强的暗红色红斑，水肿，灼痛，4～5天后消退，伴色素沉着，用于炎症或疼痛病灶局部。

Ⅵ级红斑量：10 MED以上，照射后2小时皮肤出现强烈的暗红色红斑，水肿，出现水疱，灼痛，5～7天后消退，伴明显色素沉着，照射面积不宜超过$30cm^2$，用于严重感染病灶中心。

全身紫外线照射按照患者本人的MED计算照射剂量，采用0级红斑量照射。据患者的不同情况，照射治疗有基本、缓慢、加速三种不同进度，全身分区照射，隔日1次，15～20次为一个疗程。

局部紫外线照射时，一般根据首次照射后皮肤红斑反应及治疗需要，逐步递增每次照射的剂量。治疗严重感染的病灶或伤口时可对病灶中心加大剂量。治疗伤口时应根据创面情况增减剂量。局部紫外线照射每日或隔日1次，Ⅰ级红斑量照射5～10次为一个疗程，中红斑量与强红斑量照射3～5次为一个疗程。

（4）体腔内照射通常采用低压冷光紫外线灯，接以合适的石英导子插入体腔内进行照射，照射剂量的掌握原则与体表照射相同，粘膜部位照射的剂量可加大一倍。

（5）紫外线照射时操作者应戴防护眼镜，患者可戴防护眼镜或以布巾盖眼，以免紫外线损伤眼角膜、结膜造成电光性眼炎等眼部损伤。

（6）紫外线照射时应注意保护皮肤，操作者穿长袖衣、长裤，患者的非治疗部位均应以布巾盖严。局部照射时要严格掌握照射野和照射剂量，不得任意扩大照射野，以免引起皮肤过强红斑，甚至出现水疱、糜烂，或破坏创面肉芽组织。

4. 临床应用

（1）适应证：①局部照射适用于疖、痈、蜂窝织炎、甲沟炎、乳腺炎、淋巴结炎、静脉炎、烧伤、伤口感染、慢性溃疡、压疮、急性关节炎、肺炎、支气管哮喘等。②体腔照射适用于外耳道、口腔、阴道、直肠、窦道等腔道感染。③全身照射适用于佝偻病、骨软化症、骨质疏松症、免疫功能低下、玫瑰糠疹、斑秃等。

（2）禁忌证：恶性肿瘤、心肺肝肾功能衰竭、活动性结核、出血倾向、急性湿疹、红斑性狼疮、日光性皮炎、光敏性疾病等。

（三）激光疗法

激光在本质上也是光，但激光是受激辐射的光。既具有一般光所共有的反射、折射、干涉等物理特性，又具有高亮度性、高单色性、定向性好、相干性好等特点。激光作用于机体所产生的生物学效应因激光的种类、性质和功率而异。一般来说，对生物组织造成不可逆性损伤的激光称为高能激光，又称强激光；对生物组织不会造成不可逆性损伤的激光称为低能激光，又称弱激光。

1. 治疗作用

（1）可见光激光、红外激光作用于组织时可产生温热效应。较小功率时的温热效应可改善组织血液循环，增强代谢，促进炎症消散，缓解疼痛，加速组织修复；较大功率时强烈的热效应可使组织蛋白凝固，甚至炭化、气化。

（2）低能激光在较小功率时可对组织产生刺激、激活作用，改善组织血液循环，加速组织再生，提高免疫功能；较大功率时则引起抑制作用，缓解疼痛，抑制细菌活力。

（3）低能激光作用于穴位时有刺激穴位经络的作用，作用于神经反射区时可反射作用于相应节段或全身，有调节神经功能的作用。

2. 适应证与禁忌证

（1）适应证：①高能激光手术：皮肤赘生物、疣、痣、血管瘤、痔、尿道瘢痕狭窄、包皮过长、宫颈糜烂、尖锐湿疣、扁桃体炎、视网膜剥离、黄斑裂孔等。②激光照射：软组织扭挫伤、关节炎、慢性溃疡、窦道、外阴白斑、神经性皮炎、神经痛、面肌痉挛、喉炎、过敏性鼻炎等。

（2）禁忌证：戴有心脏起搏器者、高热、昏迷、精神异常不能合作者。

3. 设备与方法

（1）设备：①高能激光器：一般指输出功率在瓦级以上、用于激光外科的激光器，如二氧化碳（CO_2）激光器输出波长 $10.6\mu m$ 的红外激光，功率 $10\sim200W$。②低能激光器：一般指输出功率在毫瓦级、用于一般物理治疗的激光器。最常用的低能激光器为氦-氖（He-Ne）激光器，输出波长 $632.8nm$ 的红光激光，功率 $1\sim50mW$（图4-1-8）。

（2）方法：①激光手术：采用高能激光器。暴露治疗部位，常规消毒，局部麻醉，将激光的聚焦光束对准病患部位，烧灼病患组织，时间短暂，组织出现炭化、气化时即止。烧灼后用1‰甲紫溶液或抗生素软膏涂创面。②高能激光照射：主要采用二氧化碳激光，利用其温热效应进行治疗，照射距离50cm以上，操作方法与红外线疗法相似。③低能激光照射：多采用氦-氖激光，采用光导纤维照射时距离0.2～0.5cm即可，每次照射10～20min。伤口或穴位照射时，每点照射3～5min，每日或隔日1次，5～10次为一个疗程。

4.注意事项

（1）激光治疗时必须注意保护患者及操作者的眼睛，戴镀铬或墨绿防护眼镜，或使用相应的专用防护眼镜。

（2）激光手术时注意保护正常组织，防止烫伤。

（3）激光手术时必须使用吸烟排气装置，及时吸去烟尘和臭味。

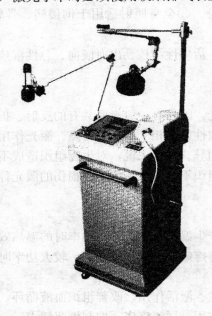

图4-1-8 激光治疗仪

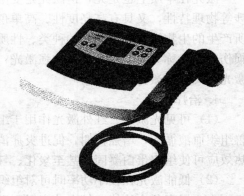

图4-1-9 超声波治疗仪

四、超声波疗法

（一）概述

人耳能听到的声音频率为16Hz～20kHz。频率高于20kHz的声波称为超声波。应用超声波治疗疾病的方法称为超声波疗法（ultrasound therapy）。超声波是一种机械振动波，在媒质中传播时在不同介质的分界面上发生反射与折射。超声波在传播过程中通过声能向其他能量的转化作用于人体而达到治疗作用。

（二）治疗作用

超声波的机械振动作用于人体时引起温热效应、微细按摩效应、空化效应等多种理化效应。连续式超声波的温热作用较明显，脉冲式超声波的非热效应、激活作用较明显。

1.降低神经兴奋性，有较好的镇痛、解痉作用。

2.改善组织的血液循环，提高细胞膜的通透性，从而改善组织营养，促进水肿吸收。

3.提高结缔组织的弹性，使胶原纤维分解，起到松解粘连、软化瘢痕的作用。

4.低强度或脉冲式超声波可促进组织的生物合成和再生修复，加速骨痂的生长愈合。

5. 低强度超声波作用于神经节段可以调节其支配区组织和器官的功能。

（三）治疗技术

设备见图 4-1-9。

传统的超声波疗法多采用 800～3000kHz 的连续超声波，近年开展了脉冲超声波的应用。治疗仪有不同直径的声头（换能器）和声头耦合剂（接触剂）。常用的治疗操作方法有：

1. 接触法　在治疗部位上均匀涂布耦合剂后，将声头紧压其上，声头固定不动（固定法）或作螺旋形、直线形缓慢移动（移动法）。

2. 药物透入法　在耦合剂中加入药物，利用超声波的振动作用使药物粒子经皮脂腺或汗腺的开口透入人体，以治疗相应的疾病。可用于透入的药物有：地塞米松等激素类药、烟酸与硝酸盐等血管扩张药、布洛芬等消炎镇痛药、溶栓药等。

3. 超声波的治疗剂量　固定法治疗时连续式超声波强度 0.1～0.5W/cm^2，治疗 3～5 分钟；移动法治疗时连续式超声波强度 0.6～1.5W/cm^2，治疗 5～10 分钟；脉冲式超声波强度可达 1.0～2.0W/cm^2，治疗 3～5 分钟。超声波治疗每日或隔日 1 次，10～15 次为一个疗程。以上操作时声头与皮肤之间不得有任何空气间隙，以免超声波全反射而不能进入人体。

（四）临床应用

1. 适应证　软组织损伤、软组织粘连、关节纤维性挛缩、血肿机化、腱鞘炎、瘢痕、骨关节炎、肱骨外上髁炎、骨折后连接不良、压疮、坐骨神经痛等。超声波药物透入适用于皮肤癌、类风湿性关节炎、冠心病等。

2. 禁忌证　恶性肿瘤（超声波抗癌药物透入时例外）、出血倾向、急性炎症、孕妇腰腹部、儿童骨骺部。眼与睾丸部慎用。

五、磁疗法

（一）概述

利用磁场作用于人体以治疗疾病的方法称为磁疗法（magnetotherapy，磁疗）。多用于消炎、消肿、止痛及镇静。磁场的分类如下：

1. 恒定磁场　磁场的大小和方向不随时间而变化。

2. 交变磁场　磁场的大小和方向随时间发生变化。

3. 脉动磁场　磁场的强度随时间改变而改变，而磁场方向不随时间发生变化。

4. 脉冲磁场　利用脉冲电流通入线圈所产生的脉冲磁场，如各种磁疗机所产生的磁场，其频率、波形和峰值可根据需要进行调节。

（二）治疗作用

1. 镇痛作用　磁场可抑制神经的生物电活动，降低末梢神经的兴奋性，提高痛阈，并可加强血液循环，促进致痛物质的迅速清除，还可提高某些致痛物质水解酶的活性，使致痛物质分解转化而镇痛。

2. 消炎、消肿作用　磁场可改善血液循环，使血管通透性增高，促进炎性产物的排除，促进渗出物的吸收，并能提高机体免疫功能，增强白细胞吞噬功能，解除毛细血管静脉端的淤滞，因而消炎、消肿。

3. 镇静作用　磁场可促进大脑皮质的抑制过程，调整自主神经功能，改善睡眠。

4. 降压作用　磁场影响神经系统的兴奋性，调节血管舒缩功能，降低血管平滑肌的紧张度，减少外周阻力，使血管扩张，从而使血压下降。

5. 软化瘢痕与松解粘连的作用　磁场可使粘连松解瘢痕由硬变软，颜色变浅。

6. 促进骨痂生长　磁场作用于骨折部位，促进成软骨细胞、软骨细胞与骨细胞释放大量的钙，从而加快骨折区的钙沉淀，有利于骨痂的生长。

（三）治疗技术

1. 治疗剂量　按磁场强度将治疗剂量分为三级：

（1）小剂量磁场强度为 0.1T 以下，适用于头、颈、胸部及年老体弱者。

（2）中剂量磁场强度为 0.1～0.3T，适用于四肢、背、腰、腹部。

（3）大剂量磁场强度为＞0.3T，适用于肌肉丰满部位。

2. 治疗方法

（1）静磁场法：直接将磁片敷贴于体表病变部位或穴位，一般采用持续贴敷 3～5 天。磁场强度为 0.05～0.3T。

（2）动磁场法：①旋磁疗法：用微电机带动机头固定板上磁片旋转产生旋磁场，对局部进行治疗。②电磁疗法：用电流通过感应线圈产生磁场进行治疗的方法。常用的有低频交变磁场。动磁场疗法常用的磁场强度为 0.2～0.3T，局部治疗时间 20～30 分钟，每日 1 次，10～20 次为一个疗程。

（四）临床应用

1. 适应证　软组织扭挫伤、注射后硬结、乳腺增生、关节炎、肋软骨炎、颞颌关节功能紊乱、胃肠功能紊乱、高血压病、神经衰弱等。

2. 禁忌证　高热、出血倾向、孕妇、心力衰竭、极度虚弱、恶性肿瘤、带有心脏起搏器者。

3. 不良反应　少数患者进行磁疗后可出现头昏、恶心、失眠、心悸、血压波动等反应，停止治疗后即可消失。

六、水疗法

（一）概述

应用水治疗疾病或进行功能康复的方法称为水疗法（hydrotherapy）。水疗在康复治疗中具有重要的作用。

（二）治疗作用

液态的水可与身体各部分密切接触、传递理化刺激而产生治疗作用。

1. 冷、热作用　温水浴与热水浴可使血管扩张充血，促进血液循环和新陈代谢，降低神经兴奋性，降低肌张力，从而有减轻疼痛及镇静作用。冷水浴可使血管收缩，神经兴奋性升高，提高肌张力，使精力充沛。

2. 机械作用　静水压可使呼吸运动增强，可挤压体表静脉和淋巴管，促使血液和淋巴液回流，有利于减轻水肿。水的浮力可减轻负重关节的负荷，便于进行运动功能的训练。较弱的水流对皮肤有温和的按摩作用。较强水流对人体有较强的机械冲击作用，引起血管扩张，肌张力增高，神经兴奋性增高。

3. 化学作用　水是良好的溶剂，可以溶解许多物质。水中加入某种药物时，对皮肤、呼吸道具有化学刺激作用，可使机体产生相应的反应。

（三）治疗技术与临床应用

水疗法的种类很多，如冲浴、擦浴、浸浴、淋浴、湿包裹、蒸气浴、漩涡浴、蝶形槽浴、步行浴等。

1. 浸浴　患者的全身或一部分浸入水中进行治疗的方法称为浸浴（immersion bath）。

（1）温水浴（37～38℃）：有镇静作用，适用于兴奋过程占优势的神经症、痉挛性瘫痪等。每次10～20分钟，每日1次，10～20次为一个疗程。

（2）热水浴（39℃以上）：有发汗、镇痛作用，适用于多发性关节炎、肌炎等。每次5～10分钟，每日或隔日1次，10次为一个疗程。

（3）凉水浴（26～33℃）：有提高神经兴奋性的作用，适用于抑制过程占优势的神经症。每次3～5分钟，隔日1次，10次为一个疗程。

2. 漩涡浴　利用漩涡水的冲击作用对患者全身或肢体进行治疗的方法称为漩涡浴（whirlpool bath）。水流和气泡有机械刺激作用和按摩作用，加强了温热水的改善血液循环作用。适用于肢体瘫痪、血液循环障碍、雷诺病、关节炎、肌炎、神经痛等。每次治疗10～20分钟，每日或隔日1次，15～20次为一个疗程。

3. 水中运动　在水池中借助于水的浮力等作用进行运动训练的方法称水中运动（under water exercises）。池中可设治疗床（椅）、平行杠、充气橡皮圈、软木等设备。采用温热水，患者在水中躺（或坐）在治疗床（椅）上，或抓住栏杆进行顺浮力方向或水平方向的运动，肢体作屈伸、外展、内收训练等。治疗师在池边或水中指导患者进行运动。由于浮力作用，减轻了身体的重力，使水中运动比地面运动更轻便，适用于脑卒中偏瘫、颅脑损伤、脊髓损伤、脑瘫等神经系统伤病所致肢体运动功能障碍，类风湿性关节炎、强直性脊柱炎等骨关节伤病。每次治疗5～30分钟，每日或隔日1次，15～20次为一个疗程。

（四）禁忌证

精神错乱或失定向力、传染病、呼吸道感染、癫痫、出血性疾病、发热、炎症感染、恐水症、皮肤破溃、妊娠、月经期、大小便失禁、过度疲劳等。

（五）水疗注意事项

1. 水疗室应光线充足、通风良好、地面防滑，室温22～25℃，相对湿度在75%以下。

2. 水源清洁，无污染。定时对浴水、浴器及各种用品消毒并作细菌学检查。

3. 水疗不宜在饥饿或饱餐后1小时内进行。水疗前患者应排空大小便。

4. 治疗师应在患者水疗前了解患者健康状况，在患者水疗过程中注意观察保护患者，防止摔倒或淹溺。

5. 患者水疗结束后应注意保暖，休息20～30分钟，适当喝水，并注意观察患者有无异常变化。

七、石蜡疗法

（一）概述

以加热后的石蜡治疗疾病的方法称为石蜡疗法（paraffin therapy）。石蜡疗法是一种常用的传导热疗法。

（二）治疗作用

1. 温热作用　石蜡加热后吸收大量热，冷却凝固时缓慢放出大量热，能维持较长时间的温热作用。这是石蜡疗法的主要治疗作用，可以减轻疼痛，缓解痉挛，增加血液循环，促进炎症吸收，加速组织修复，降低纤维组织的张力，使其弹性增加。

2. 机械作用　受热后石蜡具有良好的可塑性、柔韧性和延展性，因此热蜡可以紧贴皮肤，冷却时石蜡的体积缩小，对组织产生机械压迫作用，有利于水肿的消散。

3. 润滑作用　石蜡具有油性，可增加敷蜡部位皮肤的润滑性，软化瘢痕。

（三）治疗技术

1. 蜡饼法　将加热后完全熔化的蜡液倒入搪瓷盘内，蜡液厚约 2cm，冷却至初步凝结成块时敷贴于患部，外部保温，适用于躯干或肢体较平整部位的治疗。

2. 浸蜡法　石蜡完全熔化后冷却至 50～60℃左右时，患者将手足浸入蜡液后立即提出，蜡在手足表面凝成手套样或袜套样膜，稍冷却后浸入蜡液中，再重复数次。

3. 刷蜡法　石蜡完全熔化后冷却至约 60℃时，用排笔蘸蜡液在病患部位均匀涂刷多次，使蜡在皮肤表面冷却成膜，外面再包蜡饼保温，适用于躯干凹凸不平部位或面部的治疗。

每次治疗 20～30 分钟，每日 1 次，15～20 次为一个疗程。

（四）临床应用

1. 适应证　软组织扭挫伤恢复期、肌纤维组织炎、坐骨神经炎、慢性关节炎、腱鞘炎、肩关节周围炎、骨折或骨关节术后关节纤维性挛缩、术后粘连、瘢痕增生等。

2. 禁忌证　恶性肿瘤、结核、高热、急性炎症、急性损伤、皮肤感染、出血倾向、开放性伤口等。

八、生物反馈疗法

（一）概述

应用现代电子技术将人体组织器官的生物电、血管运动和温度变动等信息，转变为声、光等信号经感官传回大脑，患者根据这些信号自主地进行训练，使人能对自身异常的不随意生理活动进行自我调节控制以治疗疾病的方法称为生物反馈疗法（biofeedback therapy，BFT）。

（二）治疗作用

在一般情况下，人体是通过神经体液途径进行自我调节以适应内外环境的变化，从而保持体内环境的相对平衡，但人体感觉不到自己体内的生理活动，也不能随意控制自己体内的生理活动。生物反馈治疗技术则是采用电子仪器将人体的神经肌电、血管紧张度、心率、脑电等不随意活动的信息转变为可直接感知的信号，再通过患者的学习和训练对这些不随意活动进行自我调节控制，改变异常的活动，使之正常化。

（三）治疗技术与临床应用

主要介绍康复医学中常用的肌电生物反馈疗法。利用肌电信号反馈的信息进行治疗的方法称为肌电生物反馈疗法（electromyographic biofeedback therapy，EMGBFT）。肌电生物反馈治疗仪有 3 个附有传感器的表面电极，其中 2 个是记录电极，1 个是辅极，电极可采集肌电信号。电极所取得的肌电等信号经仪器处理显示出可感知的不同信号，反映所测肌肉的紧张度。引导患者根据不同的信号，仔细体会肌肉紧张和放松的感觉，通过反复学习和训练，逐渐达到能按治疗需要自我调节肌电电压，从而使肌肉完成收缩或舒张。一般每次治疗训练 20 分钟，每日可训练 1～3 次。患者掌握自我感觉和自我控制的方法后可以逐步摆脱对治疗仪的依赖进行自我训练，最后达到能完全脱离治疗仪进行运动的自我控制。本疗法适用于头痛、脑卒中或脑外伤后的偏瘫、截瘫、脑瘫、周围神经损伤、痉挛性斜颈、姿势性腰背肌痛等。

第二节 作业治疗

一、作业疗法的定义和目的

1. 定义 作业疗法（occupational therapy，OT）是以患者为中心，选择和设计有目的的作业活动为主要治疗手段，用来维持、改善患者功能的一门学科。从事作业疗法专业的技术人员称为 OT 师。

作业疗法能够帮助因躯体、精神疾患或发育障碍造成的暂时性或永久性残疾者，最大限度地改善和提高自理、工作、休闲娱乐及日常生活能力，提高生活质量，使其回归家庭与社会。有效的作业治疗需要患者主动地参与一些选择性活动，不仅包括那些可以达到治疗目标的活动，而且包括那些对患者适应环境和适应工作有帮助的活动。在患者进行选择性活动的过程中，可以达到身体功能、心理、社会功能和生活能力的康复。因此，作业疗法是一种创造性活动，也是一座桥梁，是患者从医院回归家庭正常生活，重返社会的桥梁。

2. 作业疗法目的 通过进行作业治疗，主要完成下列目标：维持现有功能，最大限度发挥残存的功能；提高患者日常生活的自理能力；为患者设计和制作与日常生活活动相关的各种辅助用具；提供患者职业前技能训练；强化患者自信心，辅助心理治疗。

作业治疗的最终目标是使患者积极地进行必需的生活活动，而不是被动地依赖他人，即以提高患者生活质量为最终目标。

二、作业疗法的种类

作业疗法包含的范围非常广泛，本书综合各种不同的分类方法，现概述如下：

（一）按作业名称分类

1. 木工、金工、皮工等；

2. 文书类作业；

3. 粘土作业；

4. 编织作业；

5. 制陶作业；

6. 手工艺作业；

7. 电器装配与维修；

8. 日常生活活动；

9. 认知作业；

10. 书法、绘画；

11. 治疗性游戏；

12. 计算机操作；

13. 园艺。

（二）按作业治疗方法分类

1. 感觉运动功能训练

（1）治疗性练习；

（2）神经生理学方法；

（3）计算机辅助训练；

（4）认知综合功能训练；

（5）日常生活活动能力训练。

2. 娱乐活动。

3. 工作训练。

4. 矫形器、自助具的制作与使用。

（三）按作业疗法的性质与内容分类

1. 功能性作业治疗。

2. 心理性作业治疗。

3. 日常生活活动能力训练。

4. 矫形器、自助具的制作与应用。

三、作业疗法的治疗作用

1. 增强躯体感觉和运动功能　通过神经生理学方法（如 Brunnstrom 法、Rood 法），实用性活动（如锯木、书法、编织），非实用性活动（如推滚筒、插木钉）等训练活动，改善患者躯体的活动能力，如增加关节活动度，增强肌肉力量、耐力，改善身体协调性和平衡能力等。

2. 改善和提高认知能力　通过设计一些认知方面的作业活动（如读写、拼图、积木等），提高患者定向力、注意力、认识力、记忆力和对顺序、定义、概念、归类等的认知，获得解决问题、安全保护等的能力。

3. 提高日常生活活动能力　通过日常生活活动自理能力的训练及自助器具的使用，提高患者自行活动能力、自我照料能力、适应环境及工具使用能力等。

4. 改善社会适应和心理调适功能　通过作业活动（如娱乐活动、重新就业前职业训练）可以改善社会适应能力，包括自我概念、价值、兴趣、介入社会、人际关系、自我表达、应对能力等，并且可帮助其调整心态，调动患者的积极情绪，增强战胜疾病的自信心。

四、作业治疗的评定

作业评定主要是通过查阅病历、与患者面谈、观察患者作业活动完成情况、评价影响作业活动完成的功能障碍因素，综合总结所得信息进行诊断、制定治疗计划等一系列步骤完成。包括初期评定、中期和末期评定。评定内容大致有以下几方面：

1. 肢体运动机能评定　包括肢体和手机能的评定。作业疗法科常用 Brunnstrom 上肢运动功能评定表、上田敏上肢运动功能评定表、上田敏偏瘫手指功能评定表、Fugl-Meyer 上肢运动功能评定表等进行评定。

2. 感觉功能评定　感觉分躯体感觉和内脏感觉两大类，躯体感觉障碍的康复是作业疗法重要的工作内容之一。因此，对患者躯体感觉的评定是康复评定中的重要内容。

感觉的评定过程由两部分组成，即给予刺激和观察对刺激的反应，若感觉有障碍，应记录感觉障碍的类型、部位、范围、程度和患者的主观感受。感觉检查包括浅感觉（痛觉、触觉、温度觉、压觉）、深感觉（位置觉、运动觉、震动觉）和复合感觉（皮肤定位觉、两点分辨觉）检查。

3. 关节活动度（ROM）测量　作业治疗师基于对患者关节运动受限程度的了解和患者

完成作业活动项目对 ROM 的需求考虑，必须对患者的 ROM 进行测量评定。常用量角法确定，包括主动 ROM 测量和被动 ROM 测量，方法参见评定章节。

4. 肌张力的评定　肌张力的检查评定一般按照对关节进行被动活动时所感受的阻力及肌肉痉挛状态进行评价。常用的评定方法有肌张力的神经科分级方法、改良的 Ashworth 分级法评定标准等，方法参见评定章节。

5. 徒手肌力检查　肌力状况与个人日常生活活动能力密切相关，作业治疗师对患者肌力情况进行检查，尤其对于脊髓损伤、骨关节疾病、周围神经病变的患者来说更加必要。目前最常用的是徒手肌力检查（MMT），方法参见评定章节。

6. 认知功能方面　包括觉醒水平、定向力、注意力、认识力、记忆力、顺序、定义、关联、概念、归类、解决问题、安全保护、学习概括等。

7. 知觉障碍的评定　临床上常见的知觉障碍有：躯体构图障碍、空间关系障碍、失认症及失用症。作业治疗师可利用一些量表分别就上述几方面进行检查。

8. 日常生活活动能力方面　日常生活活动能力即 ADL 评定是作业疗法科主要的评定内容之一，通过问卷、观察以及量表进行评定。常用的 ADL 量表评定方法有 Barthel 指数、功能独立性测量等。

9. 社会心理技能和心理成分的评定　社会心理技能和心理成分的评定是指与社会相互作用和处理情绪的一种能力。它包括心理技能、社会技能和自我管理技能，评定方法有正式评定和非正式评定两类，作业治疗师多运用非正式评定方法。在非正式评定过程中治疗师主要通过面谈和观察等方法详细了解患者的自我感觉、自尊水平、文化程度、家庭关系、社会角色与责任、价值观、兴趣、社会行为、自我表达、应变力、时间管理能力、情绪控制能力等，然后制定一个个体化的治疗方案。

10. 环境评定　主要了解患者生活、工作、社会活动的周围环境条件是否对他造成一定的障碍，如对于坐轮椅的患者，在其经常出入的道路中有无轮椅通道等。因此，有必要对患者所处的环境进行评估，找出不利于患者活动的设施障碍，提出改造的建议。

五、作业治疗处方

康复医生根据对患者一般情况、身体功能状况、生活环境、个人爱好及残疾程度等方面的评定结果，拟定的作业治疗计划或阶段性实施方案称作业治疗处方。作业治疗处方要求明确具体，包括作业治疗的项目、目的、方法、强度、持续时间、频率及注意事项等内容。作业治疗项目一般是循序渐进，从轻到重，从简单到复杂，而且根据患者的不同情况，对作业活动不断进行调整，以适应患者需要。疗程中要定期评定，根据功能状态及时调整修订治疗处方。作业活动强度依据不同的作业活动内容而不同，作业活动的强度与相应的活动项目见表 4-2-1。

表 4-2-1　作业活动的强度［相近代谢当量（METs）值］

METs 值	作业活动项目
1.5~2	桌上工作、电动打字、操作计算机、缝纫、玩扑克
2~3	手动打字、修理收音机、电视机、轻的木工作业、推盘游戏等
3~4	装配机械、推独轮车、焊接、清洁玻璃窗等
4~5	油漆、石工、木工、乒乓球、跳舞等

METs 值	作业活动项目
5～6	园艺、铲土、溜冰等
6～7	劈木、打网球等
7～8	锯硬木、打篮球等
8～9	击剑
9 以上	滑雪

六、作业活动训练与方法

（一）作业治疗的流程

患者参与作业活动前要进行评定（初评），以了解患者的功能状态，寻找患者存在的问题，明确和设定治疗目标，选择适合患者功能状态和促进其恢复的作业活动和治疗；之后对患者进展和恢复的不同阶段再行评定（中评），了解影响患者作业活动的因素，制定适应不同阶段的康复目标；最终达到康复（末评）。作业疗法工作流程图如图 4-2-1。

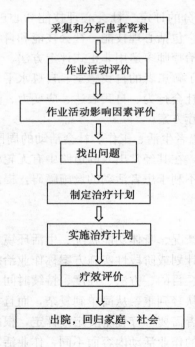

图 4-2-1　作业疗法工作流程图

（二）作业治疗的训练方法

1. 生物力学方法　生物力学方法是指运用人体运动的生物力学原理进行作业活动的方法，将力、杠杆、力矩等在人体运动及平衡中的作用原理用于作业活动中，以改善活动范围，增强肌力及耐力、减少变形。生物力学方法不仅适用于周围神经系统或骨、软组织疾病如骨关节炎导致的运动功能障碍，也适用于中枢神经系统疾患如脑卒中、脑外伤、脊髓损伤等所致的运动功能障碍。生物力学方法分为以下两种：

（1）实用性活动：实用性活动是作业治疗最主要的治疗方式，是作业治疗这门学科区别于其他康复治疗方法的主要特征。实用性活动是指患者在日常生活及工作中可应用的、有目的、有功能性的活动，是患者主动参与的活动。它具有两方面的目的，即治疗目的和活动本身的目的。常见的实用性活动有绘画、书法、演奏、舞蹈、编织、剪纸、泥工、金工、木工、游戏、体育项目、娱乐活动、自我照顾活动、家务料理等。以锯木为例，它本身的目的可能是制作一个产品如书架，而治疗性目的是加强肩、肘部的肌肉功能。当患者专心进行这种活动时，他的注意力将集中在这个动作的最终目标上，而不是这个动作过程本身，这就使患者能够自然地努力完成这个动作。实用性活动既可使患者患病肢体得到有目的的锻炼和运动，又使患者在非实用性活动中获得的运动能力能够运用到具体的日常活动中。同时，还能够加强患者主动参与意识，发现潜能，为再就业进行训练。

在实用性活动中可通过调整力量、改变关节活动度、提高工作强度、延长时间、减少粗大抗阻运动、增加精细控制运动、增加活动的复杂程度等方法增加作业活动的难度，达到患者各方面功能的训练目的。

（2）非实用性活动：非实用性活动是强调运用患者的运动功能来完成的活动，活动本身无实用性。此活动着眼于通过运动过程达到功能的提高，而并不注重结果。非实用性活动又分为可能性活动与附加活动。

可能性活动是由治疗师设计的模仿现实生活中某项具体工作的活动，目的是通过某种特殊运动模式的反复练习，来提高患者在真实生活中的运动、认知等某种功能。常见的可能性活动包括斜面推磨砂板（训练肩肘部关节、肌肉）、在桌面上堆积木（训练协调性、抓握等）、拼图拼板和游戏板（训练视觉、认知、记忆、解决问题的能力）、计算机操作等。可能性活动为患者进行实用性活动提供了可能性。当患者开始学习某一动作时，需每天练习，治疗师要不断纠正其错误，以便使其掌握正确的运动模式。

附加活动既是为作业活动做准备的，又属于作业活动范畴。包括治疗性练习、站立训练、感觉刺激等，其中最主要的是治疗性练习。治疗性练习是作业活动的准备阶段，是通过身体的运动或肌肉收缩来提高神经肌肉系统功能的一种方法。治疗性练习对于骨科疾病及外周神经损伤造成的肌力减弱、弛缓性瘫痪比较适用，不适用于炎症早期、体质差或术后早期患者，对痉挛和运动控制不好的患者，效果也不好。

2. 神经生理学方法　应用神经生理学理论，使肌张力正常化，引出正常的运动模式的方法。神经生理学方法中，利用特定的可控的感觉输入，影响到运动的输出，异常的运动模式可以得到抑制，正常的运动模式可以重新学习。感觉输入方法有本体感觉刺激（如牵拉、抗阻）和皮肤的刺激（刷、擦、冷、热等），两种刺激可结合使用，以影响感受器的活性，促进特定肌群的自主运动，抑制异常运动。因此，神经生理学方法又称为"易化技术"。另外，神经生理学方法还可利用反射机制，如紧张性颈反射、翻正反应、保护性反应和联合反应等。常用的易化技术、Rood方法、Brunnstrom方法、PNF方法、Bobath方法等，可参见运动疗法部分。

3. 治疗性练习

（1）增强肌力的练习：肌肉等长运动（适用于肌力1级及以上的患者）、辅助主动运动（适用于肌力达2级及以上的患者）、主动等张运动及抗阻等张运动（适用于肌力达2级及以上的患者）、抗阻等长运动（适用于肌力2级或3级以上的需要保持姿势的动作练习）等。

（2）增强耐力的练习：低负荷、重复多次的练习，可增加肌肉的耐力。应训练患者在不同姿势下的耐力。

（3）增强心肺功能的练习：主要是有氧练习，要达到最大耗氧量的 50%～85%。

（4）增加关节活动度和灵活性的练习。

（5）增加协调性的练习：协调性是由本体感觉反馈所控制的自动反应。如套圈、拍球、洗碗等活动，通过多次的练习，患者的神经系统可以自发地控制肌肉的运动，动作就越发的圆滑自如，从而提高上肢协调性。

（6）站立训练、感觉刺激及理疗等方法可作为作业活动之前的准备，可增加作业活动的效果。

4. 计算机辅助训练　计算机辅助训练是目前较为先进的作业治疗方法之一，已被广泛应用于康复治疗。计算机辅助训练不仅能提高患者感觉运动功能，对提高其认知能力也会有极大帮助，同时还会促进患者 ADL 能力的进一步提高。常用的计算机辅助训练内容如表4-2-2所示。

表 4-2-2　运动感觉障碍计算机辅助训练

训练目的	硬件操作	软件应用
单指活动	键盘	多键游戏
拇指间关节活动	键盘	游戏
掌指间、指间关节活动	手控转盘操纵器	操纵器游戏
手抓握	抓握开关	游戏
手灵巧性	键盘	打字程序
残指脱敏	触摸荧光屏	游戏画画
手指增敏	触摸板上包一层织物	有声音的游戏
腕关节活动	旋腕开关	游戏
前臂旋前、旋后	旋前臂开关	游戏
踝关节活动	踏板开关	专用程序
患肢负重	踏板开关	专用程序
抬头	抬高监视器	游戏
坐位、站位平衡	双手互握、触摸屏幕	游戏
被动运动	双手互握、触及屏幕	游戏
增加协调性	键盘	打字
生活技巧	家庭财产管理软件、购物	上网

（三）认知综合功能训练

作业治疗师根据患者的认知水平和存在的问题，可对其觉醒水平、定向力、注意力、认识力、记忆力、顺序、定义、关联、概念、归类、解决问题、安全保护、学习概括等方面分别或综合几方面设计活动内容进行训练。如每天进行空间、时间的问答刺激来提高患者的定向能力；通过阅读训练等逐步使患者理解定义、概念、分类等。

86

计算机辅助训练是认知能力训练的有效手段之一，已有研究对此进行了证实。计算机辅助训练是最直观、省力，又能及时提供反馈的治疗方法。由计算机输出的声音信号可促进患者听觉记忆，输出的文字、图画等可促进文字、图像记忆，也有利于患者的定义、概念、解决问题和对策能力提高，计算机中的各种游戏对患者认知能力也有促进作用。

（四）ADL 能力训练

1.BADL 训练　根据儿童在正常生长发育过程中掌握 ADL 的顺序，在作业疗法中可参考此顺序对患者进行训练：吃饭→洗漱→转移→如厕→穿脱衣服等，但要根据患者的残疾程度和局限性、家庭条件等具体情况制订训练程序。主要是教给患者一些技巧和方法并作指导，必要时为患者配置辅助具。

2.IADL 训练　是为提高患者日常社会适应能力而进行的针对性训练，是对患者高层次的 ADL 能力的培养。主要是教会患者如何以最低的能量消耗安排并进行家务活动（如做饭、洗衣、打扫卫生），学会社会生活技巧（如购物、使用公共交通工具），具备个人健康保健能力（如就医、服药），树立安全防范意识（如对环境中危险因素的意识、打报警电话），环境设施及工具的使用（如冰箱、微波炉）等。

性生活也是患者日常生活活动以及生活质量的一个重要方面，有躯体障碍的患者都面临着是否可有性生活的问题。作业治疗师可以针对患者在性生活中的问题给予指导。如患者在性生活中存在低耐力、疼痛和运动障碍时应如何处理等。

（五）娱乐活动

娱乐活动也是作业疗法中重要的训练内容之一，主要适用于大关节、大肌群或内脏功能障碍者。作业治疗师对患者的娱乐功能进行评定并设计活动内容，如球类、游戏、下棋、文艺等。娱乐活动可增加患者自身的价值感和自尊感，改善人际关系，使患者在活动中达到治疗疾病、提高生活质量的目的。

（六）就业前职业训练

就业前职业训练也称工作训练，是最大程度使患者重返工作而专门设计的有目标的个体化治疗程序，是实现患者回归社会的关键环节。作业治疗师通过评定患者的身体功能状况，为患者设计工作活动。可以是与原工作相近的技能训练，并对工作活动进行分析，还可以是有针对性的对有明显手的精细协调功能障碍进行的技能训练，还可以根据患者的个人爱好选择相应的技能训练，训练中要教给患者减轻工作中不适和自我保护的技巧，以使患者更好地适应工作。

（七）矫形器与自助具的制作与应用

矫形器应具备以下特点：有良好的治疗作用，重量轻，坚固耐用，便于调整、维修，使用安全，患者愿意接受（详见"康复工程"一节）。

自助具是提供给有能力障碍的患者使用的生活辅助具。自助具技术含量低、制作简单并且操作方便，用以辅助患者独立或部分独立完成自理、工作或休闲娱乐等活动。由于偏瘫、截瘫、脑瘫、类风湿性关节炎等患者常出现共同特征的功能障碍，厂家可根据治疗师的设计生产出各种类型的自助具并在市场销售。常用的、比较成熟的自助具有进食自助具、更衣自助具、梳洗自助具、如厕自助具、写字与通讯用自助具、厨房劳动自助具等。图 4-2-2 为进食饮水自助具。

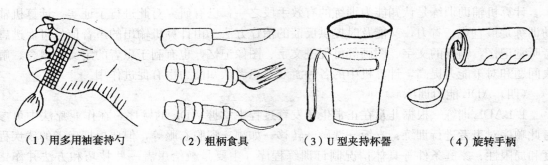

（1）用多用袖套持勺　　　（2）粗柄食具　　　（3）U型夹持杯器　　　（4）旋转手柄

图4-2-2　进食饮水自助具

七、临床应用及护理要点

（一）适应证与禁忌证

1. 适应证

（1）神经科：脑卒中、颅脑损伤、脊髓损伤、周围神经病变、老年性痴呆等。

（2）骨科：骨性关节病、截肢、腰腿痛、关节置换术后、骨折等。

（3）儿科：脑瘫、发育迟缓等。

（4）内科：类风湿性关节炎、冠心病、糖尿病、高血压、慢性阻塞性肺病等。

（5）精神科疾病：抑郁症、精神分裂症等。

2. 禁忌证　意识不清、病情危重、心肺肝肾严重功能不全、活动性出血者等。

（二）护理要点

1. 作业训练中应注意观察的情况

（1）训练量适度（训练次日无疲劳感），训练时动作轻柔，防止产生剧烈疼痛。

（2）训练过程中密切观察患者反应，如有头晕、眼花、心悸、气短或其他不适应暂停训练。

（3）训练前后患者的脉搏比平时加速30％以上，或脉搏快（大于120次/分），或有心律失常（早搏大于10次/分），停止训练。

（4）合理设置环境：不同的环境对患者的治疗也起着重要作用。治疗室内床、椅、轮椅的摆放，患者衣物的摆放等须考虑患者认知功能的问题。

（5）训练中防止皮肤损伤，预防褥疮发生。

（6）肢体活动中应手法准确，防止病理性骨折等并发症的发生，尤其对骨质疏松患者。训练中若患者疼痛明显应立即停止。

（7）尽量做到一对一训练，保证训练质量，保护患者的安全。对行动不便的患者，予以保护，防止意外。

（8）由于作业疗法活动必须有患者本人主动参与来完成，应注意调动患者的参与意识，内容的选择要根据患者的兴趣、爱好、病情、体力、注意力和工作需要，因人而异。

2. 康复病房护士的护理要求

（1）病房环境安静、安全、舒适、整洁。

（2）掌握作业疗法基础知识，积极做好对患者及家属的健康教育。配合康复医生和康复治疗师的治疗计划，指导患者完成康复作业。

（3）及时准确完成药物治疗及其他综合治疗任务，协调关系，合理安排康复治疗时间。

（4）密切观察患者的病情变化及情绪改变，发现异常，及时和医生、治疗师联系，防止发生意外。

（5）做好患者的心理护理，及时疏导患者的不良情绪。

（6）经常和治疗师联系，了解治疗方案及进展，以便有的放矢、协同一致地指导患者进行作业治疗。

第三节　失语症的治疗

一、概述

（一）定义和适应证

1. 定义　失语症是由于大脑皮质或皮质下结构特定区域的损害引起的语言能力的丧失或受损。失语不但影响患者的交流和生活质量，而且会对患者的情绪及心理造成一定的影响，故应积极治疗。

2. 适应证　除严重意识障碍、智力障碍、精神异常以及交流欲极其低下不能配合治疗的患者外，所有失语证的患者都可进行康复治疗。

（二）治疗原则

1. 有针对性　治疗前应全面评定，确定失语症的类型，使治疗有针对性。

2. 早期介入　病情稳定后，应尽早开始训练。

3. 综合训练　多种方法综合训练，对于不同患者要灵活运用。

4. 因人施治　根据患者的文化程度、工作性质、生活环境和兴趣爱好等选择训练内容。

5. 循序渐进　训练内容由少到多，由易到难。

6. 注重心理治疗　有行为、情绪障碍者，应配合心理治疗。

7. 调动患者的主动性　失语症治疗是一种医患交流的过程，需要患者主动参与。

8. 注重家庭训练。

（三）治疗环境

失语症应在言语治疗室训练，室内环境要安静、舒适、隔音。桌椅稳固，高度适当，摆放有序，尽可能使患者放松。室内的照明、温度、通风等要适宜。尽量减少视野内的不必要的物品。一般进行一对一训练。

二、治疗方法

（一）一般训练方法

主要利用听觉刺激和语言刺激，并多次反复地对刺激进行强化和矫正，来提高患者的语言和交流水平。

1. 语音训练

（1）重度失语患者要先练习吹气动作，诱导发出"P"的汉语语音，再由简到繁，由易到难。一般由韵母发音→单音节发音→词语的发音，反复练习，多次强化。

（2）患者可模仿治疗师发音，包括语音和语调，通过镜子检查自己的口型是否与治疗师的口型一致。

（3）言语治疗师画出口形图，提示患者舌、唇、齿的位置以及气流的方向及大小。

2．听理解训练

（1）单词的辨别：治疗师每次出示一定数量常用物品的图片，并说出一个物品名称后，要求患者找出相对应物品的图片。数量由少到多（一般从3张图片开始练习），逐渐增加难度。

（2）语句理解：治疗师每次出示一定数量的常用物品图片，说出其中一个物品的属性、功能或特征，患者听后让其指出所说物品图片。数量、难度应逐渐增加。也可用情景画进行对话。

（3）执行指令：治疗师发出口头指令，要求患者按照治疗师的指令完成相应的动作。指令要由简单到复杂。

（4）记忆训练：失语症患者很多存在短期记忆障碍，因此训练时要强化记忆。

（5）注意力训练：有些患者有注意力障碍，从而忽视视觉输入，治疗师需要用言语提醒患者，进行训练。

3．口语表达训练

（1）单词表达练习：利用自动语、正反义词、关联词和习惯用语进行训练。从最简单的数字、诗词、儿歌或歌曲开始练习。如治疗师朗读"白日依山……"，要求患者补出"尽"，逐渐增加难度。还可利用图片，如指着电视机的图片问："这是一台……"，患者回答："电视机"。反义词训练如治疗师说"男"，让患者接着说"女"，还有"快"与"慢"，"冷"与"热"等。训练需要反复进行，强化记忆。

（2）复述：包括复述单词、句子和短文。出示一组带有图画和文字相匹配的卡片，首先告诉患者："我说图中物品的名称，请一边看图与字，一边注意听。"让患者反复听10次，每两次之间的时间间隔应为患者能够接受并试着复述的长度。当患者能正确的复述时，可改变速度和强度，每次刺激后让其复述2遍。

（3）实用化练习：训练的目的是为了将练习的单词和句子应用于实际生活中。可与患者谈论一些他所熟悉的人、事件或物品等，让其发表自己的看法和观点。

（4）自发口语练习：看动作画或情景画，让患者说出所讲述的故事内容。还可以叙述某日身边发生的事情等。

4．阅读理解及朗读训练

（1）视觉认知：同时摆出一定数量的图片和与其相对应的文字卡片，将相对应文字的卡片让患者看过后进行组合练习。图片和卡片的数量应由少到多，逐渐增加难度。训练时应注重视觉的输入。

（2）听觉认知：将单词的文字卡片每3张一组摆出，治疗师读一个词后，患者指出相应的字卡。开始用区别大的文字卡片，逐渐用较相近的卡片，数量也可逐渐增加。

（3）朗读单词：出示单词卡，治疗师朗读数遍，然后鼓励患者一起朗读，最后让其独立朗读。通过引导和暗示纠正患者的错误。

（4）句子、短文的理解和朗读：

① 理解：用句子或短文进行阅读训练，提问患者与文章有关的问题，让患者用"是"、"不是"回答。反复让患者阅读和回答问题。

② 朗读：方法同上。朗读速度由慢逐渐接近正常，短文内容由少逐渐增多。

（5）朗读篇章：从各种读物中选择患者感兴趣的内容，与其同声朗读，开始就以接近正常的速度进行，不要等待或纠正患者，数次后鼓励其独立朗读。每日坚持，反复练习，提高患者朗读的流畅性。

5. 书写训练　从抄写单词、简单的短句到复杂的长句、短文开始，再到听写、默写，最后达到自发书写。

不同类型失语及其程度的言语训练内容见表4-3-1。

表 4-3-1　不同类型失语及其程度的言语训练内容

失语形式	程度	训练内容
听理解	轻度	复杂句、短文及长文章
	中度	听简单句作出是或否的反应；执行简单指令
	重度	单词（画、文字）匹配
阅读	轻度	复杂句、短文及长文章
	中度	读短句执行指令
	重度	字、画组合（日常物品，简单动作）
常用词：说	轻度	描述情景画
	中度	简单句表达和简单动作描述
	重度	复述称呼，如单音节、单词、系列语和问候语等
常用词：书写	轻度	书写复杂句、短文，描述性书写，日记
	中度	书写简单句
	重度	姓名及听写日常用词
其他		计算及查字典

（二）实用交流能力的训练

1. 训练依据　据统计，正常人交谈时有35％的信息是由言语传递，65％的信息是由非言语交流方式传递的。实用交流能力的训练就是利用残存的语言和非言语交流功能，使患者获得最大限度的交流能力。多数失语症患者两种功能会同时受损，但非言语功能的损害往往较轻，可完全或部分保留。因此，对失语症患者，特别是经过系统的言语治疗，患者的言语功能仍然没有明显改善的，需要同时进行非言语交流能力的训练，以便患者掌握日常生活中最有效的交流方法，增加患者的自信，提高生活质量。

2. 训练原则　在实用交流能力的训练中可采取多种措施，以实用为目的，除口语外，还要充分利用非语言交流方式（书面语、手势语、图画等代偿手段）来传递信息，提高综合交流能力。还应重视双向交流，随时调整交流策略。

3. 训练技术　较常用的有 Davis 和 Wilcox 创立的 PACE 技术（promoting aphasics communication effectiveness），这是目前国际上公认的训练实用交流能力的有效方法之一。PACE 技术适合于不同类型及程度的语言障碍者，主要是在训练中利用接近实用交流的对话结构，使信息在言语治疗师与患者之间双向传递，尽量调动患者自身的残存能力，来获得实用化的交流技能。

4. 基本训练方法　将一叠图片正面向下扣在桌子上，治疗师与患者交替摸取，不可让对方看见自己手中图片的内容。然后，双方利用各种表达方式（如呼名、迂回语、手势语、指物及绘画等）将图片信息传递给对方，接受者通过猜测、重复确认及反复质问等方式进行适当反馈，达到训练目的。治疗师根据患者的实际能力，做出适当的示范。选材应适合于患者水平，图片的数量也要根据患者的障碍程度来增减。还可以教会患者的家属，进行家庭训练。

（三）代偿手段的利用和训练

代偿手段对失语症患者来说是一种重要的交流方式，非言语交流方式的训练如下：

1. 手势语　手势语包括手、四肢和头的动作，在交流活动中，起到标志、说明和调节的作用，属于语言功能的一部分。训练一般从常用的手势开始，采取言语和手势双重刺激，如用点头、摇头表示是与否，治疗师一边说出动作名称，一边做出示范，让患者模仿，再进行实际的情景练习，让患者理解手势所表达的意思并记住，强化手势语的应用。此方法多用于重度失语症患者。

2. 画图　绘画也是一种交流方式。对于严重言语障碍但又具备一定绘画能力（或潜力）的患者，可以利用画图来进行交流。画图训练优点在于画的图可以保留，有足够的时间让患者理解所代表的意思，还可随时添加或变更。训练中鼓励患者结合其他的交流手段，如画图加手势、加单字词的口语、加文字等。

3. 交流板或交流手册　交流板由常用字加图画或标志等组成，内容简单但携带不方便。交流手册中有患者家人和与其相关的人的照片，内容较多，并且可随身携带，方便患者与人"交谈"。此方法适于口语和书写交流都很困难，但有认识文字和图画能力的患者。

4. 其他　随着科技的进步，计算机交流装置应用到言语训练中，包括发音器、计算机说话器和环境控制系统等。

三、临床应用及护理要点

（一）临床应用

运动性失语和经皮质运动性失语注重构音的练习；感觉性失语和经皮质感觉性失语注重听理解、复述、命名等训练；传导性失语进行看图说话及书写、朗读训练等；命名性失语重点是呼名训练；完全性失语重点是交往能力的代偿技术。

（二）护理要点

1. 训练的时间长短　根据病情决定，一般控制在 30 分钟以内。训练中患者如有疲倦表现，应随时调整。

2. 创造良好的环境　训练室要具有隔音性，避免噪音。训练时限制无关人员的进出，以免影响患者的注意力，增加不必要的紧张。

3. 制定适宜的目标　训练目标要适当，训练难度不要太大。开始时尽量使用短句，给患者充分的时间理解、表达。训练要循序渐进，持之以恒。

4. 心理护理　失语症患者会存在不同程度的心理问题，应给予适当的引导、鼓励，帮助患者建立自信，积极配合治疗，主动参与一些社交活动。

5. 家属积极参与　失语症的康复是一个较漫长的过程，家属需要掌握一些简单的训练方法，进行家庭康复训练。

第四节　传统康复疗法

中国传统医学是中华文化的重要组成部分，其中的针灸、按摩、气功以及各种类型的传统锻炼方法，被广泛应用到康复医学中，并起到不可替代的作用。本节主要介绍按摩疗法和针灸疗法。

一、按摩疗法

按摩，又称推拿、按抚、按跷等，是指通过手、肢体的其他部位或借助推拿工具，以力的形式作用于人体体表一定部位，达到诊断和防治疾病的一种医疗方法。按摩作用原理是以中医理论为基础的，可以调整人体的阴阳平衡、经络、气血及筋骨，是传统康复治疗技术中的重要组成部分，是中医学中最古老的医疗手段之一。

按摩起源于远古时代，是我们的祖先在与自然和疾病作斗争的过程中，总结出的一些原始的自然按摩手法。到了先秦时期，就有了推拿医疗活动。《黄帝内经》确立了推拿疗法的理论原则。西医中也有一些按摩和手法治疗，主要治疗皮肤、肌肉等软组织损伤，而我国传统医学的按摩是在关节活动的终末端，实施快速的手法，多用于关节脱位或小关节紊乱的复位，不可将二者混淆。

（一）按摩种类

按摩可以分为手法按摩、器械按摩、自我按摩三类：

1. 手法按摩　治疗者在患者体表直接实施不同的手法来治疗疾病，操作时根据病情和病变部位的情况运用不同手法，如推、拿、搓、捻、挤、刮、揉、掐、击等。

2. 器械按摩　借助于器械产生的外力作用于人体的不同部位，达到治疗作用。其形式包括：电动式按摩椅或床、气压式体外反搏器、水流冲击式浴池和手动式按摩器等。

3. 自我按摩　是自己用手或器械在自身的不同部位实施按摩，具有保健和治疗的双重作用，这需要在专业人员的指导下，才能取得良好的疗效。

本节介绍的按摩疗法是指上述第一类的手法按摩，此方法具有操作方便、适应证广、疗效显效、施术安全和易于推广等特点，是其他疗法所不能替代的，所以临床应用广泛。医师在操作时要求手法持久、有力、均匀、柔和。

（二）治疗作用

按摩疗法利用手法，作用于人体的皮肤、肌腱和关节等处的感受器，通过神经反射以及体液循环等来对机体产生作用，主要有以下几个方面：

1. 调节神经功能　研究表明，强而快的手法可以兴奋神经，轻而缓慢的手法可以抑制神经。例如，按摩可使血清中吗啡样物质含量升高，按摩肢体可以降低外周感觉神经的兴奋性，提高痛阈，起到良好的镇痛作用。有节律的轻柔按摩头部可以抑制大脑皮质的兴奋性，产生镇静和催眠作用。按摩可使痉挛的肌肉放松，使无力的肌肉肌张力增高。还可以通过按摩穴位如脾俞、胃俞等，刺激消化腺的分泌，调节肠蠕动而改善胃肠功能，这种调节是双向的。

2. 促进体液循环　按摩可使局部毛细血管扩张，皮肤潮红，加速静脉血及淋巴液的回流，促进局部血液循环，有利于组织水肿的消退及代谢产物的吸收。

3. 修复创伤组织　创伤后期按摩可促进坏死组织吸收和细胞的有序排列，加快创伤组织的修复。

4. 改善关节功能　按摩可以改善关节内部的位置关系，按解剖力学的基本原理，整复脱位的关节，回纳突出的椎间盘，理顺滑脱的肌腱等，尽可能恢复到接近正常的解剖位置，达到较好的功能状态。对粘连的软组织实施按摩，可使其粘连松解，解除或减轻痉挛，改善关节的活动度。

5. 消除疲劳　按摩可以促进肌肉的代谢，消除肌肉疲劳。

6. 增强体质　按摩可以促进新陈代谢。在脸部、颈部和背部按摩能增强人体抗病能力，提高机体免疫能力。实验证明，按摩后，血液中的白细胞总数增多，吞噬能力增强，血清补体的效价增高。

7. 心理效应　按摩的心理效应主要是通过以上作用而体现出来的。人体患病后，会产生一些焦虑、抑郁、恐惧及悲伤等心理，按摩可使紧张的情绪放松，减轻或消除因疾病产生的不良心理影响。

（三）按摩在康复医学中的应用

1. 适应证　适应范围很广，分为以下几个系统：

（1）骨科：关节脱位、软组织损伤、四肢骨折后关节功能障碍、截肢、再植术后、截瘫、颈肩腰腿痛、颈椎病、肩周炎、椎间盘突出、风湿及类风湿性关节炎等。

（2）普通外科：烧伤后瘢痕、手术后肠粘连、肢体循环障碍、急性乳腺炎（脓肿未形成前）及血栓闭塞性脉管炎等。

（3）神经科：神经衰弱、脑血管意外、颅脑损伤、三叉神经痛、外伤性脊髓损伤、周围神经损伤、脊髓炎、多发性神经根炎、癫痫及自主神经功能紊乱等。

（4）内科：高血压病、冠心病、胃肠功能紊乱、消化性溃疡、胃下垂、胃痛、糖尿病、腹泻及肥胖等。

（5）儿科：感冒、脑瘫、消化不良和厌食症、腹泻和便秘、脊髓灰质炎、支气管炎、肺炎、哮喘、肌性斜颈、遗尿及脱肛等。

（6）妇产科：月经不调、痛经、闭经、带下、乳痈、产后缺乳、子宫脱垂、不孕及盆腔炎等。

2. 禁忌证　局部皮肤、软组织或关节有感染、开放性伤口、烧伤、神经嵌顿、深静脉血栓或栓塞、骨折早期；全身性疾病如急性传染病，如肝炎、肺结核进展期；某些感染性疾病，如丹毒、骨髓炎；恶性疾患、血液病或正在接受抗凝治疗的患者。年老体弱、久病体虚，或过饥过饱、酒后均不宜按摩。此外，妇女怀孕及月经期，其腹部、腰骶部不宜实施按摩。

3. 手法选择

（1）对按摩者的要求：中医按摩治疗是在中医整体观念和辨证施治的基础上，以经络理论为指导原则，结合现代解剖及生物力学原理，了解患者所患疾病或损伤的临床表现及其功能障碍程度，因此，按摩者需要掌握中医学理论及人体解剖学，针对不同的部位施用不同的手法。

（2）按摩强度和操作顺序：根据患者的症状、体征、治疗部位以及耐受力，选择适宜的按摩手法和强度，对年老体弱及儿童手法要柔和；开始时的手法宜轻柔，逐渐增加强度，以患者耐受为度，并维持一段时间后，再逐渐减轻强度；按摩四肢时，宜由远端向近端移动；按摩躯干部位，一般由症状外周向患处操作。

（3）按摩时间：局部或单一关节的治疗，每次 10～15 分钟；较大面积或多部位的治疗，每次 20～30 分钟，每天治疗 1～2 次，或每周治疗 2～3 次。急性期患者每次的治疗时间应短，慢性期时间可以稍长。

（4）综合治疗：由于按摩属于被动运动，因此，宜与主动的运动治疗相结合，并配合物理治疗，才能使疗效更好或维持疗效，避免复发。

4. 注意事项

（1）治疗者要注意个人卫生，勤修指甲，手上不应戴饰品，以防损伤患者；每次治疗前后应及时洗手，防止交叉感染。

（2）按摩过程中，应注重与患者交流，随时了解患者对治疗的反应，并给予必要的解释，使患者能了解及更好地配合治疗。

（3）按摩过程中如果出现不适反应，应及时调整治疗体位或改变按摩手法及强度，若仍不见好转则应终止治疗，并及时做出相应处理。

二、针灸疗法

针灸疗法是中医学的重要组成部分，也是重要的传统康复疗法之一。针灸是针法和灸法的合称，是以中医理论为指导，运用针刺和艾灸防治疾病的一种方法，属于中医的外治法。针法是利用针具，通过一定的手法，刺激人体腧穴；灸法是用艾叶点燃，然后在人体穴位上进行烧灼或熏烤。针法和灸法在临床上常互相配合应用。

（一）针灸疗法种类

1. 针法　包括体针、头针、水针、电针、耳针、三棱针、皮肤针及皮内针等。

（1）体针：毫针是针刺治病的主要针具，临床应用最广。一般腧穴均可使用毫针进行针刺。目前多用不锈钢丝为原料制作毫针，临床上根据部位不同、穴位的深度而选择长短粗细不同型号的针具。

（2）头针：在头部的特定区域运用针刺防治疾病的一种方法。临床主要用于脑源性疾病，还可用于针刺麻醉。

（3）水针：就是将药水注入穴位内以达到防治疾病的一种方法，又称穴位注射，对穴位有针刺和药物的双重刺激作用。凡可做肌肉注射的药物均可做穴位注射。

（4）电针：是在针刺产生针感即得气后，接上电针治疗仪以防治疾病的一种方法。应用时选择所需的波形、频率，调节刺激强度，以患者耐受为宜，使患者出现酸、麻、胀、重的感觉。此方法是针与电两种刺激结合，在针刺腧穴的基础上，加以脉冲电的治疗作用，所以对某些疾病可以提高疗效。应用范围广泛，常用于各种痛证和麻痹性疾病、脏腑功能失调、颅脑损伤、脊髓损伤及偏瘫等疾病。

（5）耳针：是在耳廓穴位针刺的一种方法。因为耳廓血液循环较差，针刺容易感染，所以一般用耳穴压豆（王不留行药籽）代替针刺。

（6）三棱针：又称锋针，主要用于点刺放血。

（7）皮肤针：又称"梅花针"，是由5～7枚针集成一束固定在针柄的一端，用来扣打皮肤，使之出血，一般配合拔罐。

（8）皮内针：又称"埋针"，将皮内针埋于皮下，热天可留置1～2天，冷天留置5～7天。

2. 灸法　是借灸火的热力给人体腧穴以温热性刺激，达到治病防病的目的。常用有艾柱灸、艾条灸和温针灸等。

（1）艾柱灸：是将艾绒捏成麦粒大，或苍耳子或莲子大的圆锥形艾柱，灸时每燃完一个艾柱称为一壮。艾柱灸又分直接灸和间接灸两类。临床多用间接灸，即将艾柱通过其他药物与所灸腧穴部位皮肤隔开，如以生姜片间隔者称隔姜灸；以食盐间隔者称隔盐灸；用鲜蒜间隔者称隔蒜灸。还可将附子研末制成饼状，称隔附子饼灸。

（2）艾条灸：分为温和灸和雀啄灸。温和灸是将艾灸一端点燃，对准施灸穴，距皮肤约2～3cm，进行熏烤，使患者局部有温热感而无灼痛为宜。一般每处灸5～7分钟，使皮肤潮红为宜。雀啄灸是将艾条燃着的一端，与施灸部位的距离不固定，像鸟雀啄食一样，一上一下或左右均匀移动，也可反复旋转施灸。

（3）温针灸：是针刺与艾灸结合使用的一种方法。使用时既留针又施灸，适用于既需留针又适合艾灸的疾病。具体操作方法即在针刺得气后将艾绒捏在针柄上，或用一段长为2cm左右的艾条插在针柄上，点燃施灸，使热力通过针身传入体内，达到治疗目的。

（二）治疗作用

根据中医的经络理论，经络内属脏腑，外络肢节，可以行气血，调阴阳。针灸治疗就以经络理论为依据，其治疗作用主要体现在以下几个方面：

1. 调和阴阳　中医学认为人体处于一种阴阳平衡的状态，这种平衡一旦被破坏，就会出现疾病。针灸根据经络、脏腑、阴阳五行的理论，通过腧穴配伍和针灸的手法操作等达到调整阴阳平衡，从而使疾病得到治疗。

2. 扶正祛邪　正气不足，外邪乘虚侵犯人体，或邪气盛而致病，针刺时根据辨别虚实后采用补或泻的手法，扶助人体之正气，增强和提高机体抵抗疾病的能力，从而达到邪去正安的目的。

3. 疏通经络　经络具有运行气血、沟通机体表里上下、调节脏腑组织功能保持协调和相对平衡的作用。针灸时通过经络理论的指导，针刺人体相应的腧穴，从而调整人体气机，疏通经络，调和气血，治疗疾病。

（三）针灸在康复医学中的应用

针灸是我国的传统医学，可以治疗内、外、妇、儿等各科的许多疾病。在现代康复疗法中，针灸同样起着不可替代的作用。对于脑卒中、颅脑损伤、小儿脑瘫、神经炎等各种神经损伤，均可促进功能恢复。对于颈肩腰腿痛、各种关节炎和慢性疼痛等，均可以缓解疼痛。另外对许多内脏器官组织的功能也具有明显的调节作用。

第五节　康复工程

康复工程（rehabilitation engineering）是利用现代工程技术，按照代偿和（或）适应的原则，依据对残疾人的评价结果，通过产品设计、生产、装配、信息咨询等一系列工作程序，辅助残疾人减轻残疾和提高独立生活、工作、回归社会能力的一门边缘性学科，是生物医学工程的重要分支。

康复工程产品是能辅助残疾人改善生活自理能力，帮助其重返职业和社会而生产的产品。包括康复诊疗设备、残疾人辅助器具和残疾人的无障碍设施等。残疾人辅助器具包括假肢、矫形器以及用于治疗和训练的辅助器具、生活辅助用具、个人移动和家务活动用辅助器具等。

一、矫形器

矫形器（orthosis）是用于改变现有的神经肌肉和骨骼系统的机能特性或结构的体外使用装置，或称为支具。矫形器具有以下基本作用：

（1）局部稳定作用。通过限制关节的异常活动或运动范围，稳定关节、减轻疼痛。

（2）固定和保护作用。通过对病变肢体或关节的固定和保护促进病变痊愈。

（3）支持作用和减轻承重。对所保护关节具有支持作用，并可减轻肢体或躯干骨、关节长轴的承重。

（4）预防和矫正畸形。多用于儿童。儿童在生长阶段，由于肌力不平衡，骨发育异常或外力作用可引起骨、关节畸形，而儿童生长发育期间由于骨、关节存在生物可塑性，应用矫形器能取得一定的矫正效果。

（5）抑制肌肉反射性痉挛。通过控制关节运动，减少肌肉反射性痉挛。

（6）改善功能。可改善残疾人行走、饮食、穿衣等各种日常生活和工作能力。

（一）矫形器分类

1. 按部位分类 脊柱矫形器、上肢矫形器和下肢矫形器。

2. 按疾病特征分类 儿麻矫形器、马蹄足矫形器、骨折治疗矫形器和脊柱侧凸矫形器等。

3. 按材料分类 金属矫形器、塑料矫形器、皮制矫形器和布制矫形器等。

（二）矫形器临床应用程序

为保证矫形器的正确使用，发挥其应有的功能，在使用前往往需要一系列的准备工作。具体步骤如下：

1. 检查与评估 包括患者的一般情况、病史、体格检查，拟制作或穿戴矫形器部位的关节活动范围和肌力情况，是否使用过矫形器及其使用情况。

2. 矫形器处方 由康复医师根据患者的情况开出矫形器处方。处方要求明确具体，切实可行，将目的、要求、品种、材料、固定范围、体位、作用力的分布、使用时间等表述清楚。

3. 患者装配前准备 根据患者各方面的情况制定康复治疗方案，为安装矫形器做准备。主要是增强肌力，改善关节活动范围和协调功能训练，并尽快消除水肿等影响装配的情况。

4. 矫形器制作 包括设计、测量、绘图、取模、制造和装配程序等。

5. 试用与训练 矫形器正式使用前，要进行试穿，以了解矫形器是否达到处方要求、舒适性及对线是否合理、动力装置是否可靠，并进行相应的调整，并由专业人员负责检查矫形器的装配是否符合生物力学原理，是否达到预期的目的和效果，了解患者使用矫形器后的感觉和反应，检验合格后方可交付患者正式使用。使用前要先教会患者如何穿脱矫形器，并进行一些相应的功能活动训练。临床上常用的矫形器如图 4-5-1、4-5-2、4-5-3。

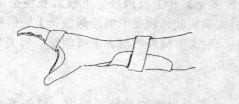 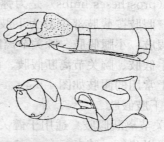

图 4-5-1 掌侧腕手固定矫形器及带腕控的对掌矫形器

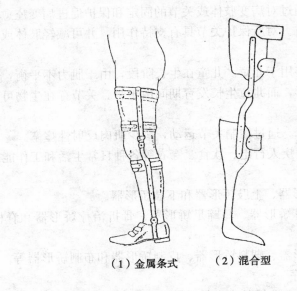

（1）金属条式　　（2）混合型

图 4-5-2　膝踝足矫形器

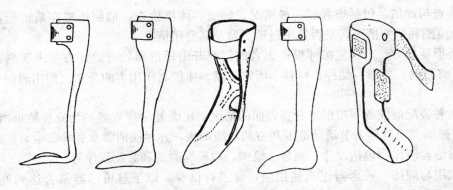

图 4-5-3　塑料膝踝足矫形器

二、假肢

假肢（prostheses limbs）是为弥补肢体缺损，代偿已失去的肢体功能而制造、装配的人工肢体。假肢按截肢部位分为下肢假肢（较多见）和上肢假肢。下肢假肢包括部分足假肢、赛姆假肢、小腿假肢、膝关节离断假肢、大腿假肢、髋关节离断假肢；上肢假肢包括假手、部分手假肢、腕关节离断假肢、前臂假肢、肘关节离断假肢、上臂假肢、肩关节离断假肢。临床上常用的假肢如图 4-5-4、4-5-5、4-5-6。

（一）下肢假肢

1. 髋关节离断假肢　适用于髋关节离断、大腿截肢极短残肢者使用。髋关节离断术后应用假肢可以步行、骑自行车。

2. 大腿假肢　传统大腿假肢多为皮革、铝板制成。现代大腿假肢多用塑料制成，其接受腔多为全面接触吸着式接受腔。近年出现了软而透明的内接受腔和坐骨包容式接受腔，更符合运动解剖学和坐骨承重的要求。带有承重自锁的人工膝关节可以增强步行中的稳定性，带有气压或液压装置的人工膝关节可以帮助截肢者自行调整假肢的步行速度。

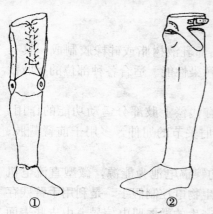

图 4-5-4   常用小腿假肢
①传统铝小腿假肢；②髌韧带承重小腿假肢

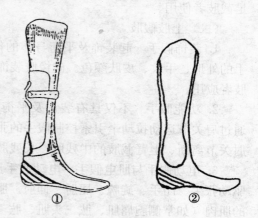

图 4-5-5   赛姆截肢假肢
①塑料双层接受腔，开窗式；②全接触式

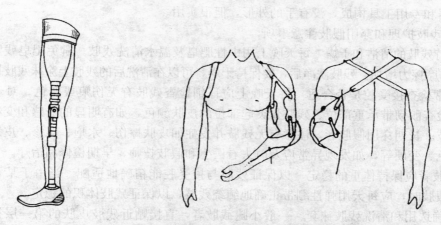

图 4-5-6   骨骼式大腿假肢及带"8"字形背带的索拉前臂假肢

3. 膝关节离断假肢　结构近似大腿假肢，特点是残肢末端具有良好的承重功能，依靠膨大的股骨髁悬吊假肢。步行功能比大腿假肢好。

4. 小腿假肢

（1）传统小腿假肢：如皮小腿假肢、铝小腿假肢，都带有金属膝关节铰链，固定于大腿上。具有悬吊假肢、稳定膝关节、承担部分体重的作用。这种假肢重量大，易引起大腿肌肉的萎缩，但便宜、便于维修。

（2）现代小腿假肢：一般是用增强的合成树脂制成，特点是：重量轻；假肢接受腔与残肢全面接触、全面承重，吻合性好；不连于大腿上，不会引起大腿肌肉萎缩。根据其悬吊方式不同，常用的有：环带式髌韧带承重小腿假肢（又称 PTB 小腿假肢，适合于各种部位的小腿截肢者）、包膝式髌韧带承重小腿假肢（又称 PTES 小腿假肢，适用于小腿短残肢者）和明斯特式髌韧带承重小腿假肢（又称 KBM 小腿假肢，也适用于小腿短残肢者）。

5. 赛姆假肢　适于踝关节离断（又称赛姆截肢）术后有良好的承重功能者使用。

6. 部分足假肢　又称"假足"。常用的有套式假足和带髌韧带承重的套式假足，前者适用于残肢末端有良好承重功能的前足截肢者使用，后者适用于残肢末端承重功能不良的部分足截肢者使用。

（二）上肢假肢

1. 装饰假手　起装饰及平衡身体的作用。多用聚氯乙烯乳液树脂或硅橡胶制成，具有手的外形、手纹、皮肤颜色。硅橡胶装饰假手具有高的耐污染性能。适合各种部位的上肢截肢者应用。

2. 功能假手　不仅具有装饰及平衡身体的作用，还有代偿上肢部分运动功能的作用。通过肩关节运动拉动牵引索控制假手的张开、闭合，控制肘关节的屈伸，多用于前臂截肢、肘关节离断、上臂截肢的中残肢、长残肢者使用。

3. 电动假手与肌电假手　电动假手用可以反复充电的镍镉电池为能源，微型直流电机驱动张手、闭手、旋腕、屈肘、伸肘。肌电控制假手亦称生物电控制假手，是利用手臂残存的肌肉（如掌侧腕屈肌、肱二头肌、肱三头肌等）收缩时产生的微弱肌电信号，由皮肤表面电极引出，经电子线路放大，滤波后控制电机运转。肌电假手张手和闭手随意、灵活，功能活动范围大，但结构复杂，价格高。

4. 工具假手　为从事专业性劳动或日常生活而设计制造，由残肢接受腔、悬吊装置、工具连接器和专用工具构成，没有手的外形，但很实用。

（三）残肢护理和穿用假肢注意事项

1. 保持残肢的清洁和干燥　每天晚上用中性肥皂及温水清洗残肢。避免肥皂残留使残肢表面发粘，摩擦力增加。残肢洗净后，要保持干燥，可以在清洗后的残肢上涂抹残肢护理液。

2. 经常检查接受腔是否合适　每天晚上应仔细检查残肢有无伤痕或变色。对于小腿假肢，重点检查髌韧带承重部位、残肢骨突起部位的皮肤颜色，如有明显的痛感和变红，应及时检修假肢。长期穿用假肢者，注意有无残肢并发症如皮肤擦伤、水疱、湿疹、皮癣、皮炎及残端变色、变硬等，如发现异常应及时去看医生和假肢技师，早期检修和治疗。

3. 截肢者应保持体重的稳定　以保证残肢与接受腔能精确地适配。当由于某种原因暂不能穿戴假肢时，应每天用弹性绷带正确地缠绕残肢，以保证残肢体积的稳定。

4. 正确选用和清洗残肢袜套　一般小腿截肢者，直接贴近残肢皮肤的第一层袜套应选尼龙袜套，这种袜套薄而平滑，可以保护皮肤，其外层再套1～2层细羊毛或棉线织成的袜套用于吸汗。一般吸湿性的袜套不超过3层，超过3层则说明接受腔过于肥大，需请假肢技师协助解决。残肢袜套应每日用碱性小的肥皂及温水清洗，不要让汗液干燥在残肢袜上。

三、助行器

助行器（walking aids）是人们用来辅助负重、保持平衡和行走的工具。根据其结构和功能不同分为三类：无动力式助行器、功能性电刺激助行器及动力式助行器。无动力式助行器（如拐杖）结构简单、价格低廉、使用方便，是日常生活中最常用的助行器。

（一）杖

根据杖（crutch）的结构和使用方法，可将其分为手杖、前臂杖、腋杖和平台杖四大类。每一类又包括若干种类。常用杖如图4-5-7。

1. 手杖　手杖（stick）为用一只手扶持以助行走的工具。有以下几种：

（1）单足手杖：用木材或铝合金制成。适用于握力好、上肢支撑力强、平衡功能较好的患者，如偏瘫患者的健侧、老年人等（如图4-5-7A、B、C）。

（2）多足手杖：由于有三足或四足，支撑面广且稳定，因此多用于平衡能力差、用单足手杖不够安全的患者（如图4-5-7D、E）。

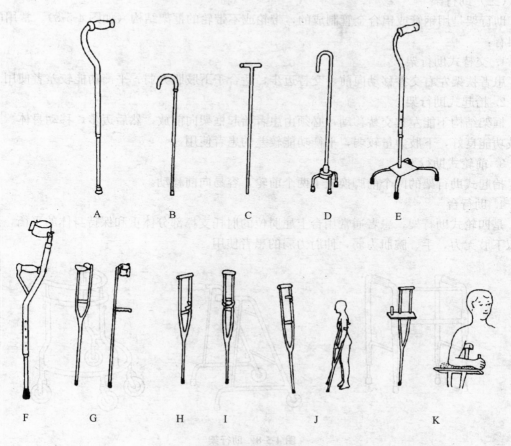

图4-5-7　各种杖

2. 前臂杖

前臂杖（forearm crutch）又称为洛氏拐（Lofstrand crutch），把手的位置和支柱的长度可以调节。此拐可单用也可双用，适用于握力差、前臂力量较弱但又不必用腋杖者。优点为轻便、美观，而且用拐手仍可自由活动，例如需用该手开门时，手可脱离手柄去转动门把，臂套仍把拐保持在前臂上。缺点是稳定性不如腋杖（如图4-5-7F、G）。

3. 腋杖

腋杖（axillary crutch）可靠稳定，用于截瘫或外伤较严重的患者，包括固定式和可调式两种（如图4-5-7H、I、J）。

4. 平台杖

平台杖（platform crutch）又称类风湿拐。有固定带，可将前臂固定在平台式前臂托上，前臂托前方有一把手，用于手关节损害严重的类风湿患者或手部有严重外伤、病变不宜负重者，改由前臂负重，把手起掌握方向作用（如图4-5-7K）。

另外，选择适合长度的杖也是保证患者安全、最大限度发挥杖的功能的关键。腋杖长度确定的最简单方法是"身长减去41cm"，站立时大转子的高度即为把手的位置。确定手杖的长度时，让患者穿上鞋或下肢支具站立，肘关节屈曲 25°~30°，腕关节背伸，小趾前外侧 15cm 处至背伸手掌面的距离即为手杖的长度。

（二）助行架

助行架是用钢管或铝合金管制成的，带轮或不带轮的框架结构（如图 4-5-8）。常用的助行架有：

1. 交替式助行架

患者扶架左右交替移动向前，交替迈步，适合于下肢肌力弱、平衡功能较差者使用。

2. 抬起式助行架

框架结构不能左右交替移动，必须由患者抬起框架向前放，然后迈步，移动身体。适合上肢功能良好，下肢力量较弱，平衡功能较差的患者使用。

3. 前轮式助行架

抬起式助行架的两个前脚换成了两个前轮，容易向前移动。

4. 助行台

是四轮式助行架，患者通常用台上屈肘位的肘托支撑部分体重和保持身体的平衡，适合于双下肢无力，手、腕肌力弱，伸肘力弱的患者使用。

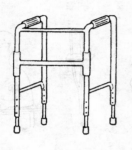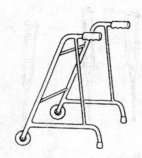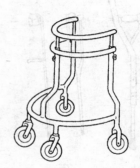

图 4-5-8　助行架

四、轮椅

（一）轮椅的结构与选择

轮椅是患者、肢体残疾者、老人常用的代步工具。轮椅分为普通轮椅、电动轮椅和特形轮椅。特形轮椅是根据乘坐轮椅患者残存的肢体功能及使用目的在普通轮椅基础上制造出来的，常用的有站立式轮椅、躺式轮椅、单侧驱动式轮椅、电动式轮椅、竞技用轮椅等。

1. 普通轮椅结构与选择　普通轮椅最常用，一般由轮椅架、座位、刹车装置、大轮、小轮、手轮环、扶手、靠背、脚踏板及腿托构成（如图 4-5-9）。乘坐轮椅者承受压力的主要部位是坐骨结节、大腿、腘窝部及

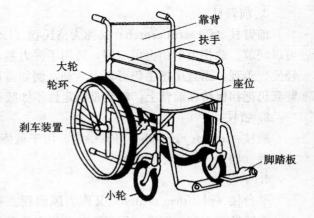

图 4-5-9　普通轮椅的结构

肩胛区。因此，在选择轮椅时要注意这些部位的尺寸是否合适，避免皮肤磨损、擦伤及压疮。

（1）主要部件特点及应用：①轮椅架：固定的，简单、价格便宜；可折叠的，携带、使用方便；②大轮与小轮：大车轮在后、小车轮在前，容易推动；大车轮在前、小车轮在后，适合肩关节后伸受限的患者使用；大车轮位置后移的，适合双下肢截肢者使用；③手轮环：普通型为金属圈，又叫翘轮，包裹橡胶或塑料海绵的手轮环适合于双手力弱者使用。当遇到障碍物要翻越时，可通过驱动翘轮完成；④扶手：可拆卸的，便于截瘫患者移乘；呈前低后高台阶式的便于患者接近桌子；⑤靠背：低靠背的，其上缘高度位于腋下10cm左右，适用于坐位平衡较好的患者使用；高靠背的，其上缘高度超过肩部，可附加头托，后仰角度多为可调的，适合于坐位平衡不好的患者使用；⑥脚踏板和腿托：脚踏板高度通常都是可调的，以适应患者小腿的长度；可拆卸的脚踏板支架可向两侧分开或卸下，使轮椅的座位能接近床缘，便于患者移乘；腿托支架分膝部角度固定的和可调的两种；腿托、脚踏板上的足跟护挡、足前档适合于下肢瘫痪患者，防止患足滑出脚踏板；⑦轮椅坐垫：对于长期使用轮椅的患者非常重要，要求有良好的抗压性能，且易散热、透气、散湿，也容易清洁。常用的轮椅坐垫有塑料海绵垫、高弹力太空棉垫、羊剪绒垫、凝胶均压垫及小气囊式均压垫，各种坐垫各具特色，不同患者根据自身情况加以选择。

（2）轮椅的选择尺度：选择轮椅时首先要选择大小合适的轮椅，主要依据座位宽、座位长、后靠背高度及座位垫面与脚踏板之间的距离四个方面而确定。①座位宽：患者坐好后，臀部两侧与座位的内侧面应有1～2横指宽的间隙；②座位长：患者坐好后，臀的后面靠在后靠背上，此时屈膝后的大腿腘窝皱襞与座位边缘应有约4横指的距离；③后靠背高度：高靠背的上缘应高过肩部；低靠背的上缘应位于腋下10cm左右；④座位垫面与脚踏板之间的距离：患者坐好后，双脚放在足托上，轮椅坐垫前缘内侧2横指的部位不应承重，以免由于足托过低大腿后部承重过大或足托过高大腿后部承重过小，而引起坐骨承重过大。

2. 儿童轮椅　构造与成人普通轮椅相同，适合6～9岁儿童使用。

3. 单侧驱动轮椅　两个手轮环都在同一侧，用一只手可以分别控制左右两个车轮的运动，适合于只有一只手控制轮椅的患者使用。

4. 站立式轮椅　截瘫患者依靠站立式轮椅的机械结构可以自行由坐位变为立位，借助安全带保持站立位。截瘫患者坚持使用站立式轮椅可以减少骨质疏松和泌尿系统感染。

5. 电动轮椅　是以蓄电池为能源的轮椅，多用手柄控制器控制其转向和速度。电动轮椅适用于高位截瘫，或因双上肢力弱、畸形等原因，不适合使用普通轮椅的患者使用。

（二）轮椅的使用

普通轮椅适合于下列患者：脊髓损伤，下肢伤残，颅脑疾患，年老、体弱、多病者。在选择使用轮椅时，要考虑到患者的认知功能以及至少有一侧上肢功能正常，才能比较熟练地操纵轮椅。使用和操纵方法如下：

1. 打开与收起　打开轮椅时，双手掌分别放在座位两边的横杆上（扶手下方），同时向下用力即可打开。收起时先将脚踏板翻起，双手握住坐垫中央两端，同时向上提拉即可。

2. 自己操纵轮椅　向前推时，操纵前先将刹车松开，身体向后坐下，眼看前方，双上肢后伸，稍屈肘，双手紧握轮环的后半部分。操纵时，上身前倾，双上肢同时向前推并伸直肘关节，当肘完全伸直后，放开轮环，如此重复进行。对一侧肢体功能正常，另一侧功能障碍的患者（如偏瘫），或一侧上下肢骨折等，可以利用健侧上下肢同时操纵轮椅。方法如下：

先将健侧脚踏板翻起,健足放在地上,健手握住手轮。推动时,健足在地上向前踏步,与健手配合,将轮椅向前移动。

3. 坡路与越过障碍物 操纵上斜坡时,要保持上身前倾,重心前移,其他方法同平地推轮椅。如果上坡时轮椅后倾,很容易发生轮椅后翻;轮椅前行遇到障碍物,若高度小于轮椅小轮半径,应该能翻越过去。方法是向后缓慢驱动手轮再向前快速驱动,抵达障碍物时大小轮驾起,搭在障碍物前沿并向前操纵轮椅即可越过。

第六节 康复护理的基本技术

一、康复护理环境

理想的环境是实现康复目标的重要保证之一,康复护士应当重视康复环境的创造和选择。就全面康复而言,康复环境可分为设施环境、心理环境和社会环境,其中前两项与康复护理工作关系密切,康复护士需要认真了解和掌握,一方面为住院患者提供良好的训练氛围;另一方面,为出院患者的环境设施改造及心理康复提供正确的咨询指导。

(一)设施环境的要求

1. 无障碍设施 即以坡道设施或电梯代替阶梯,从而解决使用轮椅或其他代步工具而行动困难者的行走障碍。电梯门应为自动关闭且延迟。

2. 门 病室、厕所的房门应当以轨道推拉式为宜,方便偏瘫、截瘫或视力障碍者使用。

3. 门槛 室内全部取消门槛,室外门槛应限制到最少。

4. 室内设施 门把手、电灯开关、水龙头、洗脸池等的高度均低于一般常规高度,房间的窗户和窗台的高度也应略低于一般常规高度,以便于肢体残疾或久病不能站立者在轮椅上进行日常生活活动;另外,低的窗口不遮挡轮椅乘坐者的视线,可直接观望到户外的景色,拓宽其视野。根据坐位的高度选择家具,勺子、碗、梳子等日常生活用品均应符合残疾者的功能状态。

5. 厕所、浴池、楼道 应设有扶手,以便于康复对象的行走、起立、如厕等,地板应平整防滑。

6. 现代化设施的使用 如对高位截瘫者还可以使用"电子环境控制系统"装置,通过用口吹气的气控方法来协助完成开关灯、电视、窗帘等日常生活动作。

(二)心理康复环境的要求

心理康复的环境是无形的,也是物质条件和设施条件所不能替代的,但对康复效果的影响却更为重要。特别是突发事件造成的人生中途伤残者和疾病造成的后遗症患者最容易出现较为严重而复杂的心理问题。护理人员应采取各种措施营造一种有利于康复的心理环境,实施一系列心理护理措施来配合康复训练。对较严重的心理问题需要专业心理医生有针对性实施心理治疗。心理环境的要求如下:

1. 康复护士要具备良好的心理品质 要保持稳定和振作的工作情绪;在态度上,要积极、热情,以饱满的精神去影响康复对象的心理状态;在能力上,要有较强的观察力、记忆力和丰富的想象和思维能力。

2. 良好的护患关系 面对康复对象做到真诚的理解、热情的帮助、积极的鼓励,给康复对象以最大的心理支持。

3. 良好的患患关系 病室和床位的选择上，要求建立一个健康的心理环境条件，情绪低落的对象不能安排在同病室或邻近床位，避免产生消极影响。在病室创造一种积极向上的情景氛围，病友之间互相支持、鼓励，在康复训练中共同进步。

4. 争取家庭、社会对患者的心理支持 家属、亲友及同事的支持和鼓励对患者的心理康复及主观能动性的激发具有他人不可替代的作用，所以护理人员要尽力帮助患者建立有力的社会支持系统。

5. 选择适宜的交流方式 遇有语言障碍者，在交流方式上要便于其理解和回答问题，如手语、写字板等，尽量减少对方的心理负担。

二、被动维持患者关节活动范围的基本护理技术

（一）适用范围

这项护理技术适宜施行于下列患者：

1. 肢体瘫痪患者。

2. 肢体软弱而自主活动能力受限者。

3. 老弱及长期卧床患者、肢体活动能力受限制者。

各种原因导致肢体长期不活动可造成关节活动能力减退、挛缩畸形及下肢静脉血栓形成，这项护理技术可有效预防这些并发症发生，开始时可根据病情只做少量，逐渐增加，常规为每项做 10 次，每日做 2～3 次。

（二）护理方法

主要包括下列各项关节被动运动：

1. 上肢被动运动

（1）肩关节：

① 屈曲及伸展：将手臂慢慢举高（指向天花板）→将手臂继续向床头移动至有"紧"的感觉或患者主诉疼痛就停止→将手臂放回患者身边（如图 4-6-1）。

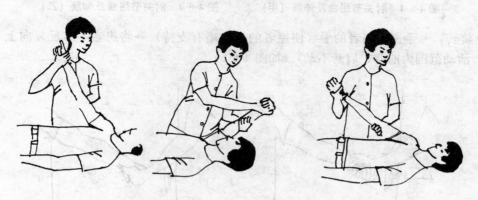

图 4-6-1 肩关节的屈曲及伸展

② 内收及外展：将手臂从身旁拉向外侧→使手掌向上，继续向头部拉去→如床头阻碍，可将肘部屈曲→协助运动者可将一手置于患者肩膀，以固定其位置，免使肩膀跟着臂部的活动而移至耳部→将手臂放回原位（如图 4-6-2）。

③ 外旋转及内旋转：将手臂拉离身侧使与肩平→屈肘（使与床褥成直角）→将前臂拉

下，使手臂触及床褥→将前臂拉向床头，使手背触及床褥（如图 4-6-3）。

（2）肘部关节：

①屈曲及伸展：甲乙每项做 5 次，甲乙轮流做。

（甲）手平放身侧→屈肘（将手指带向肩膀）→将肘部伸直（如图 4-6-4 甲）。

（乙）手平放身侧→屈肘（将手指带向下颌）→将肘部伸直（如图 4-6-4 乙）。

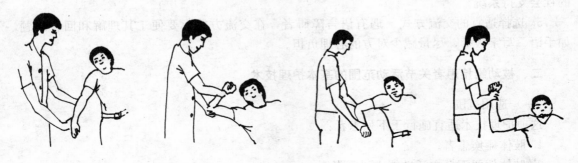

图 4-6-2 肩关节的内收及外展　　　　　　　图 4-6-3 肩关节外旋转及内旋转

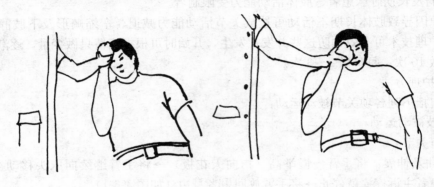

图 4-6-4 肘关节屈曲及伸展（甲）　　　图 4-6-4 肘关节屈曲及伸展（乙）

②旋转：一手握住患者的手（使患者的手腕略有支持）→将患者手掌反复向上下翻动（注意：活动范围为前臂，肩膀不动）（如图 4-6-5）。

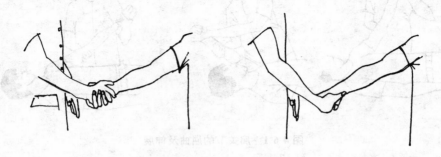

图 4-6-5 肘关节的旋转

（3）手腕关节：

①尺偏和桡偏：一手握住患者的手腕，另一手握住患者的手掌→将手掌轮流屈向拇指及小指两边（如图 4-6-6）。

106

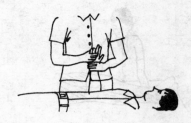
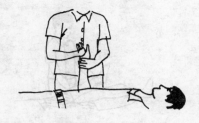

图 4-6-6　手腕关节尺偏和桡偏

②屈曲及伸展：一手握住患者的手腕，另一手拉住患者的手指→把手腕向掌屈→使手腕伸直→把手腕向背伸（如图 4-6-7）。

（4）手指关节的屈曲及伸展：一手握住患者的手腕使略向后伸→另一手放在患者手背上，然后把患者手指握成拳头（拇指的位置在其他手指之上）→将拳头放松，五指伸直（如图 4-6-8）。

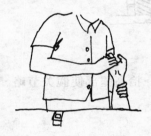
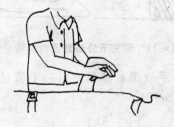
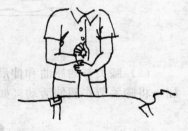

图 4-6-7　腕关节屈曲及伸展　　　　　　　　图 4-6-8　指关节的屈曲及伸展

2. 下肢被动运动

（1）髋关节：

① 屈曲和伸展：一手置于患者膝后，使不要屈曲→将腿提高，在可能范围内至 90°→将腿放回原位（如图 4-6-9）。

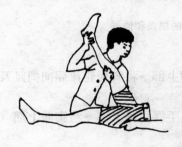
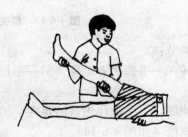

图 4-6-9　髋关节屈曲和伸展

② 内收和外展：以一手置放患者膝后，另一手放在踝下→将腿向外拉（不与床铺发生摩擦）→将腿向内拉，继续向对面移去（如主诉疼痛则必须停止）→将腿置回原位（如图 4-6-10）。

③外旋转及内旋转：一手放患者膝上，另一手放足踝上→把腿向内侧转动→将腿向外侧转动或放松（如图 4-6-11）。

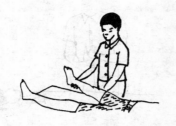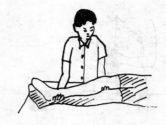

图 4-6-10　髋关节内收和外展

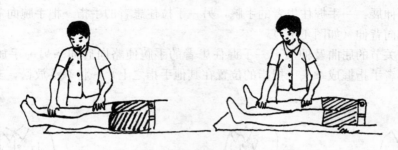

图 4-6-11　髋关节外旋转及内旋转

（2）膝关节的屈曲和伸展：一手放患者膝后，另一手放足踝后→抬高腿部使髋关节略屈→将膝关节作屈伸活动（如图 4-6-12）。

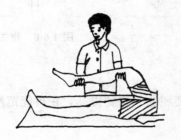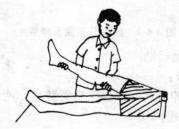

图 4-6-12　膝关节的屈曲和伸展

（3）足踝关节：

①内外旋转：一手握患者足踝，另一手握脚上部→将脚板轮流屈向拇趾及小趾两边（如图 4-6-13）。

②屈曲及伸展：一手握住患者的足踝，另一手握住脚上部→将脚向上屈（不可用力）→将脚向下屈或放松（如图 4-6-14）。

（三）操作的注意事项

1. 对关节施行被动运动训练前，要了解关节本身是否有病变，如果关节本身有病变或关节术后患者，一定要先与医师、治疗师商量，全面了解患者的病情及术中情况，确定关节训练的开始时间、强度与范围。

2. 在生理的关节活动范围内进行活动。在进行患侧的运动之前，应先做健侧以了解正常的关节活动范围，避免活动范围过大引起肌腱、韧带及关节囊破坏、松弛，造成关节不稳。

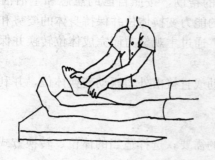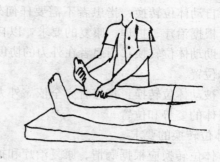

图 4-6-13　足踝关节内外旋转

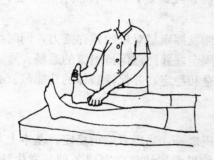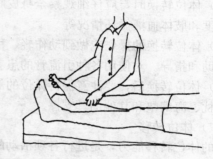

图 4-6-14　足踝关节屈曲及伸展

3. 被动活动时，动作要轻柔缓慢地进行，注意保护关节，逐渐加大关节的活动范围，切忌冲击性及粗暴牵扯。活动过程中密切观察患者的反应，尤其是感觉障碍的患者，强烈疼痛的感觉往往是损伤的信号。

4. 被动活动宜多次反复进行，应向患者解释活动的目的、方法和原理，以取得患者及家属的配合。

三、体位、体位转换及转移

（一）体位及常见体位的种类

体位一般指人的身体位置和姿势，临床上通常是指根据治疗、护理及康复的需要而采取并能保持的身体姿势和位置。常采用的体位有仰卧位、侧卧位、俯卧位、半坐卧位、端坐位、膝胸卧位、截石位、头低足高位、头高足低位等。在康复护理过程中，要根据疾病的特点采取适当的体位，如偏瘫患者采取的抗痉挛体位，有助于预防或减轻痉挛的出现或加重，所以又称良肢位。

（二）体位转换

1. **体位转换的康复意义**　体位转换是指通过主动、助动或被动的方式改变身体的姿势或位置。定时的体位转换一方面可促进全身的血液循环，预防压疮、坠积性肺炎、尿路感染、肌肉萎缩、关节变形和肢体挛缩等并发症；另一方面，康复训练需要体位转换的配合，才能达到训练的目标。如偏瘫患者不断变换体位可使患肢的伸屈肌张力达到平衡起到预防痉挛模式出现的作用。

2. **体位转换的方式**　根据体位转换过程中主动用力的程度，分为以下三种方式：

（1）自动体位转换：指患者不需要任何外力的帮助，按照自己的意志和生活活动的需要，或者根据治疗、护理、康复的要求，以自我的能力变换体位并保持身体的姿势和位置。

（2）助动体位转换：指患者在外力的协助下，通过主观努力而完成体位转换并保持身体的姿势和位置。

（3）被动体位转换：指患者完全依靠外力协助或直接由外力搬动变换体位，并利用支撑物保持身体的姿势和位置。

3. 体位转换的要求

（1）体位转换应根据病情、康复治疗和护理的需要，选择适当的体位、转换方式及间隔时间，一般每2小时转换一次。

（2）体位转换前，应当向康复对象说明目的和要求，以取得其理解和尽可能的配合。

（3）体位转换时，应仔细观察全身皮肤有无出血点或斑块，局部皮肤有无压红、破溃，皮肤温度和肢体血液循环情况等。

（4）体位转换的操作应做到动作轻、稳，尽可能发挥康复对象的残存能力，同时给予必要的协助和指导。对使用各种引流管的患者，应先固定好并注意保持引流的通畅。

（5）体位转换后，要注意保持体位的舒适、安全和稳定，并保持肢体的功能位。必要时使用软枕、海绵垫和其他助具支撑。

（三）体位转移

人的体位转移能力，是进行各项活动的重要前提之一。当患者病情稳定，基本上掌握坐起、站立动作时，即应开始转移训练，其目的就是使患者尽快独立完成各种日常生活活动，为早日获得职业康复，回归家庭和社会创造条件。

1. 床-轮椅间转移法

（1）轮椅置于患者健侧，30°～45°面向床尾。关好刹车，翻起脚踏板。

（2）患者转成坐姿，坐稳后，分开双脚，稳固地踏在地面上，以维持平衡。

（3）躯干微向前倾，以健手撑起身子，将身体部分的重量放在健腿上而成站姿。

（4）将健手放在轮椅的远侧扶手中央，以健脚为中枢轴旋转身体坐在轮椅上。

（5）翻下脚踏板，将双脚放在脚踏板上（见图4-6-15）。

2. 站立、扶持行走

（1）偏瘫患者进行站立、步行训练时，护士一定要站在患者的侧面或对面给予必要的帮助，患者身体不稳时，不可牵拉其患侧肢体，以免造成骨折和脱臼。

（2）站立训练前先进行患侧下肢负重训练；步行训练初期，为保证安全，最好让患者在平行杠内进行。

（3）偏瘫患者扶持行走时，护士要站在偏瘫侧，一手握住患者的患手，使其拇指在上，掌心向前，另一手从患侧腋下穿出置于胸前，将手伸直，手背靠在胸前处，与患者一起向前缓慢步行（见图4-6-16）。

3. 上下楼梯

（1）上楼梯（如图4-6-17）：

A1. 双脚站立平放，健侧的手放在栏杆上。

A2. 提起健侧的脚。

A3. 把健侧的脚平放在梯级上。

A4. 提起患侧的腿。

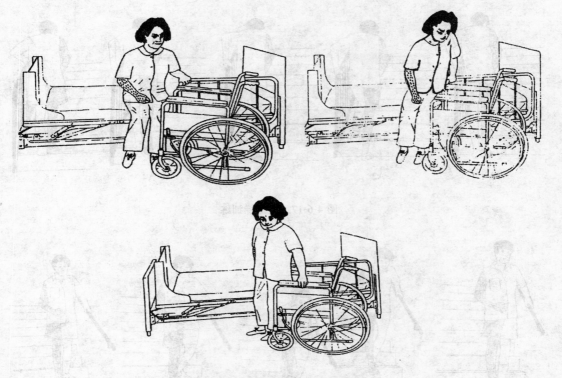

图 4-6-15　床-轮椅间转移

A5. 把患侧的腿提至健侧的脚所在的梯级上重复整个过程。

（2）下楼梯（如图 4-6-18）：

B1. 健侧的手放在栏杆上。

B2. 把患侧的腿移下。

B3. 患侧的脚移至下一个梯级上。

B4. 把患侧的脚平放在梯级上。

B5. 把双脚齐放在梯级上，重复整个过程。

四、日常生活活动的自理及护理

（一）日常生活活动的概念和内容

日常生活活动是指人们为独立生活而每天必须反复进行的、最基本的、具有共同性的活动，即进行衣、食、住、行及个人卫生等的基本动作和技巧。具体内容见表 4-6-1。

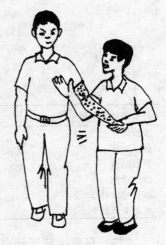

图 4-6-16　患侧扶持行走

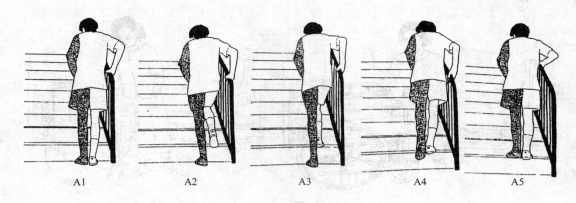

| A1 | A2 | A3 | A4 | A5 |

图 4-6-17　上楼梯训练

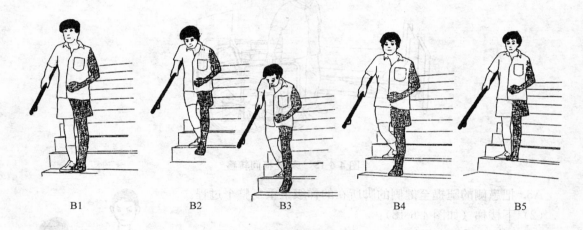

| B1 | B2 | B3 | B4 | B5 |

图 4-6-18　下楼梯训练

表 4-6-1　日常生活活动动作名称及其动作内容

日常生活活动的名称	日常生活活动的内容
饮食动作	使用筷子、勺等食具，将食物或水拿取，并能送入口中等
排泄动作	排泄前解脱衣物、排泄后整理衣物；便后臀部清拭；便器的使用等
更衣动作	衣、裤、鞋、袜、帽等衣物的穿、脱动作；扣带的松解和系结动作
清洁动作	洗脸、漱口、刷牙、拧毛巾、梳头、洗头、洗澡等
移动身体动作	体位的保持、体位的更换；支具、助具的使用、身体移动动作
情感交流动作	会话、写字、手势等情感交流

（二）日常生活活动自理训练的康复护理

1. 饮食动作的训练　饮食是人体摄取营养的必要途径。康复对象存在着不同程度的功能障碍，都会直接或间接地影响进食和营养的补充。对意识清楚、全身状况稳定的患者即可进行饮食动作训练。

（1）方法：

1）进食训练：①患者保持直立的坐姿，身体靠近餐桌，患侧上肢放在桌子上；②将食物及餐具放在便于使用的位置，必要时在餐饮具下面安装吸盘，以防止滑动；③用健手持食物进食，或用健手把食物放在患手中，由患手进食；④对丧失抓握能力、协调性差或关节活动受限者，可将食具进行改良，如使用加长加粗的叉、勺或佩带橡皮食具持物器等协助进食（如图4-6-19）。

2）饮水训练：①杯中倒入适量的温水，放于适当的位置；②可用患手持杯，健手协助稳定患手，端杯至口边，饮水；③必要时用吸管饮水（如图4-6-20）。

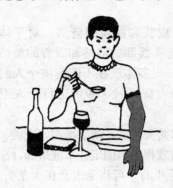
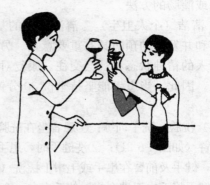

图4-6-19　进食时直立对称的坐姿（左侧偏瘫）　　**图4-6-20　患手持杯喝水（右侧偏瘫）**

（2）护理措施：①创造良好的饮食环境，保证有愉快的心情和排除干扰用餐的因素等；②提供适宜的饮食种类，根据康复对象的吞咽和咀嚼功能，选择普通食物、半流质食物或者流质食物；③保证足够的营养成分和足量水分摄入；④鼓励患者尽可能自己进食，必要时给予护理援助。

2. 排泄　排泄是维持生命的重要过程，康复对象如有排泄功能障碍，不仅因生活质量下降而感到痛苦，也影响患者回归社会的过程。因此，通过康复护理措施，使其排泄障碍得到改善，对康复对象的全面康复具有十分重要的意义。

（1）排尿功能训练：一般可采取建立排尿反射、训练排尿方法和形成排尿规律三种护理措施。解决排尿障碍常采用的方法包括压迫膀胱、一次性导尿、留置尿管或间歇导尿等。

常见的排尿障碍包括压力性尿失禁、功能性尿失禁、反射性尿失禁和尿潴留，其症状表现及康复护理措施如下：

①压力性尿失禁：表现为在打喷嚏、咳嗽等腹压增加情况下出现漏尿，但量不多，约50ml。护理措施主要采用盆底肌肉训练法：主动收缩肛门括约肌、臀肌，但不要收缩腹肌。每次持续10秒钟，重复10次，每日3～4次。在漏尿前后训练效果更好。

②功能性尿失禁：因环境或体能障碍而不能及时排尿导致的尿失禁。护理上要解决如厕困难，定向力差者应给予如厕的护理帮助，对体能障碍而不能及时排尿者，在其身边备好便器，养成定时排尿习惯，不要过于憋尿。

③反射性尿失禁：有模糊排尿的感觉，但不能排空膀胱，伴有不自主性尿失禁。可使用外集尿器解决尿失禁，轻叩耻骨联合上区或摩擦大腿内侧，同时伴随流水声以促使反射性排尿，或每4～6h进行无菌导尿一次，并限制饮水量每小时100～125ml。

④尿潴留：表现为膀胱出口阻塞，膀胱极度充盈，不能自主排尿；大量残余尿致膀胱逼尿肌收缩无力而出现充盈性尿失禁。可采用手压法（双手拇指置于髂嵴，其余四指置于小腹膀胱区下压，力量逐渐加大）和腹压法（采取坐位或蹲位，身体前倾屏住呼吸，增加腹压，用力将腹压传导至膀胱）促进排尿，残余尿多者立即给予导尿。

（2）排便功能训练：便秘是排便功能障碍的常见表现。便秘患者注意饮食中摄入多纤维食物；每日保证 2500～3000ml 饮水量；养成定时排便的习惯，注意要有合适的排便姿势和环境。

排便功能训练可采取以下护理措施：①手法按摩腹部促进肠蠕动；②对无排便能力者，操作人员戴指套蘸滑润油，轻柔地在肛门内作环状刺激后将大便掏出；③必要时配合使用通便栓剂或灌肠的方法。

3. 清洁（个人卫生）　清洁是人的基本需要之一，全身皮肤和黏膜的清洁，对于体温的调节和并发症的预防具有重要意义。另外，个人卫生特别是头面部的清洁和衣着的整洁也影响着人的精神状态和社会交往。康复对象的生活不能自理，很多体现在不能解决个人的卫生问题。因此，当患者能坚持坐位 30 分钟以上，健侧肢体肌力良好时，即可进行个人卫生训练。

（1）洗脸、洗手训练：①患者坐在洗脸池前，用健手打开水龙头放水，调节水温，洗脸、患手及前臂（如图 4-6-21）；②洗健手时，患手贴在水池边伸开放置或将毛巾固定在水池边缘，涂过香皂后，健手及前臂在患手或毛巾上搓洗（如图 4-6-22）；③拧毛巾时，可将毛巾套在水龙头上，然后用健手将毛巾双端合拢，使毛巾向一个方向转动拧干（如图 4-6-23）。

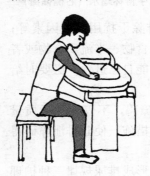 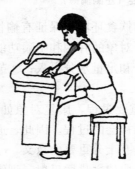 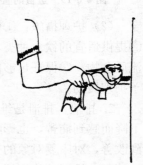

图 4-6-21　洗患手及手臂　　　　　图 4-6-22　洗健手及手臂　　　　　图 4-6-23　单手拧毛巾

（2）刷牙训练：借助身体将牙膏固定（如用膝夹住），用健手将盖打开，刷牙由健手完成；还可采用助具协助进行，如环套套在手掌上，将牙刷插入套内使用。

（3）沐浴：用健手持毛巾擦洗或将毛巾一端缝上布套，套于患臂上协助擦洗；也可借助长柄的海绵刷协助擦洗背部和身体的远端，必要时需要有人协助（如图 4-6-24）。

4. 穿脱衣物训练　衣物的穿脱是日常生活活动不可缺少的动作。对有身体功能障碍而不能完成衣物穿脱动作的康复对象，只要能保持坐位平衡，有一定的协调性和准确性，即应当指导他们如何利用残存功能来解决衣物的穿脱问题，以恢复生活自理能力。

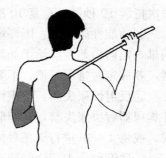

图 4-6-24　长柄海绵球清洗背部

（1）穿衣：先穿患侧，再穿健侧，步骤如下：①把袖子穿在患侧的手臂上，继而把衣服拉至患侧的肩膀；②把衣服沿肩膀拉至另一肩膀；③把健侧的手臂穿入另一侧衣袖；④把衣服拉好（如图 4-6-25）。

（2）脱衣：顺序与穿衣顺序相反，先脱健侧，再脱患侧。

（3）护理措施：①衣物穿脱动作的训练，必须在掌握坐位平衡的条件下进行；②在衣物选择上，应当选用大小、松紧、薄厚适宜，易吸汗，又便于穿脱的衣、裤、鞋、袜，以利于

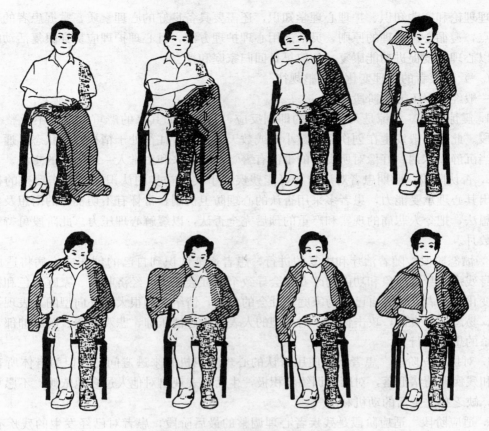

图 4-6-25　左侧偏瘫患者穿上衣

训练中动作自如，穿脱方便；③偏瘫患者在衣物穿脱顺序上，注意在穿时先患侧后健侧，脱时先健侧后患侧；④有双上肢功能障碍者，需要给予一定的协助。

5. 日常生活活动自理训练前后的康复护理

（1）训练前要排空大小便，避免训练中有排泄情况发生而污染训练器具和影响训练进度。

（2）如康复对象携带尿管、集尿器或夹板等，应在训练前固定好，以防止训练中脱落或者二次损伤等问题。

（3）训练后，对康复对象的整体状况应作全面观察，如精神状态如何，身体有无不适及过度的疲乏感等，以利于及时给予必要的措施。全面掌握训练的反应，有助于准确把握康复对象的训练项目和训练量。

（4）康复护士应当全面了解和掌握康复对象训练的计划和每日、每次的训练内容及其要求。其目的有两个：一是便于观察训练效果；二是利于康复对象回到病房的日常生活活动自理的督促和继续指导。

五、康复对象的心理护理

心理护理是以心理学基本理论知识为指导的心理康复工作。康复护理的对象主要是残疾者和慢性病患者，他们不同程度地存在心理和社会适应障碍，大量的康复护理实践证明，在积极的情绪状态下进行训练，努力配合则能产生良好的康复效果，这就需要护士不仅具备康复护理理论和实践知识、护理心理学知识，还需要具备良好的心理素质，掌握患者的心理活动特点，遵循心理护理的原则，灵活运用心理护理方法，且心理护理应贯穿康复活动的全过程，以心理康复促进功能康复，争取早日回归家庭和社会。

（一）残疾者的心理变化和调整规律

一般经历以下五个阶段：

1. 震惊阶段　震惊是人对创伤的即刻反应，是对突如其来的严重打击来不及整合的心理阶段。此期一般发生在创伤后的数小时或数天内，患者往往处于精神麻木状态，通常表现得相当沉静、木讷，好像对所发生的事没有警觉，有将来和正常人一样生活的想法。

2. 否认阶段　此期患者对病情和可能残疾的事实有初步的认识，但创伤致残的打击往往超出其心理承受能力，患者多采用否认的心理防卫机制，常怀有不切实际的幻想及各种幼稚的想法，把令人悲痛的现实和严重的预后完全否认，以缓解心理压力。此阶段可持续数周甚至数月。

3. 愤怒阶段　随着治疗和康复的进行，患者逐渐认识到自己的创伤或疾病将造成长期或终身残疾，身体形象和功能的改变还会导致个人社会地位、经济收入、家庭角色和社会行为的变化，患者会认为自己成为家庭和社会的负担，情绪波动很大。外向型的人表现为怨恨他人、易怒、好责怪，攻击性强；内向型的人表现为心情压抑、悲观失望、沉默抑郁，甚至有自杀的想法和行为。

4. 对抗独立阶段　患者不再使用否认的心理防卫机制来逃避问题，但为身体所丧失的功能和残疾而情绪低落，对康复训练不积极，生活上表现出对他人过多地依赖，不愿意离开医院，缺乏独立生活的动机和勇气。

5. 适应阶段　适应阶段是残疾者心理调整的最后阶段，患者对已经发生的残疾有所了解，能够面对现实，表现为情绪逐渐好转，寻求建立新的身体形象，积极参加康复训练，努力争取生活自理，参加部分工作，回归社会。

以上五个阶段不能截然分开，历程也因人、病情而异，有时会出现反复。了解身体残疾者心理调适的规律，在康复过程中使患者尽早进入适应阶段是非常重要的。

（二）残疾者的心理反应

残疾是人生中的重大挫折，残疾者的心理反应和变化规律是影响康复进程的重要因素，患者从突然致残到慢性康复的过程中，心理活动复杂多变，常有以下心理活动特点：

1. 心理危机　在生活中，当人们遇到丧失健康、肢体致残、家庭成员或与自己关系密切的人亡故、事业遇到重大挫折的时候，都会经历不同程度的心理危机。患者可表现为手足无措、慌乱和否认，继而出现恐惧、焦虑、抑郁、退缩，或出现食欲不振、睡眠障碍、精神紧张等。医护人员应主动进行干预，提供心理援助，帮助患者顺利度过危机阶段。

2. 焦虑心理　残疾多会导致身体外观异常和机体部分功能的丧失，患者对自身的认识和感觉体验受到伤害，导致焦虑情绪。表现为全身不适、心烦意乱、失眠、无助感等；严重的焦虑不仅可增加生理和心理上的痛苦，而且会对康复进程产生不利的影响。

3. 抑郁心理　残疾必然伴随丧失，同时长期受疾病的折磨，多数患者会产生轻重不同的抑郁情绪。轻者表现为情绪低落，丧失生活乐趣；严重的抑郁会导致失助感和绝望情绪，悲观厌世，甚至产生自杀的念头或行为，应引起医护人员的高度重视。

4. 自卑心理　指个体对于自我、自我能力的评价或自我信念处于消极状态。残疾者面对自我形象的变化、功能的丧失、社会地位、经济收入及家庭角色的巨大变化，容易产生自卑心理，表现为敏感多疑，过分的自我意识，避免参加社会活动，甚至自我隔离封闭。

5. 自尊心理　人生中途致残，使人的自我价值感严重受挫，自尊心也会受到不同程度的伤害，表现为异常敏感，斤斤计较等。患者强烈的自尊心说明他不愿向疾病、向现状屈服，是与疾病作斗争的积极的意志品质。医护人员应特别注意保护患者的自尊心，提供良好的心理环境，使患者感到自己一直受到尊重和重视。

6. 孤独心理　残疾者常因仪表不讨人喜欢、机体功能受限、创造的社会价值较低、花费较多和连累家人等因素，在社会上受重视程度低；同时残疾造成身体活动的不便，以及残疾者的自卑心理等，导致与社会接触减少，接受外界信息减少。社会信息的剥夺和对亲人依恋的需要不能满足是患者产生孤独感的主要原因。

7. 依赖心理　一个人患病或残疾以后，自然会受到家人和周围同志的关心照顾；同时，通过自我暗示，患者也认为自己的病很严重，变得被动、依赖、顺从，情感脆弱甚至幼稚，爱与归属感增强，希望得到更多人的关心和温暖，否则会感到孤独、自怜。

8. 退化心理　有的残疾者度过心理危机之后，心理和行为上出现退缩反应。成人表现为以自我为中心，需求增多，不合作等；儿童患者则表现为遗尿、口吃、不配合治疗等。退化心理是患者的心理防御反应，此时患者需要更多的关心和支持。

9. 期待心理　期待心理是指向未来的美好想象和追求。患者进入适应阶段后，自尊心和自信心增强，对未来充满信心和希望，希望得到周围人的同情和支持，期望出现医学奇迹，表现为患者四处求药、八方投医。期待心理是患者渴求康复的精神支柱，是一种积极的心理状态，但期望值太高往往会导致失望，从而出现情绪低落、意志消沉等。

10. 康复心理　康复心理是指伤残进入慢性期，患者身体功能逐渐退化或多年维持在同一水平时，期盼达到正常人健康水平的心理状态。此期患者虽已致残，但他们期望从事一定的工作和学习，常发生严重的角色冲突，若心理矛盾长期得不到解决，可能会变成心理社会功能的致残者。

（三）心理护理的原则

残疾患者的心理活动因病情、个性心理特征等的不同而各具特点，但从临床上普遍存在的心理问题来看，其心理活动过程有其共同的规律性，因此，心理护理方法的实施，要遵循其普遍原则。概括起来主要包括以下几个方面：

1. 整体性原则　整体性原则是指心理护理要从人与自然环境相互统一和人体内外环境相互协调这一辨证观点出发，处理好患者与自然环境、社会环境的关系，提高其心理适应能力；消除心理因素和生理因素的相互影响而形成的恶性循环，使患者的身心功能协调平衡。并通过建立良好的护患关系，为做好心理护理提供保证。

2. 针对性原则　由于年龄、性别、伤残程度、文化素质、个性特征等的不同，患者的心理反应有明显差异，要求护士全面详细了解病情，掌握患者的个性心理特征，根据不同患者的心理反应及心理需求，采取针对性的心理护理措施，并力求护理措施获得实效。

3. 以患者为主体的原则　以患者为主体就是要充分调动患者的主观能动性，促使其自我护理。自我护理是人为了自己的生存、健康及舒适所进行的自我实践活动，有助于满足患者自尊、自信的心理需求。康复人员应启发、指导和帮助患者调动自身潜能，积极参与自身康复活动，尽可能地部分或全部照顾自己，为全面康复创造条件。

4. 交往原则　心理护理是在康复护理人员与患者的交往过程中完成的，通过交往可以了解患者的心理特点、交流感情、协调关系，尽量满足其心理需求。康复护理人员在交往中起主导作用，应掌握高超的交流技巧，做到热情友好，相互尊重，不断增加交往深度，提高交往质量，使心理护理卓有成效。

5. 启发性原则　在对患者进行心理护理的过程中，应不断运用护理心理学的知识向患者进行宣传解释，引导患者了解人作为一个统一的整体，生理因素与心理因素的相互影响，消除其对疾病的错误认知，如否认心理、依赖心理等，启发患者运用积极的心理防卫机制，如补偿、升华等，使他们以良好的心态主动参与一系列的康复活动。

6. 平等性原则　在护理过程中，应特别注意尊重残疾人的人格，一视同仁，公平对待，一切护理措施的实施，要征得患者的同意，保护患者敏感的自尊心。同时，动员社会和家庭的力量，关心爱护残疾人，为患者创造良好心理环境和社会环境，帮助其树立康复的信心。

（四）康复心理护理常用的几种方法

康复心理护理的基本方法是在良好的护患关系的基础上，通过交谈指导患者适应环境变化和疾病带来的压力，提高患者的认知水平和应对能力，帮助患者建立良好的社会支系统，以积极的心理状态接受治疗和康复训练。下面介绍几种康复心理护理的常用方法：

1. 支持心理护理　支持心理护理是护理人员通过护患沟通了解患者的心理问题，消除心理紊乱，提高心理承受能力，恢复心理平衡的一种护理方法。具体方法包括：

（1）保证：残疾患者常将注意力全部集中在残疾的身体部位而忽略本身尚存的健侧身体功能，导致自我评价太低，加重焦虑和痛苦。护士可在康复评定的基础上，根据患者的实际情况用科学的态度反复作出切合实际的保证，让患者看到希望，缓解紧张情绪。

（2）解释：解释工作必须从每个人的具体情况出发，有针对性地进行。解释内容包括残疾者目前的处境，治疗程序，可能的恢复情况及医疗技术的局限性，情绪波动与疾病的关系等，逐渐消除一些不切实际的幻想，以良好的心态接受事实。护士解释时语言要通俗易懂，使患者容易接受。

（3）指导：人生中途致残者要面对家庭及社会角色的变化，许多具体问题需要指导。护士要指导患者正确处理好与家庭、社会的人际关系；残疾后生活时间的安排、营养的摄入等；调节自己的生活方式，重新修订人生目标，学会与残疾共生，以最佳的方式生活下去。

（4）鼓励：医务人员对患者的鼓励，可以调动与疾病作斗争的勇气和积极性，恰当的鼓励与患者的治疗阶段相联系时会取得很好的效果，而不应泛泛使用，如利用患者在康复过程中的任何进步进行正强化；用自己的医学知识发表权威性的评论；用自己乐观的情绪表达对患者康复的信心等。

（5）疏泄：致残后的人要经历心理危机及复杂多变的心理活动，护士要创造条件，诱导或启发患者将内心被压抑的痛苦和感受发泄出来，要以同情、耐心、谅解的态度听取患者的诉述，获取患者的信任，从而有针对性地加以引导，使患者获得心理上的轻松感，消除积郁。护士要设身处地地为患者排忧解难，并保守患者的秘密。

2. 培养积极的情绪状态　通过心理和社会的支持以及一定的指导措施，帮助残疾患者培养乐观、自信、顽强、自尊的心理品质，重塑健康人格，即能从实际出发，面对现实，正确估价自己的能力，建立适宜的期望值，以切合实际的方法解决问题，乐观豁达，宽容自己也宽容别人。还可通过建立残疾人民间组织机构，组织残疾人参加运动会及各种文艺活动，通过战胜困难看到自己的社会价值，增强对生活的信心。

3. 正确运用心理防卫机制　应用积极的心理防卫机制如幽默、补偿、升华，可以化解心理危机，鼓起勇气去克服困难和寻求新的出路，最大限度的体现自己的社会价值，对个人、家庭和社会都是有益的。许多残疾人自强不息、顽强拼搏，不但能较好地康复，还能为社会作出自己的贡献。

4. 防止医源性影响　医院和病房整洁舒适的环境，医护人员娴熟的技术操作，和蔼可亲的态度，权威性的影响和暗示，都会对残疾患者的心理活动起到积极的影响。如果医护人员医德医术不佳就会增加残疾人的痛苦与不幸。要对医护人员进行教育和培训，掌握患者的心理活动规律，满足患者的心理需要，防止医源性因素对康复进程的影响。

5. 提供康复信息和社会支持　为了发挥残存肢体的功能，可利用辅助器、自助具提高日常生活活动能力；可给需要功能代偿的残疾者提供装备矫形器、假肢的信息；改造公共设施，使残疾者能方便地活动；来自于家属、亲友和社会各方面精神上和物质上的关心和照顾可以帮助其稳定情绪，找到解决问题的出路，提高其抗挫折能力；全社会提倡良好的道德风尚，使他们感受到社会的关心和支持。

6. 寻求心理咨询和心理治疗的帮助　康复护理人员运用心理学的理论和技术，通过和康复对象进行商谈、讨论、启发和教育，对其在情感、认知和行为方式等方面存在的问题进行有目的、有计划的矫治，改变思维方式，提高认知水平，以解决各种心理问题，使其更好地适应康复环境，正确认识自我，维持心理平衡。

六、关节挛缩的康复护理

（一）关节挛缩与康复

关节挛缩是指关节僵硬不能活动的状态。临床表现为该部位关节活动范围受限，肢体呈屈曲位的紧缩状态，并可呈进行性发展。关节挛缩的病理变化主要是关节及其相关韧带处筋膜、肌肉等软组织由疏松状态演变为致密状态，其长度缩短，柔韧性和可动性丧失所致。关节挛缩是长期卧床者或肢体活动受限者常见的废用性并发症之一，发生的主要原因是关节不活动或活动范围不充分、意识障碍、年老体弱、局部炎症、循环障碍、外伤、浮肿等，痉挛是其最主要的促发因素。关节挛缩一旦形成，将严重影响康复训练，如果得不到及时的矫正，将影响患者的功能和能力，引起疼痛和不适，给生活自理带来很大困难，且严重的痉挛治疗困难，应该早期预防。康复护理应对此给予高度重视，及时采取有效的护理措施。

（二）关节挛缩的康复护理

1. 抗痉挛体位和体位转换　采取抗痉挛体位以预防痉挛引起的异常肢体位置和关节挛缩，及时纠正不正确的体姿，定时进行体位转换。如为预防髋关节屈曲挛缩，应避免床太软使臀部下陷，还可进行桥式运动；尽早下地活动，可防止踝关节挛缩等。

2. 维持正常的关节活动范围　健侧肢体充分的全关节活动范围的主动运动可预防关节挛缩，而患侧单纯的主动运动难以达到良好的效果，主要通过被动运动维持患侧正常的关节活动范围。在训练时，应当注意其关节活动度要从小到大，活动时间要由少到多，训练动作要轻柔，方法参见本节被动维持患者关节活动能力的基本护理技术的内容。

3. 注意保持肢体的功能位　可采取相应的措施改变肢体的紧缩程度，如偏瘫患者处于肢体挛缩状态时，可采用粗细为 5～6cm、长短为 7～8cm 毛巾卷置于偏瘫侧的手掌心中，以矫正掌指关节的挛缩。另外，在偏瘫侧的髋关节、膝关节、肩关节、肘关节等屈曲部位处，可放置薄的软枕支撑，以矫正其关节挛缩状态。

第五章　常见疾病的康复及护理

第一节　脑卒中的康复及护理

一、概述

脑卒中又称中风、脑血管意外，是由于急性脑血管破裂或闭塞，导致局部或全脑神经功能障碍，且持续时间大于 24 小时或引起死亡的临床症候群，它是一组急性脑血管疾病的总称。根据病因和临床表现的不同分为出血性（脑出血、蛛网膜下腔出血）和缺血性（脑血栓形成、脑栓塞、有神经系统定位症状体征的腔隙性脑梗死）两大类。高血压、高血脂、糖尿病、动脉粥样硬化、血流变异常、不良生活方式和习惯是本病的危险因素。脑卒中引起的功能障碍主要表现在运动、感觉、言语、认知、颅神经功能等方面，病后处理不当可致废用综合征和误用综合征。

脑卒中是中老年人的常见病、多发病，近年来随着我国老龄化人口的增加，脑卒中的发病率有上升的趋势，并逐步趋向年轻化。其发病率、死亡率、致残率及复发率均高，在我国脑卒中的发病率和死亡率约分别为 219/10 万人、116/10 万人。由于临床医学的进步和发展，先进医疗手段在临床上的应用，抢救和延长了许多脑卒中患者的生命，使死亡率大大降低，但存活者中约 70%～80% 遗留不同程度的残疾，不但给患者的工作和生活带来很大不便，同时也给家庭及社会带来沉重的负担。资料显示，接受康复治疗的脑卒中患者，病后第一年末约 60% 的患者 ADL 不需要帮助，20% 只在复杂活动中需要帮助，仅 15% 需他人较多的帮助，5% 需全部依赖他人。因此，开展脑卒中康复，改善患者的功能障碍，充分发挥残余功能，提高生活自理能力，使其最大限度地回归家庭和社会具有重要的现实意义。

二、康复评定

包括昏迷和脑损伤严重程度的评定、运动功能评定、ADL 评定、生存质量及其他功能障碍的评定，本章只介绍前两种，其他详见第三章。评定的目的是确定患者的障碍类型和程度，以便制定康复治疗目标、观察治疗效果及对预后进行判断。

（一）昏迷和脑损伤严重程度的评定

1. 格拉斯哥昏迷量表（Glasgow coma scale，GCS）　GCS 用以判断患者有无昏迷及昏迷的严重程度。GCS 分数≤8 分为昏迷状态，是重度脑损伤，9～12 分为中度脑损伤，13～15 分为轻度脑损伤。

2. 脑卒中患者临床神经功能缺损程度评分内容及标准　应用我国第四届脑血管学术会议所推荐的脑卒中患者临床神经功能缺损程度评分标准（MESSS）（表 5-1-1），来评定脑卒中患者损伤的严重程度。该评分标准操作简单、实用，具有可靠性和有效性，是脑卒中最基本的功能评定之一。它的最高分是 45 分，最低分是 0 分，轻型是 0～15 分，中型是 16～30 分，重型是 31～45 分。

表 5-1-1　脑卒中患者临床神经功能缺损程度评分标准（1995）

评定内容	得分	评定内容	得分
（一）意识（最大刺激、最佳反应）		Ⅴ正常	0
1. 两项提问：①年龄；②现在是几月		Ⅳ不能抵抗外力	1
（相差 2 岁或一个月都正确）		Ⅲ抬臂高于肩	2
都正确	0	Ⅲ平肩或肩以下	3
一项正确	1	Ⅱ上肢与躯干夹角＞45°	4
都不正确进行以下检查		Ⅰ上肢与躯干夹角≤45°	5
2. 两项指令（可示范）：①握拳、伸掌；		0	6
②睁眼、闭眼		（六）手肌力	
均完成	0	Ⅴ正常	0
完成一项	3	Ⅳ不能紧握拳	1
均不能完成，进行以下检查：	4	Ⅲ握空拳，能伸开	2
3. 强烈局部刺激健侧肢体		Ⅲ能屈指，不能伸	3
定向退让	6	Ⅱ能屈指，不能及掌	4
定向肢体回缩	7	Ⅰ指微动	5
肢体伸直	8	0	6
无反应	9		
		（七）下肢肌力	
（二）水平凝视功能		Ⅴ正常	0
正常	0	Ⅳ不能抵抗外力	1
侧方凝视功能受限	2	Ⅲ抬腿 45°以上，踝或趾可动	2
眼球侧方凝视	4	Ⅲ抬腿 45°左右，踝或趾不动	3
		Ⅱ抬腿离床不足 45°	4
（三）面瘫		Ⅰ水平移动，不能抬高	5
正常	0	0	6
轻瘫、可动	1		
全瘫	2		
		（八）步行能力	
（四）语言		正常行走	0
正常	0	独立行走 5m 以上，跛行	1
交谈有一定困难，需借助表情动作表达；	2	独立行走，需用拐杖	2
或言语流利但不易听懂，错语多		他人扶持下可以行走	3
可简单交流，但复述困难，言语多迂回，	5	能自己站立，不能行走	4
有命名障碍		坐不需支持，但不能站立	5
词不达意	6	卧床	6
（五）上肢肌力			

（二）脑卒中运动功能评定

脑卒中引起的偏瘫是由于上运动神经元受损，使被抑制的、原始的、低位中枢的运动反射释放，引起运动模式异常，表现为肌张力增高，肌群间协调异常，出现联合反应、共同运动和紧张性反射等脊髓水平的运动形式，其恢复过程是一种肌张力和运动模式不断衍变的质变过程。由于脑卒中的发病机制与下运动神经元损伤完全不同，对其评价既要考虑肌力和关节活动度，还要选用能反映中枢性瘫痪的本质，并对康复治疗起指导作用的评定指标。脑卒中运动功能评定的方法通常采用 Brunnstrom 六级评价法、Bobath 评价法、MAS、上田敏评价法及 Fugl-Meyer 评价法等，几种方法各有所长。

1. Brunnstrom 六级评价法（表 5-1-2）　　Brunnstrom 对大量偏瘫患者进行了系统的观察和记录，提出了著名的"六阶段恢复"理论：阶段 I 为迟缓期，持续数日到 2 周；阶段 II 为痉挛期，发病约 2 周后，疾病开始恢复，痉挛开始出现，出现联合反应、共同运动；阶段 III 为共同运动期，随意可引起共同运动，痉挛加重，阶段 II、III 持续 2 周；阶段 IV 为部分分离运动期，痉挛减轻，出现一些脱离共同运动的分离运动；阶段 V 为分离运动期，以分离运动为主，痉挛明显减轻，IV、V 阶段相当于病后 5 周到 3 个月；阶段 VI 为正常运动期，共同运动完全消失，痉挛基本消失，协调运动大致正常。

表 5-1-2　Brunnstrom 偏瘫运动功能评价

阶段	上肢	手	下肢
I	无任何运动	无任何运动	无任何运动
II	出现联合反应、痉挛，不引起关节运动的随意肌收缩	仅有极细微的屈指动作	仅有极少的随意运动
III	痉挛达高峰，随意可引起共同运动，伴有一定关节运动	能全指屈曲，钩状抓握，但不能伸展，有时可由反射引起伸展	随意可引起共同运动，在坐和站立位上，有髋、膝、踝的共同性屈曲
IV	出现一些脱离共同运动模式的分离运动：肩 0°，肘屈 90°，前臂可旋前、旋后；肘伸展，肩可前屈 90°；手背可触及腰骶部	能侧捏及松开拇指，手指有半随意的小范围伸展	开始脱离共同运动。坐位：足跟触地，踝能背屈，足可向后滑动，使屈膝大于 90°
V	痉挛减弱，共同运动进一步减弱，分离运动增强。肘伸展情况下：肩可外展 90°；上肢前平举并上举过头；前臂可旋前旋后	可作球状和圆柱状抓握，能随意全指伸开，但范围大小不等，不能单指伸展	痉挛减弱，共同运动进一步减弱，分离运动增强。立位：髋伸展位能屈膝；膝伸直，足稍向前踏出，踝能背屈
VI	痉挛基本消失，协调运动接近正常，V 级动作的运动速度达健侧 2/3 以上	所有抓握均能完成，可进行单指活动，但速度和准确性比健侧差	协调运动大致正常。以下运动速度达健侧 2/3 以上：立位伸膝位，髋外展；坐位，髋可交替地内、外旋，并伴有踝内、外翻

2. Fugl-Meyer 评定法　　瑞典学者 Fugl-Meyer 根据 Brunnstrom 的观点，设计出了定量化的 Fugl-Meyer 评定法。其内容包括肢体运动、平衡、感觉、关节活动度和疼痛五项。此法敏感、可靠，是目前应用最多的方法，缺点是评测费时。

三、康复治疗

（一）急性期治疗

脑卒中急性期持续时间一般 2～4 周，此期应积极处理原发病和合并症。目前学术界主张只要神志清楚，生命体征平稳，神经学症状不再进展后 48 小时，在不影响患者抢救的前提下，康复训练几乎与药物治疗同步进行。主张除蛛网膜下腔出血、严重脑出血可稍延长外，康复训练应于病后 1 周内进行。

急性期是患者康复的关键阶段，直接影响患者后期的康复训练效果和生活质量。急性期康复的目的是预防并发症和继发性损害，使患者尽快从床上的被动活动过渡到主动活动，尽早开始床上生活自理，同时为恢复期功能训练做好准备。康复措施如下：

1. 合理选用床垫　床垫太硬易发生褥疮，太软使身体下陷，不易变换体位，同时臀部下陷易发生髋关节屈曲挛缩。

2. 保持抗痉挛体位　目的是预防或减轻以后易出现的痉挛模式。

(1) 仰卧位：头用枕头支撑，高度适中。患肩垫起以防止肩后缩，肩关节外展、外旋，肘关节伸展，前臂旋后，腕背伸，手指伸展，掌心向上，整个上肢置于枕头上。患侧下肢伸展，臀部垫起使患侧骨盆向前突，患肢股外侧垫枕头维持患侧下肢于中立位或稍内旋位。避免用枕头在膝或小腿下支撑，因为前者导致膝过于屈曲，后者可引起膝过伸或对下肢静脉不必要的压迫。由于该体位易引起褥疮及增强异常反射活动，应尽量少用（图5-1-1）。

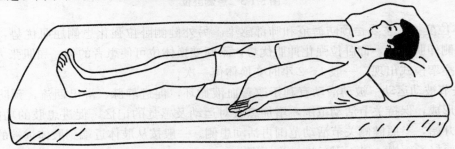

图 5-1-1　仰卧位

(2) 健侧卧位：头用枕头支撑，躯干大致与床面垂直。患肩充分前伸，肘关节伸展，前臂旋前，腕关节背伸，手指伸展，整个患肢放在胸前枕头上。患侧下肢髋、膝屈曲似踏出一步，置于身体前面的枕头上，并完全由枕头支撑。健侧上肢可放在任何舒适的位置，有时可屈曲在枕头下，或放在胸、腹部。健侧下肢平放在床上，轻度伸髋、屈膝（图5-1-2）。

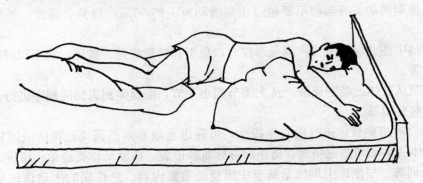

图 5-1-2　健侧卧位

(3) 患侧卧位：头用枕头支撑，躯干稍后仰，后放枕头支撑。患肩充分前伸，避免患肩受压和后缩，患肘伸展，前臂旋后，腕关节背伸，手指伸展，掌心向上。患髋伸展，膝轻度屈曲。健侧上肢可放在身上或后边枕头上，避免放在身前，以免带动整个躯干向前，引起患侧肩胛骨后缩。健侧下肢髋、膝屈曲向前支撑于前面的枕头上（图5-1-3）。

患侧卧位可以增加对患侧的知觉刺激输入，并使整个患侧拉长，从而减轻痉挛，并且健手可以自由活动，因此，患侧卧位是最佳体位。另外，应尽量避免半坐位，以免引起患腿伸肌张力和患臂屈肌张力增加，强化患者的异常痉挛模式。注意：足底不放任何支撑物，手不握任何物品（尤其是坚硬的物品），以免引起阳性支撑反射和抓握反射，起到相反的作用。

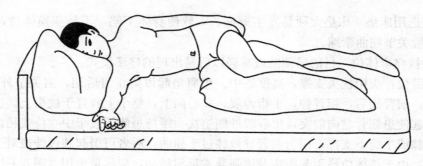

图 5-1-3　患侧卧位

3. 体位变换　主要是预防褥疮和肺部感染。另外健侧卧位强化患侧屈肌优势，患侧卧位强化患侧伸肌优势，仰卧位强化伸肌优势，不断变换体位可使患者的伸、屈肌张力达到平衡，预防痉挛模式出现，一般 1～2 小时变换体位一次。

4. 关节被动运动　被动活动有利于改善血液循环，促进静脉、淋巴回流，预防褥疮和静脉血栓形成，保持关节活动范围，增加患肢对运动及感觉的记忆，促进患肢的功能恢复。先从健侧开始，参照健侧关节活动范围再活动患侧。一般按从肢体近端到肢体远端的顺序进行，动作要轻柔缓慢，以不引起疼痛为原则。

重点进行肩关节外旋、外展和屈曲，肘关节伸展，腕和手指伸展，髋关节外展和伸展，膝关节伸展，足背屈和外翻活动。一般急性期每日做 2 次，每次每个关节做 3～5 遍。痉挛明显者，挛缩出现早，尤其要注意做这项活动。

注意事项：

（1）进行肩关节侧方上举和外展时，掌心要朝上（上臂外旋），以免造成肩关节损伤。

（2）软瘫期被动关节运动不要超过正常活动范围的 50%，肩关节屈曲、外展不应超过 90°。

（3）活动中注意保护关节，避免牵拉，以免引起韧带松弛、破坏，从而出现肩关节半脱位、膝过伸等。

（4）按照从肢体近端到远端，从大关节到小关节，由健侧到患侧的顺序进行。动作应轻柔、缓慢，避免粗暴。

5. 按摩　对患侧肢体进行向心性按摩，可促进血液和淋巴回流，预防或减轻水肿，增加对患侧肢体的运动和感觉刺激，防止深静脉血栓形成。按摩动作要轻柔、缓慢，有节律。

6. 床上训练　早期床上训练是脑卒中康复的重要内容。急性期的主动训练是在床上进行的，要尽快使患者从被动活动过渡到主动康复训练程序上来。

（1）翻身训练：由于锥体束中约有 15% 的纤维不交叉，直接支配同侧的躯干肌，所以通常情况下，躯干肌的瘫痪不明显或较轻，大部分患者很快就能学会从仰卧位转向侧卧位。

①向患侧翻身：患者仰卧，治疗者站在患侧，让患者健侧上、下肢抬起并伸向治疗者方向，同时躯干向患侧旋转至患侧卧位。向患侧翻身较容易，很快就可独立完成。

②向健侧翻身：患者仰卧，将健足置于患足下方，双手交叉，患手拇指位于健侧拇指之上（Bobath 握手），双上肢伸直上举，做左右侧方摆动，借助上肢摆动的惯性将躯干翻向健侧。治疗者可协助骨盆旋转完成翻身动作。

翻身训练每日应进行多次，必要时训练者给予帮助。注意，翻身时头一定先转向翻身侧。

（2）桥式运动：桥式运动可提高骨盆及下肢的控制能力（图 5-1-4）。

①双桥：患者仰卧，双下肢屈髋、屈膝，双足踏床面，让患者抬高臀部，维持一段时间后让患者再慢慢放下。这种训练有利于取放便器和在床上的移动，可提高患者的床上自理能力。训练早期多需训练者帮助固定患腿并刺激臀大肌收缩。

②单桥：当患者能够完成双桥动作后，让患者伸展健腿或置于患腿上，让其患腿屈膝、伸髋、抬高臀部作单桥运动。

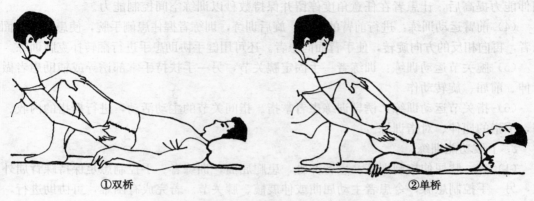

①双桥　　　　　　　　　　　　　②单桥

图 5-1-4　桥式运动

（3）上肢自助运动：患者仰卧，双手交叉，患手拇指位于健侧拇指之上，练习用健手带动患手向前上方上举过头，每日数次，每次 10～20 个。然后，利用健手带动患手向天花板方向上举，停留片刻后再缓慢地返回胸前，每日数次，每次 10～20 个。这项训练可使患者意识到患侧需要帮助及帮助的方法，还可有效地保护肩关节，预防患侧上肢关节和软组织损伤。培养患者恢复身体的对称性运动模式，抑制健侧上肢的代偿动作，抑制痉挛，诱发肩胛带肌肉的主动活动及上肢的分离运动，缓解肩痛和上肢水肿。

（4）下肢自助运动：患者仰卧，将健足置于患足下方，辅助患者利用健侧下肢抬高患侧下肢，尽量抬高，然后，再返回床面，每日反复数次。

（二）恢复期治疗

此期为病情稳定、功能开始恢复的时期。进入恢复期的时间视病情而定，脑卒中恢复期一般为 1 年，言语和认知功能的恢复可能需要 1～2 年。一般而言，缺血性脑卒中约在发病1～2 周后，出血性脑卒中 2 周到 1 个月后进入恢复期。1～3 个月达到最大限度，3 个月后因挛缩形成，使恢复过程变缓慢。

此期应综合应用各种促进技术，进行功能训练，目的是进一步恢复神经功能，争取达到步行和生活自理。运动训练要遵循瘫痪恢复的规律，先从躯干、肩胛带和骨盆带开始，按坐位、站位和步行以及肢体近端到远端的顺序进行，并要注意非瘫痪侧肌力的维持和强化。具体康复措施如下：

1. 牵伸患侧躯干肌　患者仰卧，患侧下肢屈髋、屈膝内旋，训练者一手下压患膝，一手下压患肩，使患侧的躯干肌得到缓慢而持续的牵伸。

2. 上肢功能训练

（1）肩胛带负重训练：提高肩胛带的控制能力，缓解上肢痉挛。患者取坐位，上肢外展、外旋，肘伸展，手指伸展支撑于床上，将重心逐渐移向患侧，维持一段时间后返回中立位，反复进行数次。

（2）肩关节运动训练：预防肩痛、肩关节半脱位和肩关节挛缩，促进运动功能恢复。

①屈曲：上肢缓慢上、下运动。

②外展：上肢缓慢横向外展。

（3）肘关节运动训练：目的是诱发分离运动，促进肘关节的自主屈伸功能，提高自理能力。嘱患者上举上臂，然后屈肘用手触摸自己的头或触摸对侧肩，反复进行数次。在肘关节屈伸能力提高后，让患者在任意角度停留并保持数秒以训练空间控制能力。

（4）前臂运动训练：进行前臂的旋前、旋后训练，训练者握住患侧手腕，使患侧手掌面向患者，再向相反的方向旋转，使手背面向患者。还可用健手协助患手进行翻转扑克牌训练。

（5）腕关节运动训练：训练者一手固定腕关节，另一手扶持手掌部诱导或辅助患者做腕背伸、前屈、旋转动作。

（6）指关节运动训练：诱导训练患者掌指、指间关节的主动活动，进行拇指的内收、外展，手指的屈伸、对指训练。

3. 下肢功能训练

（1）髋、膝屈伸控制训练：患者仰卧，患腿屈曲，训练者一手控制患足保持踝背屈外翻位，另一手控制患膝，令患者主动屈曲或伸展髋、膝关节。若完成有困难，可协助进行，以后逐渐加大自主运动范围。最后让患者在任意角度停留来训练控制能力。

（2）髋关节内收（旋）、外展（旋）控制训练：患者仰卧，双下肢屈髋、屈膝，双膝平行并拢，双足踏床面。先把双膝分开呈外旋位，然后嘱患者主动合拢双膝。训练者可对健腿施加阻力，阻止其内收内旋，通过联合反应来诱发患腿的内收内旋，必要时给予帮助。随控制能力的提高可逐渐施加阻力。

（3）伸髋、屈膝训练：患者仰卧，屈膝并将患肢放到床下，在伸髋屈膝下，训练者一手将患足置于背屈外翻位，让患者抬腿至床上，然后再把腿放下去，反复进行。如果患者能够完成这个动作，起床时将不需要用健腿帮助患腿，并为以后步行打下良好的基础。

（4）屈膝训练：患者俯卧，训练者一手握住患足踝部辅助屈膝，另一手按压患侧臀部，以防臀部代偿动作。患者在屈膝的基础上可练习伸髋动作，这项训练可预防划圈步态的产生。

（5）主动踝背屈训练：患者仰卧，患腿屈髋屈膝，保持中立位，患足踏住床面。训练者一手握住患足踝部，自足跟外侧向后、向下加压，另一手抬起足趾使之背屈并保持足外翻。

下列方法对诱发踝背屈非常有效：用冰刺激足的外侧缘；用毛刷轻叩足背外侧；用毛刷刷足趾尖和趾背。有些患者不需强刺激，只用手指搔抓其足趾或向上轻弹外侧足趾即可诱发踝背屈。

4. 起立床训练　在坐位平衡训练之前就可进行，目的是预防直立性低血压，防治尖足、内翻。通过下肢负重，还可促通下肢肌肉。有些治疗师主张在软瘫期就将患者固定在起立床上，在不同的角度上让患者逐步获得直立的感觉刺激。

5. 从仰卧位到床边坐位的训练　先从仰卧位转换为侧卧位。从健侧坐起时，先翻向健侧卧位，健侧上肢屈曲置于身体下，双腿远端垂于床边，头向上抬起，健侧上肢支撑慢慢坐起。

从患侧坐起时，先翻向患侧卧位，用健侧上肢支撑坐起。必要时训练者用一只手放在患者头下，协助患者头部向上抬起，另一只手下压健侧髂嵴，以协助躯干侧屈。从患侧坐起可

126

牵拉患侧躯干，有助于减轻躯干肌痉挛。

6. 坐位平衡训练　当患者能自行翻身后，可进行坐位平衡的训练。注意训练前、后要测量脉搏、血压，观察患者面色是否苍白，有无头晕、心慌，以防意外。并注意保护肩关节，防止肩关节损伤和半脱位。

坐位平衡分三级，静态坐位平衡（Ⅰ级）、自动态坐位平衡（Ⅱ级）和被动态坐位平衡（Ⅲ级）。训练静态坐位平衡时，要求患者坐在床边或椅子上，髋关节、膝关节、踝关节均屈曲 90°，双足踏地约分开一脚宽，双手置于膝上。当完成静态坐位平衡后，让患者用健手从身体一侧向另一侧反复拾取、放下物品并不断将物品向远处放，以此完成Ⅱ级坐位平衡的训练。当突然遇到外力推拉仍能保持平衡时，说明患者已完成了Ⅲ级坐位平衡的训练。

7. 从坐到站起训练　重点是掌握重心转移，要求患腿负重，体重平均分配。动作要点是：患者坐在床边或椅子上，双足分开一脚宽，双手手指交叉，上肢伸展前伸，躯干伸直前倾，肩和双膝前移超过脚尖，然后臀部离床或椅，髋、膝伸展站起（图 5-1-5）。

8. 站位平衡训练　完成从坐到站起动作后，可对患者依次进行扶站、平行杠内站立及徒手站立训练。一般在进行自动态坐位平衡训练的同时开始进行站位平衡训练。方法是让患者站起后松开双手，去除支撑，训练静态站位平衡（Ⅰ级平衡），站立时间从几秒逐渐延长到数分钟。当能够完成静态站位平衡后，可让患者弯腰、转身，或双手手指交叉，双上肢伸直，指向不同方向并伴有躯干的活动，训练自动态站位平衡（Ⅱ级平衡）。对患者突然施加外力推动仍能保持站立，说明已达到被动态站位平衡（Ⅲ级平衡）。

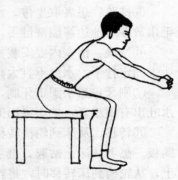

图 5-1-5　从坐到站起训练

9. 步行训练　当患者能够达到自动态站位平衡，患肢持重达体重的一半以上时就可进行步行功能的训练。由于老年人易出现废用综合征，有的患者靠静态站立持重改善缓慢，因此某些患者可以适当提早进行步行训练，必要时可使用下肢支具。对大多数患者来说，不宜过早使用拐杖，以免影响患侧训练。但年老体弱、平衡功能差及预测步行能力差者可练习持杖步行，以免拖延步行能力恢复的时间，并防止因废用加重使患者丧失步行能力恢复的机会。

在步行训练前，先练习步行的准备动作，如前后迈步，重心转移，原地踏步。一般先训练平行杠内或扶持步行，再训练独立步行。患者站于平行杠内，按健手→患足→健足三个动作的程序练习。拄拐步行时常采用的方式：杖→患足→健足；杖、患足→健足，达到独立步行后，进一步练习上、下楼梯、走直线、跨越障碍物、上斜坡、绕圈走、转换方向走，训练步行的稳定性和实用性。

10. 上下阶梯训练　上下阶梯是日常生活中非常重要的活动，可视患侧下肢的控制能力练习两脚交替上台阶或两脚上同一台阶。原则为上台阶时健腿先上，患腿后上；下台阶时患腿先下，健腿后下。训练前要先向患者说明训练要点并做好示范，以消除患者的恐惧感。

先练两足一阶，健手抓住扶手，健足先放在台阶上，利用健手和健足将身体重心引向上一层台阶，患腿以内收内旋的状态上抬与健足站在同一级台阶上，训练者站在身后保护；下台阶时健手握住前下方的扶手，利用健侧手足支撑身体，患足先下一层台阶，健足迈下到同一级台阶上，训练者站在前方保护。当患者熟练掌握后，可训练一足一阶，直到患者能独立上下阶梯。

11. 作业治疗　针对偏瘫患者的功能障碍程度，选择适当的作业治疗。一般在患者能取坐位姿势后开始，目的是使患者在作业活动的各个方面都能达到独立，提高生活质量。

（1）日常生活活动能力的训练：

①更衣：穿上衣时先穿患侧，健手先将袖子拉到患肩，然后健臂穿入另一袖子；脱上衣时先脱健侧，再脱患侧。穿裤子时，如在床上，患者坐在床上，先穿患侧，再穿健侧，然后从坐位变为仰卧位作双桥动作，健手将裤子向上拉到腰部整理好；如在坐位上，先穿患侧，再穿健侧，起立后用健手整理好。

②穿袜：将患腿交叉放在健腿上，用健手撑开袜口套在患脚上。

③穿鞋：患者取坐位，健足先穿，再将患腿交叉放在健腿上，用健手穿鞋。

④进食：鼓励用双手进食，患侧上肢及手功能较好者鼓励用患手进食，上肢及手功能差者要进行利手交换训练。如卧位进食，可将床头抬高至45°；如坐位进食，将患肢放在桌子上；如患者有吞咽功能障碍，先给半流食逐渐过渡到普食。

⑤洗脸：患者取坐位，水池中放入清水，用健手试温度后，将患手放于池中清洗，浸湿毛巾放在水池边缘擦洗健手，再将毛巾拧干放在腿上擦干健手。

⑥洗澡：浴室内要安装扶手，地面要防滑。用长柄海绵刷子擦洗背部，将毛巾绕在水龙头上固定拧干。水温不宜太高，时间宜短。

⑦刷牙：患手固定牙刷，健手挤牙膏。对于重症患者，每次进食后帮助清洁牙齿，漱口水吐出有困难者，护士可用拇指和示指捏其颊部，促进必要运动。

⑧转移：从床到轮椅转移时，将轮椅置于患者健侧与床成45°夹角，关好车闸，竖起脚踏板。患者从床上站起，健手扶远端轮椅扶手，以健侧下肢为轴旋转身体，缓慢坐于轮椅上；从轮椅到床转移时，将轮椅置于健侧靠近床边，与床成45°夹角，关好车闸，竖起脚踏板，支撑扶手起立，健手扶床，以健侧下肢为轴，身体旋转，对准床面坐下。

（2）手的灵活性、协调性和精细动作的训练：练习抓握木钉、水杯、药瓶以改善腕关节的功能；进行橡皮泥作业、捡拾小物品、拧螺丝、下象棋、打字、编织、刺绣、拼图、剪纸等训练手的协调性和精细功能。

（3）认知功能的作业治疗：有认知功能障碍的患者进行认知功能的训练，如记忆力、表达力、理解力、计算力等训练。

（三）后遗症期治疗

脑卒中偏瘫后，功能恢复一般在1年后停止。也有一些患者即使在发病1年后，如未经正规的康复治疗，经过康复训练仍可获得一定程度的进步。此期患者不同程度地留下各种后遗症，如痉挛、肌力减退、挛缩畸形、共济失调、姿势异常甚至呈软瘫状态。此期治疗的目的是进行维持性训练和利用残余功能，防止功能退化，尽可能改善患者的环境条件，争取最大限度的生活自理。同时还要进行职业康复训练，使患者尽可能回归社会。

1. 继续进行维持性功能训练，以防功能退化。

2. 正确使用辅助具，以补偿丧失的功能，如利用下肢矫形器矫正足下垂和足内翻，利用拐杖或助行器帮助行走，利用轮椅进行转移等。

3. 对患侧功能恢复无望或恢复差的患者，应充分发挥健侧的代偿功能，必要时可使用辅助器具。

4. 对家庭和所处的社会环境进行必要的改造，如尽量住平房或楼房低层，去掉门槛，将台阶改成坡道，以便行走和轮椅通过。厕所、浴室安装扶手，地面不要太光滑或太粗糙。

5．应重视职业、社会和心理康复。

（四）脑卒中康复的预测

一般情况下，脑卒中恢复常在发病后数天开始，1～3个月达最大限度，3个月后恢复变慢，3～6个月达平台期，但仍有一定程度的恢复。某些患者的恢复可持续1年以上，一般不超过2年，因此康复训练应早期介入，争取3个月内有最佳康复措施。一般下肢较上肢恢复快，肩比手恢复要好，拇指恢复最慢。据报道：经适时、科学的康复治疗，90％的患者能恢复步行能力，生活达到自理，30％能恢复工作，约1/3的患者手功能恢复到实用手状态。一般在4～6周内手指不能主动活动者，最终很可能成为废用手。影响脑卒中康复预后的主要因素有：

（1）脑卒中损伤的部位和面积：皮质损伤比深部损伤恢复要好；外囊损伤比内囊损伤恢复要好；损伤面积越小恢复越好。

（2）年龄：高龄患者康复预后差，因年龄越大，产生继发合并症的机会越多。

（3）有认知功能障碍和本体感觉障碍者预后差。

（4）昏迷时间越长恢复越差。

（5）康复治疗时间的早晚：有研究发现，脑卒中后2周内开始康复治疗的患者比康复治疗较晚的患者恢复快。

（6）患者的康复欲望和社会支持对功能的恢复有直接影响。

（7）其他：如合并感觉障碍、视野缺损等，影响功能恢复。

研究表明：大多数只有运动功能损害者，脑卒中后14周内可恢复独立步行；合并有感觉障碍者，18周内只有35％的患者能独立步行，18周后很少再达到独立步行。合并有运动、感觉和视野缺损者，恢复独立步行的可能性不大，但有可能于28周内在辅助下行走。有学者提出手与下肢步行能力恢复的预测见表5-1-3、表5-1-4。

表5-1-3　脑卒中后手功能恢复的预测

手指屈伸运动可能的时间	手功能恢复程度
发病当天就能完成	几乎全部恢复为实用手
发病后1个月内能完成	大部分恢复为实用手，小部分为辅助手
发病后1～3个月内能完成	小部分恢复为辅助手，大部分为废用手
发病后3个月仍不能完成	全部为废用手

表5-1-4　脑卒中后下肢步行能力的预测

测试方法	独立步行（％）	辅助下步行（％）	不能步行（％）
1．仰卧位，能屈曲患髋45°，然后将患膝在10°～15°范围内屈伸	60～70	20～30	10
2．仰卧位，患腿能主动直腿抬高	45～55	35～45	10
3．仰卧位，能屈髋屈膝，患膝能直立于床上	25～35	55～65	10
4．上述1、2、3均不能完成	33	33	33

（五）合并症的治疗

1．肩关节半脱位　肩关节半脱位是脑卒中最常见的并发症之一，并非偏瘫后马上出现，多数在病后前几周开始坐位等活动后才发现。早期无不适感，当患侧上肢在体侧垂放时间较长时可出现牵拉不适或疼痛感。查体可见肩部三角肌塌陷，关节囊松弛，肱骨头向下移位，呈轻度方肩畸形。肩峰和肱骨头之间可触到明显凹陷。

（1）原因：以冈上肌为主的肩关节周围肌肉的机能低下；肩关节囊松弛、破坏及牵拉所致的延长；肩胛骨周围肌肉的瘫痪、痉挛、脊柱直立肌的影响引起的肩胛骨下旋等。

（2）预防与治疗：

1）预防：在仰卧位时，垫高患肩，防止肩后缩；坐位时，将患肢放在前面的桌子上。鼓励患者双手交叉，双上肢伸直，充分上举患侧上肢，每日反复多次，必要时，可使用吊带固定患肢。

2）治疗：

① 矫正肩胛骨的位置：手法纠正肩胛骨的位置，使肩胛骨充分前屈、外展、上抬并向上旋转；坐位下患侧上肢伸展持重；卧位向患侧滚动可降低肩关节周围肌肉的张力。

② 刺激肩关节周围起稳定作用的肌肉：对三角肌、冈上肌进行按摩、拍打或功能性电刺激。

③ 维持全关节活动范围内的无痛性被动运动：在不引起患肢肩关节疼痛的条件下，进行患肩的被动运动。

2. 肩痛　肩痛是偏瘫患者常见的并发症，多在脑卒中后 1～2 个月时出现，起初表现为活动肩关节时出现疼痛，后期为休息痛，严重干扰患者的休息和康复训练。据报道约有 5％～84％ 的脑卒中患者存在肩痛。

（1）原因：① 肩关节半脱位；② 肩手综合征；③ 肌痉挛等所致的肩关节正常机制被破坏和处理不当。

（2）预防与治疗：

① 合理的体位摆放：按抗痉挛体位进行，特别要注意肩胛带的处理。

② 抗痉挛、恢复正常肩肱节律：a. 患者取坐位，患侧上肢伸展支撑体重。b. 患者坐在椅子上，双手交叉，身体前倾，双手触摸自己的脚。c. 患者取坐位，双手交叉置于膝前面的球上，向前推球后再拉回来；患者坐在治疗桌前，双手交叉放在毛巾上向前推。d. 仰卧向患侧翻滚，可抑制躯干和上肢的痉挛。e. 仰卧，双腿屈曲倚在一起，通过摆动双腿缓慢地摇动骨盆，可降低整个患侧的肌肉痉挛。f. 患腿屈曲，倚在健腿上，训练者一手放在患侧胸部，向上、向中线方向加压，另一手抬起患肢至最大无痛范围。

③ 增加肩关节被动活动范围：当肩胛骨可以自由活动时，可进一步增加被动活动范围。注意外展至 90°时肱骨要外旋。

④ 自助上肢运动：双手交叉充分前伸上举，每日多次。

⑤ 其他：疼痛严重者口服消炎镇痛药或局部注射治疗，短波、超短波治疗。后遗症期伴严重挛缩患者可行手术治疗。

3. 肩手综合征　肩手综合征又称反射性交感神经营养不良，发病机理还不清楚，发病率 12.5％～70％。常于脑卒中后 1～3 个月内发生。表现为肩部疼痛，手部浮肿和疼痛（被动屈曲手指时尤为剧烈），皮温升高，消肿后手部肌肉萎缩，甚至挛缩畸形。

预防和治疗：

（1）患者在床上及轮椅上时必须保持正确的姿势，坐位时患侧肢体抬高置于前面的桌子上，并使腕部轻度背屈以利静脉回流。

（2）避免在患手输液，防止对患手的任何损伤。

（3）避免腕部屈曲，必要时用夹板将腕关节固定于背屈稍偏向桡侧的位置。

（4）在做患肢负重训练时，注意训练的强度及持续时间。治疗中手部如有不适和疼痛应改变患手的位置。

（5）向心性缠绕压迫手指：用一根粗 1～2mm 的长线，从远端到近端缠绕，先缠绕拇指，再缠绕其余四指，最后缠绕手掌和手背，一直缠到腕关节以上，反复进行可改善血液循环，明显减轻水肿，促进功能恢复。

（6）冰疗：将患手置于冰水中，浸泡 30 分钟，有消肿、止痛、解痉作用。

（7）主动运动：因为肌肉收缩可提供最好的减轻水肿的泵活动，应鼓励患者主动活动患肢。

（8）被动活动：被动活动可维持关节活动度，预防肩痛，并能促进静脉回流。

（9）其他：早期进行星状交感神经节阻滞治疗，效果明显。还可口服皮质激素类药物。

（10）物理治疗：短波、超短波治疗有消炎、消肿、止痛的作用。

四、康复护理

（一）环境护理

1. 心理环境　脑卒中患者起病急、进展快，同时出现偏瘫、失语，患者难以接受，常出现焦虑、急躁、抑郁等悲观情绪。护士应安慰、关心患者，调整患者的心理状态，稳定其情绪，建立良好的心理环境。鼓励患者面对现实，树立康复意识，配合治疗，主动训练，争取最大限度地生活自理和回归社会。

2. 病房环境

（1）病房大小要考虑到轮椅充分活动的空间，门的设计要有利于轮椅及运动障碍者的出入，一般房门宽 90～100cm，不设门槛。病室两床间距要尽量大，应有充分活动的空间。

（2）病室内设施要安全、牢固，地面要防滑，以防摔倒受伤。床应低于普通床，便于坐稳，并安装活动床栏，以防患者坠床。

（3）病室内布局摆放应科学、合理。由于脑卒中患者患侧体表感觉、视觉、听觉都减弱，应加强对患侧的刺激，电视机、床头柜要放在患侧，所有护理活动都要在患侧进行，尽可能使患侧能接受更多的刺激。

（4）合理安排陪护，保持病室环境安静，减少一切不良刺激。室内应采光良好，以使患者保持最佳的精神状态。

（二）急性期护理

此期一般在病后至 2 周左右。急性期以抢救生命，稳定病情和预防并发症为重点。

1. 呼吸道管理　保持病室内清洁、整齐、空气清新，室温 18～20℃，湿度 50%～60%，给患者创造清洁、舒适、安静、安全的环境。协助患者采取科学的体位，定时为患者翻身、拍背，鼓励咳痰，必要时吸痰。昏迷患者头偏向一侧，保持呼吸道通畅，及时吸痰，防止分泌物、呕吐物误入气管导致吸入性肺炎。

2. 体位变换　做好口腔、皮肤护理，保持床铺清洁、干燥，每 1～2 小时为患者翻身拍背一次，预防褥疮和坠积性肺炎。

3. 良肢位的摆放　良肢位摆放是防止强化异常痉挛模式的重要措施。护理中注意保护肩关节，防止软组织损伤和肩痛，避免盖被下压足背造成足下垂（见康复治疗部分）。

4. 被动活动　对患者全身各关节进行被动活动，维持关节活动度，防止肌肉痉挛、关节挛缩。活动方法见康复治疗部分。

5. 饮食管理　意识障碍及吞咽困难者经口进食易发生吸入性肺炎，应给予鼻饲，以保证水及营养的供给。随吞咽功能的改善，由流食逐步过渡到普食。

6. 排泄管理　急性期患者易出现尿失禁、尿潴留、便失禁或便秘，应保持会阴部清洁，预防泌尿系感染。指导患者有意识地进行肛门收缩训练，增加会阴部及肛门括约肌的收缩力。

（三）恢复期的护理

1. 坐位训练的护理　一般病后5～7天，病情稳定就可进行坐位训练。训练时要站在患者患侧，以防摔伤，训练过程中观察患者的反应，测脉搏、血压，防止体位性低血压发生。当脉搏超过120次/分钟，收缩压超过180mmHg时停止训练。床上坐位时，患侧上肢要经常采取肩关节外展、外旋及肘、腕、指伸展的抗痉挛模式。

2. 配合运动疗法的护理　配合运动疗法，辅助进行从坐到站和从站到步行的训练，并紧密与日常护理工作相结合。对使用矫形支具的患者，注意松紧要合适，观察皮肤有无红肿、破溃等。

3. 日常生活活动能力训练的护理　在坐位平衡训练的基础上逐步进行日常生活活动能力的训练。根据患者的情况，制定详细的护理训练计划，帮助患者进行日常生活活动能力的训练，如进食、洗脸、刷牙、穿脱衣服等，并进行自主排泄的训练。饮食训练应在确认没有咀嚼、吞咽功能障碍和呛噎现象的情况下才能进行。进行穿、脱衣服训练时，应选择利于穿脱的衣服，如衣裤应宽松，扣子要大，选择的裤子裤腰最好有松紧带。护理人员应守护在旁边，必要时给予协助，防止跌倒等意外发生。

4. 感觉功能训练的护理　有感觉功能障碍者，对障碍部位进行拍打、逆毛发方向刷擦，以促进感觉功能恢复，同时忌用过热的水擦浴、泡脚，以免烫伤。

5. 失语症训练的护理　明确患者失语类型，鼓励其开口讲话，训练中使用易于理解的语言与患者交流，从最简单的字、词开始训练，逐步过渡到句子。患者尝试成功时给予鼓励，以激发患者康复训练的兴趣。患者不能回答问题时，可提供利于沟通的纸和笔，或将日常用语写在卡片上，让患者挑选符合自己意愿的卡片。与失语严重并伴有认知障碍的患者交流时，要配合手势、图片或实物以促进理解。具体训练方法根据失语症的类型而不同。

（四）出院前回归家庭的生活指导

提高日常生活活动能力和各项动作的协调能力，进行维持性训练和预防复发的健康教育。后期在病情允许情况下，经医生同意，向患者及家属交代注意事项和训练要求后可回家住宿，以适应院外生活，回院后针对外宿时出现的问题，进行针对性的康复护理训练。

（五）健康教育

脑卒中康复治疗不同于临床治疗，有其本身的特性，强调自我治疗，主动参与，充分发挥患者的积极性，目的是改善和恢复患者的功能。科学、规范的康复治疗不仅对脑卒中的功能障碍有治疗作用，而且还能预防并发症。因此要加强对脑卒中患者的教育指导，增强康复意识。

1. 增强患者康复的自信心　脑卒中后肢体活动障碍，生活不能自理，日常生活需要他人帮助，损伤了患者的自尊心，使患者产生自卑感；长期的康复训练，病情迁延，功能恢复的缓慢更加重了患者的悲观情绪。因此，护士应向患者讲解有关脑卒中的转归及康复训练的意义和重要性，鼓励患者积极配合治疗，增强康复信心。

2. 帮助患者掌握自我护理技能　对长期卧床的患者，要设法训练患者及家属掌握一些必要的康复护理技术，讲解翻身、移动、进食、更衣、洗漱的技巧，以预防坠积性肺炎、褥疮、泌尿系感染等并发症，提高生活自理能力，使替代护理降到最低限度。

3. 对患者及家属的教育　教育患者家属避免对患者采取超保护措施，提倡患者主动参与康复训练，以改善预后，降低伤残；教育患者要认识到后遗症的康复是一个长期的过程，要有打"持久战"的心理准备，应进行维持性训练，以防功能退化。

4. 预防脑卒中复发　积极治疗原发病如高血压、动脉硬化、高血脂、糖尿病及有关的心脏病；养成良好的生活习惯，建立健康的生活方式如戒烟酒、控制体重、合理饮食、适当运动、保持心情愉快等。

5. 按时服药，坚持训练，定期复查。

第二节　颅脑损伤的康复及护理

一、概述

颅脑损伤（traumatic brain injury，TBI）是一种常见的创伤，在我国创伤的发病率仅次于四肢，居第二位，但死残率居第一位，每年大约有 60 万人发生颅脑损伤。青年组发病率相对高，男女比例为 2∶1。颅脑损伤主要见于交通事故、工伤、运动损伤、高处坠落、暴力、火器伤、跌倒和撞击等，最常见的为酒后的交通意外，在所有的损伤中约占 50%。随着交通越来越发达，车祸将有增无减，应做好安全教育，骑摩托车和自行车佩戴头盔可降低颅脑损伤的严重程度。

（一）定义

TBI 是由于外来的机械性暴力撞击而导致的脑部创伤，可伴有不同程度的意识障碍，并造成暂时性或永久性的认知、运动及社会心理功能的损伤。TBI 的康复是指利用各种康复手段，对患者各方面的功能损害进行康复训练，减轻患者的功能缺陷，最大限度的恢复正常或较正常的生活和劳动能力，并参与社会活动。

（二）分类

1. 按损伤的病理机制分为原发性损伤和继发性损伤两类。原发性损伤指头部受力后即刻发生的损伤，包括脑震荡和脑挫裂伤等；继发性损伤是在原发性损伤的基础上出现的一系列脑部病变，包括脑水肿和颅内血肿。

2. 按损伤的方式（看脑组织是否与外界相通）分为开放性损伤和闭合性损伤。开放性损伤指脑组织与外界相通，即头皮、颅骨、硬脑膜和脑组织均有损伤。闭合性损伤是指脑组织与外界不相通，但头皮可有破裂，颅骨可有骨折。

3. 按损伤的解剖部位分为头皮伤、颅骨骨折和脑损伤。

二、康复评定

（一）严重程度的评定

TBI 严重程度主要是通过意识障碍的程度来反映，其中，昏迷的持续时间和深度是重要的判断指标。国际上普遍采用格拉斯哥昏迷量表（Glasgow coma scale，GCS）（见表 3-3-1）来判断急性损伤期意识障碍情况。本量表简单、客观，能够定量评定昏迷及其深度，且对预后也有估测作用。

根据 GCS 计分（总分为 15 分）和昏迷时间长短分为三型：

轻型：13～15 分，伤后昏迷 20 分钟以内。

中型：9～12 分，伤后昏迷 20 分钟至 6 小时。

重型：≤8 分，伤后昏迷 6 小时以上，或伤后 24 小时内出现意识恶化且昏迷在 6 小时以上。

在重型 TBI 中，持续植物状态约占 10%。诊断标准：①无意识活动，认知功能丧失，不能执行指令；②保持血压和自主呼吸；③有睡眠-觉醒周期；④不能理解和表达言语；⑤自动睁眼或刺激睁眼；⑥有无目的性的眼球跟踪活动；⑦丘脑下部和脑干功能基本保存。满足以上 7 个条件并持续一个月以上者即可诊断。

（二）认知功能障碍

认知功能属于大脑皮质的高级活动，其障碍包括意识改变、记忆丧失或减退、听理解异常、注意力不集中、解决问题的能力差、失用和失认等。评定方法见"认知功能评定"章节。

（三）行为障碍

颅脑损伤后，可有性格的改变，如冲动、无自制力、易哭易笑、攻击行为和严重强迫观念等。

（四）言语障碍

言语障碍的特点是言语错乱、失语、构音障碍和命名障碍等。可参阅"失语症的评定"。

（五）运动障碍

见"脑卒中运动功能评定"。

（六）日常生活活动能力

见"日常生活活动能力评定"。

（七）严重颅脑损伤预测（表 5-2-1）。

表 5-2-1　严重 TBI 预后

	较差	较好
GCS 评分	小于 7	大于 7
CT 检查	大量颅内出血、严重脑水肿	正常
年龄	老年	年轻
瞳孔对光反射	迟钝或消失	灵敏
Doll 眼征	受损	完整
冰水热量试验	眼球不偏离	眼球偏向受刺激侧
对刺激的运动反应	去大脑强直	局部反应
体感诱发电位	缺失	正常
损伤后健忘症持续时间	大于 2 周	小于 2 周

（八）颅脑损伤的康复预测

采用格拉斯哥结局量表（Glasgow outcome scale，GOS）（表 5-2-2）。

表 5-2-2　Glasgow 结局量表

分级	简写	特　征
Ⅰ死亡	D	死亡
Ⅱ持续植物状态	PVS	无意识、言语及反应，有心跳、呼吸，在睡眠觉醒阶段偶有睁眼、呵欠和吸吮等无意识动作，从行为判断大脑皮质无功能，特点是无意识但仍存活
Ⅲ严重残疾	SD	有意识，但由于精神、躯体残疾或由于精神残疾而躯体尚好而不能生活自理。记忆、注意、思维和言语均有严重残疾，24 小时均需照顾。特点是有意识但不能独立
Ⅳ中度残疾	MD	有记忆、思维、言语障碍、极轻偏瘫和共济失调等，可勉强利用交通工具，在日常生活和家庭中尚能独立，可在庇护性工厂中参加一些工作。特点是有残疾，但能独立
Ⅴ恢复良好	GR	能重新进入正常社交生活，并能恢复工作，但可遗留各种轻的神经学和病理学的缺陷。特点是恢复良好，但仍有缺陷

三、康复治疗

TBI 与脑卒中均为中枢神经系统损伤，康复治疗有共同点，但也有不同点。TBI 常伴有多系统的损伤，临床症状较复杂，恢复期也较长，一般在 1～2 年后仍有功能的改善。因此，TBI 的康复治疗必须全面考虑，以保证康复治疗效果。TBI 患者的康复治疗可分三期：急性期、恢复期和后遗症期。

（一）急性期康复治疗

颅脑损伤后，应采取综合性治疗措施，积极抢救患者生命。无论手术与否，适当的非手术治疗是必不可少的。

1. 康复目标　稳定病情，促进觉醒，预防并发症，促进功能恢复。

2. 康复治疗

（1）药物治疗：脱水治疗，通过提高血内渗透压和利尿的方法使脑组织内水分及脑脊液减少起到降低颅压目的；应用皮质激素，可减少因自由基引发的脂质过氧化反应，降低脑血管通透性、增加损伤区血流量，改善脑水肿；冬眠降温和亚低温治疗用于严重脑挫裂伤、脑干及丘脑下部损伤伴高热和去脑强直的患者；如有癫痫发作，及时应用抗癫痫药，如安定、苯巴比妥钠等。巴比妥可降低脑代谢，进一步降低颅压；还可应用脑细胞代谢功能活化剂、神经生长因子等药物。

（2）支持疗法：颅脑损伤后，机体处于应激状态，对能量的需求有所增加，肌肉蛋白的分解代谢加速，因此给予患者高蛋白、高热量和高维生素饮食，提高机体免疫力，预防低蛋白血症，促进创伤的恢复及神经组织修复和功能重建。成人每天蛋白质供应量为 1g/kg 以上，可从静脉输入复方氨基酸、白蛋白等。同时保持水、电解质及酸碱平衡，及时补充维生素。当患者逐渐恢复主动进食时，所需营养宜根据功能状态和消化功能情况逐步增加，应鼓励患者进行吞咽和咀嚼功能的训练。

（3）促醒治疗：颅脑损伤患者功能恢复的大致顺序为：昏迷→自发睁眼→觉醒周期性变化→逐渐能听从命令→开始说话。临床除药物和手术治疗降颅压、改善大脑血液循环和促进神经细胞恢复外，还可采用一些感觉刺激，促使患者苏醒。

听觉刺激：家属要定期和患者谈话，谈话内容包括患者过去遇到的重要和关心的事情。还可以给患者听喜爱和熟悉的歌曲、音乐和广播等。

视觉刺激：利用不断变化的五彩灯光刺激视网膜、大脑皮质等，每日2次，每次治疗1小时。

皮肤刺激：快速擦刷、拍打、挤压和冰刺激患肢皮肤。

肢体运动：对大脑有一定的刺激作用，同时维持与恢复关节活动范围。

穴位刺激：可给予强刺激十宣放血疗法、开四关（双侧合谷、太冲），梅花针刺激头部和躯干的相应穴位如感觉区和运动区，针刺百会、四神聪、神庭、人中、内关、三阴交、劳宫和涌泉穴等。

（4）合理体位及体位的变换：异常卧位可加重患者运动障碍，影响恢复期的康复，良肢位的摆放可对抗痉挛。头的位置不宜过低，以利于颅内静脉回流；仰卧位时患侧上肢肩胛骨垫起以防后缩，肩前伸，上肢伸展稍外展，下肢保持髋关节伸展并防止外旋外展，膝微屈，踝中立位；可侧卧位，分健侧与患侧卧位：健侧卧位时，注意患侧肩胛带充分前伸，肩屈曲（90°～130°）。患侧下肢髋、膝屈曲，下方垫枕头；患侧卧位应避免患侧上肢被压于身体下，患肩屈曲90°～130°，肘关节伸展，前臂旋后，手自然背曲，其余摆放大致同健侧卧位；被动活动肢体各个关节（每天2次），以保持关节活动范围，防止关节活动受限或挛缩、保持软组织和肌肉的柔韧性、促进血液循环、增加感觉输入。要定时变换体位，使用气垫床，预防压疮。每日至少1次全身温水擦身，大小便后用温毛巾擦洗干净。

（5）排痰引流、保持呼吸道通畅：每次翻身时用空掌拍打患者背部，顺序是由肺底向上至肺尖部，帮助患者排痰。并指导患者及家属做体位排痰引流。昏迷患者必要时行气管切开，以保持呼吸道通畅。肺部感染时，及时应用抗生素控制感染，还可配合物理治疗。

（6）早期活动：一旦生命体征平稳，神志清醒，应尽早帮助患者进行床上活动，进行坐位和站位平衡的训练，注意循序渐进，不要操之过急，避免对患者造成医源性损伤。可应用起立床（tilt table）对患者进行站位训练，如卧床时间较长，练习中应注意观察患者的呼吸、心率和血压的变化。如患者出现脸色苍白、汗出、呼吸急促、心率加快、血压下降（收缩压降低20mmHg），说明出现直立性低血压。训练时应逐渐增加起立床的角度，使患者逐渐适应。如患者耐受，可每次站立20～30分钟，每天2次。站立有利于预防各种并发症，保持器官的良好功能：首先可刺激内脏功能如肠蠕动和膀胱排空；其次改善通气、血液重新分布，还可以改善心理和增加自信等。

（7）物理治疗：软瘫期，可利用低频脉冲电刺激疗法增强肌张力和兴奋神经，以增强肢体运动功能。如患者肌肉、关节疼痛肿胀，可应用中频脉冲电及超短波疗法，增加血运、消肿和镇痛，便于实施运动治疗。

（8）高压氧治疗：高压氧治疗可以提高血氧张力，增加血氧浓度，改善大脑缺血缺氧，减轻脑水肿，促进觉醒，有利于大脑功能的恢复。

（二）恢复期康复治疗

此期患者病情稳定，功能障碍逐渐显现出来，如运动障碍、精神异常、认知障碍、性格改变、语言障碍、忽略症及失用症等。随着颅脑损伤的修复，经过康复训练，各项功能可有不同程度的改善和恢复。

1. 康复目标　最大限度的恢复患者运动和认知功能，提高记忆、注意、思维、组织和学习能力。使患者最大限度的生活自理，提高其生存质量。

2. 康复治疗　颅脑损伤是一种弥漫性、多部位的损伤，躯体运动、语言和心理等治疗可参见有关章节。认知、知觉和行为障碍的问题也很突出，本节主要介绍这几个方面的康复。

（1）认知障碍的康复：颅脑损伤后经过训练可引起大脑功能的重组，通过作业活动可提高认知功能。认知障碍表现为记忆障碍、注意力不集中、思维理解困难和判断力降低等。认知功能训练是提高智能的训练，应贯穿在治疗的全过程。

1）记忆训练：治疗记忆功能障碍可应用一些改善脑细胞代谢、扩血管的药物等。康复训练应从简单到复杂，循序渐进。将作业治疗化整为零，以利于患者理解和掌握。每次训练的时间不宜过长，要求患者记住的信息量要由少到多。加强视、听和复述的训练，使信息呈现的时间要长，改善记忆的短期存储。当患者成功时及时强化，给予鼓励，增强信心。训练应多次重复，反复刺激，强化记忆。常用的方法有：

① PQRST 法：

P（preview）：预习需要记住的内容。

Q（question）：向自己提问与内容有关的问题。

R（read）：为回答问题反复仔细阅读资料。

S（state）：反复陈述阅读过的资料。

T（test）：用回答问题的方式来检验自己的记忆。鼓励患者使用记忆工具和提醒物，记忆工具如卡片、画册、书籍或录音带等；可应用日常物品作为提醒物如牙刷、毛巾、水杯、钟表及电视机等。

②编故事法：将训练内容按照患者的习惯和爱好编成小故事，以便于记忆。亦可利用记事本（辅助记忆物）来记录家庭地址、常用电话号码和生日等，并让他经常做记录和查阅训练。还可采用计算机辅助技术，进行图形的视觉记忆和声音的听觉记忆等训练，并根据患者情况增加或降低训练难度。

③环境设置：将房间贴上清晰的标签，在地板上贴上方向标记便于患者较少依赖记忆。多用于记忆功能障碍的患者。

④复述法：要求患者反复复述一些重要信息，以强化记忆，此方法对训练患者记住时间安排表很有效。

⑤视觉想象法：把所需要记住的信息转化为图形来记忆。多用于学习和记住人的名字。

2）注意训练：注意是心理活动对一定事物的指向和集中，是对事物的一种选择性反应。TBI 患者容易受到外界环境因素的干扰而使精力分散，不能用足够的时间去注意或集中完成一项活动。训练方法如下：

①猜测游戏：取两个透明玻璃杯和一个弹球，在患者注视下，训练者将一杯扣住弹球，让患者指出有弹球的杯子，反复数次，无误后就改用不透明的杯子或两个以上的杯子和一个弹球，重复以上过程。如果患者可以完成，再增加难度，改用多个杯子和多个不同颜色的弹球，操作方法同上，让患者找出各色弹球扣在哪个杯子里。

②删除作业：在纸上写几个大写的汉语拼音字母如 AKBLZBOY，让患者删除指定的字母如 K，成功之后改变字母的顺序再删除指定的字母，反复多次训练无误之后将字母写小些或改为 3 行或多行，或更多的字母再进行删除。也可在纸上分别写汉字、拼音或图形等，让患者划去其中一种，选择正确后增加难度，反复练习。

③时间感：给患者一只秒表，要求按口令启动秒表，并于 10 秒钟时停止；接下来不让

患者看表，要求患者启动秒表后 10 秒停止，来增加其时间感；以后将时间由 10 秒逐渐延长至 2 分钟，逐渐增加难度。

④听数字训练：治疗师读出一串数字，要求患者听到某一数字时举手示意，无误后可增加到两个数字，加大难度。

3）思维训练：思维是脑对客观事物概括和间接的反映，是心理活动最复杂的形式，是认知过程的最高阶段，包括推理、分析、综合、比较、抽象和概括等多种过程，而这些过程往往表现于人类对问题的解决中。根据患者存在的不同思维障碍进行针对性的训练。训练方法：

①指出报纸中的消息：取一张当地的报纸，先询问患者首页的信息，如报纸的名称、大标题和日期等，如回答正确，再让他指出报纸中的专栏，如体育、娱乐和商业分类广告等，回答正确后，要求他寻找特殊的消息，如问他两个球队比赛的比分如何，本地当天的气象预报情况。回答正确后再训练他寻找一些需要做出决定的消息，如患者想购物：取出购物广告报纸，让他从报中找出接近他想购买的物品条件的广告，再问他是否打算去购买。

②排列数字：给患者 3 张大小不等的数字卡，嘱其由低到高将卡排列好，然后每次给他 1 张数字卡，让其根据数字的大小插进已排好的 3 张数字卡之间，可正确完成后再给他几个数字卡，问他其中有什么共同之处，如都是奇数或偶数，互为倍数或倒数等。

③分类：给患者 1 张列有三类物品（如食品、衣服、书籍）共有 30 种物品名称的清单，要求患者进行分类，如不能进行，可给予帮助。训练成功后，要求患者对上述清单中的某类物品进行更细的分类，如初步分清衣服后，再细分男式、女式衣服等；成功后另外给患者一张清单，列有成对的、有某些共同之处的物品名称，如椅子－床、书－报纸、牛排－猪肉等，让患者分别回答出每一对有何共同之处。答案允许一个或多个，但必须有共同之处。如可以回答椅子和床是用来休息的，都属于家具等。

④问题状况的解决：提问患者不同的问题，如怎样开门，上街迷了路怎么办，怎样刷牙等，要求患者写出解决问题的步骤，训练解决问题的能力。

⑤做预算：给患者一份普通家庭的日常生活开支的账单，包括房租、水费、电费及食品等，提问患者哪个月哪项花费最高或最低？每年消费多少钱？回答正确后让患者作出一年的消费预算。

（2）知觉障碍的治疗：知觉障碍有三种治疗法：功能训练法、转换训练法和感觉运动法。

①功能训练法：功能训练是一个学习的过程，主要通过作业活动，使患者学会实际的技能，更好地提高生活能力和适应环境。在训练中要考虑每一个患者所具有的能力与存在的局限性，治疗的重点是放在纠正患者出现的功能问题，而不是病因治疗。具体方法有代偿和适应两种。前者是使患者了解自身所存在的功能缺陷，然后教会患者用现存的功能（感觉和知觉技能）去代偿丧失的功能。后者是指通过改变环境来适应患者的功能缺陷。功能训练法是作业活动的常用方法之一，在治疗中也是最常用且行之有效的方法。

②转移训练法：需要一定知觉参与活动练习，通过反复进行某种作业活动训练，并把训练效果转移到其他具有相同认知要求的活动中去，使 ADL 有所改善。训练可使用特定的知觉活动，如样本复制、谜语、二维和三维积木等。

③感觉运动法：通过给予特定的感觉刺激并控制随后产生的运动，使感觉输入方式对大脑产生影响，提高感知能力。

TBI 患者常见的知觉障碍及治疗：

①单侧忽略：因患者向患侧的眼动减少，所以对患侧空间内的物体不能辨认，对自身患侧的肢体也出现忽略，病变部位常为大脑右侧顶枕叶交界区、枕叶或丘脑，多数患者出现左侧忽略。多给予忽略侧一些感觉刺激，可在患者注视下，用健手摩擦或用粗糙布料、冰块刺激其忽略侧肢体，让患者感知它的存在，边观察、边重复做这些刺激，并用语言提醒患者视觉注意其患侧，告知患者和家属注意患侧的保护及锻炼。家属照顾患者如吃饭、洗漱和谈话时也应在患侧。还可在忽略侧放置色彩鲜艳的物品或灯光，加强视觉刺激。总之，其主要治疗手段就是让患者集中注意其忽略侧。

②视觉空间失认：利用各种颜色的图片和拼版，让患者进行辨认，然后进行颜色匹配和拼出不同的图案，反复训练治疗颜色失认；多次重复练习从多种物品中找出特定的物品；练习对外形相似的物体进行辨认，并示范其用途。让患者画出回家路线图，要求患者从某处出发到达某处，再顺原路返回出发点，反复训练，不断强化。

③空间关系障碍：重点是训练患者识别自身与两个或多个物体之间的关系。先训练自身空间定位，再训练物与物之间的定位关系。按照要求摆放物品，并描述两种物品的不同位置。

（3）行为障碍的治疗：TBI 患者的行为障碍是多种多样的，可分为正性行为障碍和负性行为障碍。正性行为障碍常表现为攻击他人，而负性行为障碍则表现为情绪低落、表情淡漠和生活消极等，对一些能完成的事却不愿意去做。行为异常的治疗目的是设法消除他们不正常、不为社会所接受的行为，促进其亲社会行为。治疗方法如下：创造适合行为治疗的环境，应用药物改善患者的行为和控制伤后癫痫的发作。治疗原则是鼓励恰当行为，拒绝不恰当行为。在极严重或顽固的不良行为发生之后，给患者以他厌恶的刺激。

（三）后遗症期康复治疗

TBI 患者经过正规的早期和恢复期的康复治疗后，各种功能虽有不同程度的改善，但有很多功能障碍会遗留下来，给患者带来诸多不便，甚至严重影响其生活质量。

1. 康复目标　使患者学会应付功能不全的状况，学会利用残存功能找到新的方式代偿功能不全，增强患者在各种环境中的独立性和适应能力，提高生活自理能力，改善生活质量，更好的回归家庭和社会。

2. 康复治疗

（1）重点是继续加强日常生活活动能力的训练，强化患者自我照料生活的能力。并逐步增加与外界直接接触。学习乘坐交通工具、购物和看电影等。

（2）职业训练：TBI 患者中大部分是青壮年，其中不少人尚需重返工作岗位或转变工作。重返工作前要对患者进行有关工作技能的训练。

（3）矫形器和辅助器具的应用：有些患者存在较严重的功能障碍，需要矫形器改善功能，如各种助行器及轮椅等，治疗师要教会患者熟练使用这些工具。

四、康复护理

（一）心理护理

对有情绪、行为障碍的患者，应多与之交流，进行矫正治疗、脱敏治疗，使患者消除焦虑、恐惧和抑郁的心理。鼓励患者生活自理，树立对生活的兴趣和信心。

（二）皮肤护理

有意识、感觉及运动障碍的患者要每 2 小时翻身一次，预防压疮的发生。保持皮肤清洁干燥，床单平整，必要时随时更换。

（三）功能康复护理

1. 急性期的护理　急性期要减少并发症的出现。

（1）颅脑损伤有意识障碍者，要保持呼吸道通畅，预防误吸和窒息，必要时行气管切开或人工辅助呼吸。

（2）妥善处理伤口，尽早应用抗生素，并注射破伤风抗毒素。

（3）注意观察患者的生命体征，预防休克。

（4）做好护理记录，包括受伤过程、入院处理、病情变化等。

（5）做好良姿位的摆放，预防痉挛和关节挛缩。

2. 恢复期的护理　恢复期注重功能锻炼。

（1）对于患侧上肢，肌张力低的可利用一些手法刺激增加张力，如快速拍打、逆毛孔快速摩擦等。肌张力高的需降低张力，如持续牵拉、温水浴等。保持关节活动度。早期可适当利用联合反应，使患肢有一定的活动，促使出现共同运动并给予矫正，诱发其分离运动，促进功能恢复。健侧上肢也应进行锻炼，如写字、进食、梳洗等。

（2）下肢护理见脑卒中的康复护理。

（四）日常生活训练的护理

应注重健侧肢体的日常生活活动练习，患侧一些功能需要健侧代偿，逐步达到生活自理。对于功能无法恢复的，可使用支具、自助具，改造患者的生活环境，使患者最大可能的生活自理。

（五）健康教育

1. 加强安全意识教育　注意交通安全和劳动防护，避免意外伤害。对于外伤性癫痫患者，应按时服药。不可单独外出、登高及游泳等。

2. 康复治疗早期介入　只要生命体征平稳，应尽早进行康复治疗，以减少后遗症的发生。

3. 强调家庭参与的重要性　尽早向家属讲解康复训练的方法和原则，并说明康复训练的持续性、长期性和局限性，确保患者在家庭中得到长期、系统、合理的训练。

4. 防止意外及定期随访　训练过程中，治疗人员应注意保护患者，防止摔伤。定期对患者进行随访和康复评定，确立康复目标。功能训练应循序渐进，不能急于求成。

第三节　小儿脑性瘫痪的康复及护理

一、概述

脑性瘫痪简称脑瘫（cerebral palsy，CP），是指在出生前至出生后 1 个月内，由于各种原因所致的非进行性脑损伤综合征。主要表现为中枢性运动障碍和姿势异常，多伴有智力低下、视听觉障碍、癫痫和行为异常，多在 2 岁前发病。脑性瘫痪的临床症状可随年龄增长、脑的发育和成熟而有所变化，但中枢神经系统的病变却难以改变，是以运动功能障碍为主的永久性致残性疾病。诊断本病应除外进行性疾患所致的中枢性瘫痪和一过性的运动发育落后，虽然临床上也表现为运动障碍和姿势异常，但并不属于脑瘫的范畴。目前我国脑瘫的发病率尚未见确切报道，一般认为 0.18%～0.4%。

（一）病因

一直以来，人们认为脑瘫的主要病因是由于早产、围生期窒息及核黄疸等，并将其分类为出生前原因、出生时原因和出生后原因。Vojta 博士经多年研究对引起脑瘫的原因进行了总结，认为引起脑瘫最主要的高危因素是早产、窒息、重症新生儿黄疸及低出生体重儿，临床上常见的新生儿痉挛、妊娠早期用药不当等也是不可忽视的高危因素。

近年来，一些学者认为生物学因素对脑瘫的发病也有重要影响。强调受孕前后与孕母相关的环境、遗传及疾病因素，妊娠早期绒毛膜、羊膜及胎盘炎症，双胎等多种因素很可能是造成早产和围生期缺血缺氧的重要原因，是脑瘫发病的重要基础。

另外，一些社会因素，如因经济水平低而致孕母营养不良、母亲年龄小、父母滥用毒品及药物和家庭暴力等也与脑瘫发病相关。

（二）分类

我国小儿神经专业及脑瘫专业医师，于 1988 年第一届小儿脑瘫座谈会上提出了脑瘫的分类建议：

1. 按临床表现分类，分为痉挛型、手足徐动型、共济失调型、低张力型和混合型。

2. 按瘫痪部位分类，分为单瘫、截瘫、偏瘫、双重偏瘫、双瘫、三肢瘫和四肢瘫。

（三）临床特征

脑瘫的主要表现是中枢性运动功能障碍与姿势异常。功能障碍的特点表现在运动发育、反射、姿势和肌张力等方面的异常。

1. 运动发育异常　主要表现为发育落后和解离。Vojta 认为发育落后 3 个月以上就为异常，如 Cardwell 的研究资料显示，脑瘫患儿能爬是在第 20.4 个月（平均），而正常发育的小儿则能在 6～7 个月时爬行。发育的解离是指发育过程中各个领域的发育阶段有很大的差异。脑瘫患儿会有运动发育与精神发育之间的解离，如 1 岁 6 个月的患儿，智力发育正常，姿势反应发育也无明显异常，但其下肢抗重力肌的活动性和交替运动却不发育，只能坐着向前移行。

2. 异常的运动模式　脑瘫患儿因上位中枢控制的解除而出现各种异常的姿势和运动模式。常见的有：四肢、躯干的左右两侧存在差异，呈非对称性；只以某种固定的模式运动；抗重力运动困难；分离运动困难；发育不协调；肌张力不恒定；6 个月以上患儿原始反射存在；存在联合反应和代偿运动等。

3. 缺乏感知觉运动体验　脑瘫患儿因运动功能障碍难以像正常儿童那样接触周围事物，尤其伴有智力低下的患儿，因而缺乏具体的体验，对外界事物了解和熟悉程度低。另外，还常因视觉障碍所致手眼协调、空间位置关系等方面的障碍加重这种知觉和感觉运动体验的缺失。

4. 智力低下　由于脑发育障碍，脑瘫患儿大脑皮质内在的功能联系较弱，形成条件联系的能力差，他们难以区分事物。由于保护抑制占优势，表现为工作能力低、易疲劳、注意力不集中等。

5. 言语、听力障碍　如果 2 周岁以上的小儿还不会说话，应引起重视，并密切观察。注意分析是由于视觉、听觉及手的感觉异常所致的外部语言障碍，还是由于大脑思维异常造成的内部语言障碍。听力障碍有由于遗传或妊娠期间感染等原因引起的先天性聋，也有因出生后接触了有毒物质所致的后天性聋。

6. 视觉障碍　脑瘫患儿的视觉障碍有眼肌障碍，如斜视、眼肌麻痹和眼睑下垂；也有视神经萎缩、角膜混浊和先天性白内障等。

7. 日常生活能力低下　脑瘫患儿日常生活能力低下是由于肢体运动功能障碍、姿势异常、智力低下及社会心理方面等因素所致，如大小便、进食和穿衣不能自理等。

8. 社会生活能力欠缺　脑瘫患儿由于接受治疗的因素及自身的发育障碍，和同龄儿接触机会少，由于运动模式和姿势异常而活动困难，大部分事情要依赖别人。所以，他们缺乏社会生活体验，会存在人际关系不良、表达能力和自立能力差等问题。

二、康复评定

（一）脑瘫严重程度的分级

我国目前尚无统一的分级标准，国外一般根据患儿在日常活动功能、活动能力、手功能、智商、言语、教育及工作等方面的表现程度将脑瘫分为轻、中、重三个等级（见表5-3-1）。

表 5-3-1　脑性瘫痪严重程度分级

	轻度	中度	重度
1. 日常活动功能	能独立生活	在辅助下生活	完全不能自理
2. 活动能力	能独立，可能需要辅助	能驱动轮椅，行走不稳	由他人推轮椅
3. 手功能	不受限	受限	无有目的的活动
4. 智商	>70	70～50	<50
5. 言语	能说出完整句子	只能说短语和单词	无可听从的言语
6. 教育	能进普通学校	在辅助下能进普通学校	特殊教育设施
7. 工作	能充分受雇	在庇护和支持下受雇	不能受雇

（二）肌张力的评定

可通过以下方法对患儿的肌张力进行评定：姿势观察、触诊、被动活动及围巾征、内收肌角、腘窝角及足背屈角的检查。

（三）关节活动度评定

测量方法与成人相同，可参见评定章节。

（四）运动功能评定

1. 头部控制能力的评定　检查应由头部最稳定状态向不稳定状态进行，主要检查患儿头部由空间位置抬起（俯卧位）、保持直立（扶坐位）和空间保持情况（站立位）的能力。

2. 翻身能力的评定　主要检查患儿完成翻身动作和获得体位变化的能力。一般将患儿置于仰卧位，用玩具引诱他向一侧翻身，然后再返回，在检查过程中，治疗师要观察患儿头部、躯干、骨盆和下肢的旋转情况。

3. 坐位保持能力的评定　目的是测试患儿保持坐位的能力和坐姿情况，可在其长坐位、跪坐位和盘腿坐位时进行。

4. 坐位平衡能力的评定　患儿取坐位，治疗师分别自其前、后、左、右推患儿，或让患儿双上肢抬至身体不同高度进行观察。

5. 爬行能力的评定　将患儿置于俯卧位，用玩具在其前方引诱他，让他独自向前爬，观察患儿的爬行能力和爬行姿势。

6. 站立能力的评定　脑瘫患儿站立时间较正常小儿晚，站立时主要观察患儿对抗重力和躯体的伸展能力。

7. 行走能力的评定　　主要了解患儿是独立行走还是扶走，行走时重心转移情况以及行走的姿势，进行步态分析。脑瘫患儿的异常步态最常见有由于痉挛引起的剪刀步态、垂足步态及各种肌无力步态如臀中肌、臀大肌步态等。

8. 手功能的评定　　手的功能评定主要包括：手的粗大抓握能力、手指对捏及侧捏等精细动作的能力、转移物品的能力、双手粗大协调性、双手精细协调性及手眼协调性等内容的评定。

（五）反射的评定

儿童反射的发育，随着神经系统的发育成熟呈现一定的规律。儿童反射的发育水平反映了中枢神经系统发育的成熟程度，是脑损伤判断的一个客观依据。正常儿童原始反射的出现与消失时间见表 5-3-2。

表 5-3-2　正常儿童原始反射的出现与消失时间

分　类	反 射 名 称	出现时间	存在时间
原始性反射	Moro 反射（拥抱反射）	出生时	6 个月
	Galant 反射（躯干侧弯反射）	出生时	2 个月
	交叉性伸肌反射	出生时	1～2 个月
	屈肌回撤反射	出生时	1～2 个月
	伸肌冲出反射	出生时	1～2 个月
	反射行走	出生时	6 个月
	手指抓握反射	出生时	6 个月
	足趾跖屈反射	出生时	9 个月
姿势性反射	紧张性迷路反射	出生时	6 个月
	非对称性紧张性颈反射	出生后 2 个月	4 个月
	对称性紧张性颈反射	出生后 4 个月	10 个月
	阳性支持反射	出生时	2 个月
翻正与保护性反射	颈翻正反射	出生后 1～2 个月	4～6 个月
	迷路翻正反射	出生后 2 个月	终生
	视觉翻正反射	7～12 个月	终生
	躯干对躯干的翻正反射	7～12 个月	终生
	躯干对头部的翻正反射	7～12 个月	5 年
	保护性伸展反射向前方	6～9 个月	终生
	保护性伸展反射向两侧	8 个月	终生
	保护性伸展反射向后方	10 个月	终生
	Landau 反射	3～6 个月	1～2 年
	（头、躯干、髋伸展反射）		
	平衡反射俯卧位	6 个月	终生
	平衡反射仰卧位和坐位	7～8 个月	终生
	平衡反射膝手位	9～12 个月	终生
	平衡反射站立位	12～21 个月	终生

（六）感知觉的评定

脑瘫患儿的感知觉的评定，主要是感觉和听觉的评定。一般感觉的检查与成人相同，失认、失用等知觉障碍由于患儿年龄小又伴有智力障碍，检查起来困难，临床上常不检查。

（七）智力障碍的评定

脑瘫患儿的智力障碍一般从以下几方面评定：现场观察、智力测验、家长介绍，调查家族史、既往史和进行作业评定。

（八）日常生活活动（ADL）能力的评定

主要检查患儿生活自理程度和完成质量。检查方法与成人相似，参见有关章节。

（九）言语功能的评定

脑瘫患儿言语功能障碍有：发音障碍；共鸣障碍；语言发育迟缓。

三、康复治疗

（一）目的和原则

脑瘫康复治疗的目标是利用各种康复治疗措施和教育方法，在身体现有条件下，促进患儿正常运动、姿势发育和心理健康发育，控制异常，提高患儿日常生活能力和社会适应能力，最大程度使其接近或达到正常生活。

脑瘫康复治疗的原则为：早期发现、早期干预，坚持综合性、全面和长期康复。综合性康复包括运动治疗、作业治疗、言语治疗、心理治疗、传统康复治疗、康复工程、康复护理及社会康复等。

（二）常用的康复治疗方法

1. 运动功能训练　主要是运用神经生理学的 Bobath 疗法。Bobath 认为，脑瘫患儿具有运动发育落后和异常肌张力、姿势及运动模式等特点。治疗在于抑制异常肌张力、反射、运动模式和促通正常的姿势和运动，尤其是对异常紧张性姿势反射的抑制及翻正反应和平衡反应的促通。

（1）头部控制能力训练：①痉挛型：治疗师将患儿置于仰卧位，再将手放于患儿头部两侧，把患儿颈部向上拉至水平位，并用双前臂向下压患儿的双肩，然后用双手抓住患儿的肘关节，向上拉患儿至坐位，其前臂呈旋后位，这样患儿就将头抬起；②手足徐动型：治疗师将患儿置于仰卧位，用双手抓住患儿的肘关节，将双上臂伸展并内旋，然后再稍向下压，慢慢将患儿拉成坐位，这样就使头直立抬高；③低张力型：治疗师用双手抓住患儿的双肩，并用两拇指在胸前加压，其余四指将肩关节做内收，这样给患儿稳定性使其抬头，保持中立位。另外，配合康复训练器械、音乐和玩具等，以听、看和玩的方式训练，效果会更好。如让患儿趴在滚筒或训练球上，用玩具在其前上方引逗他，可使患儿抬头。

（2）翻身训练：①利用头部翻身：治疗师先将患儿头转向欲翻向的一侧，用一手固定患儿下颌，另一手在患儿胸骨中部往下压，在此过程中双手给予对侧推力，这样患儿躯干旋转带动骨盆诱发出翻身动作。或治疗师用双手将患儿头部抬高并前屈，然后向对侧转动，这样患儿的肩部、躯干和上下肢会被带动翻转过去；②利用上肢翻身：治疗师用一手握住患儿一侧的腕关节，并使这侧上肢先伸展并外展，再内收、内旋至身体对侧，治疗师在翻转过程中用另一手在肩部给予一定帮助，头部、躯干和下肢随着上肢的旋转而翻至对侧；③利用下肢翻身：治疗师双手分别握住患儿的踝关节，先使欲翻向侧的下肢伸展并外展，再使另一侧下肢屈曲并内收、内旋至对侧，这样下肢的旋转带动上身转至对侧而完成翻身。

（3）坐姿矫正及坐位保持训练：①坐姿矫正：例如如果伸髋太多，可以用一根带子将患儿固定在椅子上；如果屈髋太多，身体前倾，可以用桌子围住身体；如患儿双下肢交叉，可以用硬包装盒剪开做成一个能分开双腿的座位，也可以让患儿分腿坐在长板凳上或用毛巾做成的沙袋上（如图 5-3-1）；②坐位保持训练：痉挛型患儿，治疗师先将患儿髋关节屈曲后再坐下，然后用双手将患儿双下肢外展、外旋，并使躯干前屈以促进屈髋，最后再将患儿膝关节伸展；③手足徐动型患儿，治疗师先将患儿双下肢并拢并屈曲于胸前，再用双手扶住患儿双肩，使其肩关节做内收、内旋动作，从而使患儿双手支撑在两侧维持坐位；④低张力型患儿，治疗师用一只手扶着患儿胸部，另一手扶其腰部，帮助患儿坐位，并握住患儿的髋部往下压以保持背部伸直，治疗师亦可将患儿置于自己的大腿上进行上述操作。

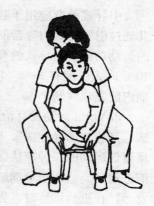

（4）坐位平衡训练：①椅坐位平衡训练：让患儿坐在高度适中的椅子上，身体前放置高度适中的桌子，让患儿双手放在桌上，双肘关节伸展，治疗师通过向患儿提问让其举手回答、让其唱歌拍手等训练平衡；②端坐位平衡训练：让患儿端坐于床边，双足平放地面上，治疗师将其向前、后、左、右推动，让患儿学会在动态中保持平衡；③长坐位平衡训练：在静态长坐位稳定后，治疗师可与患儿一起进行投接球游戏等。

图 5-3-1　坐位矫正姿势

（5）爬行训练：可分为四个阶段进行：①手膝跪位保持阶段：让患儿取手膝跪位，在其前面用玩具逗他，使其上身伸展，头部随玩具移动。对双重性偏瘫患儿可在其双肘关节处给予向前向下的压力以增加上肢的支持力；对单瘫患儿可在适当支持患侧的同时，故意让患儿用健手跨过患侧，如将患侧玩具拿到健侧去玩；对双瘫患儿应用双手控制其骨盆并轻轻上提给予辅助；对四肢瘫患儿应在其胸下垫长木条给予辅助；②重心转移的模拟爬行阶段：治疗师可将小球交替放在患儿的左右手旁，让患儿左右手交替抬起将球掷出，待协调后再做双下肢的交替运动；③辅助爬行阶段：治疗师用双手固定患儿骨盆，随着推进将其两侧腰部交替上提，帮助患儿爬行；④独自爬行阶段：开始往往是左手左脚、右手右脚的方式进行，熟练后改为左手右脚的交替方式。

（6）站立位训练及站立平衡训练：让患儿位于站立架内，双腿分开，以抑制髋关节内收、内旋与踝关节跖屈、内翻，将其双手放在站立架的台面上，以抑制肘关节屈曲。治疗师通过对患儿头、躯干、肩和骨盆等部位的调节控制来使其保持直立的姿势。当患儿能保持正确姿势后，可设计一些游戏解除其对台面的依靠，直至其独立站位稳定。

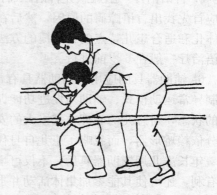

（7）步行训练：①平地行走：先让患儿扶着物体走，一般侧行比较容易，然后练习向前迈步，治疗师可在患儿身后扶住其双肩向前，帮助其将重心从一只脚移向另一只脚，并逐渐减少帮助。一般开始都先在

图 5-3-2　行走训练

平行杠内行走（如图 5-3-2）；②上下楼梯：为了帮助患儿更平稳地行走，应进行上、下楼梯训练，可先从上下一级台阶开始练习，逐渐增加级数。治疗者可以在一侧拉住患儿的手或在前面拉住患儿的双手，以增加安全感。

2. 引导式教育　引导式教育是由匈牙利学者 Peto Andras 教授创建的一种综合康复手段，是将教育的观念和体系融入康复治疗中，主要用于各种原因引起的运动功能障碍，及并发智力低下、语言障碍、行为异常等的康复治疗。Peto 认为，人类的正常功能是在种系发生中早就存在的，即使发生了脑损伤，这种功能也潜在地存在着，可通过引导教育，重新诱发出这种功能，重现正常化运动。Peto 提出，一个患儿所需的各种训练治疗和教育应由一个人，在同一居住环境中授予，这个人即是引导者。

引导式教育应用于脑瘫患儿的康复治疗，引导者根据患儿具体情况设计出许多课题，患儿通过引导者的引导帮助，经过学习完成课题，通过反复的课题刺激，患儿将逐步掌握正确的运动功能。引导式教育在实施时，根据脑瘫患儿的疾病类型或病症轻重分班进行，每班10～30人、配有3～5名引导者。并需根据患儿的实际情况不断修改计划，以促使患儿在短期内能完成课题。

3. Vojta运动发育治疗法　简称Vojta法，是由德国学者Vojta博士创立的康复治疗方法，又称"诱导疗法"。Vojta法是通过对身体的一定部位进行压迫刺激，诱导产生全身性、反射性运动的一种疗法。由于反复刺激，可激活正常协调的移动，最后形成协调的、复合的前进运动。适用于早期脑瘫的治疗。主要治疗手法有反射性俯爬和反射性翻身移动运动的诱发等。在进行训练时，先摆好患儿的始发肢位，再由治疗师压迫刺激主诱发带（如额面侧、上肢的前臂、下肢的股骨内侧髁等）和辅助诱发带（如肩胛骨内缘、上下颌骨等），引起患儿局部肢体肌肉的活动，并在对侧的肢体或躯干发生应答反应。

4. 促进感知觉运动功能训练　对感知觉障碍患儿的康复治疗，是以感觉统合理论为理念，通过一系列的器具游戏来弥补患儿所缺乏的感觉体验、运动协调、结构和空间知觉、身体平衡、听觉、触觉等方面的不足，制定计划来增加适宜的感觉输入。感觉统合失调治疗器具包括触觉刺激物，如跳床、泥沙等；视觉运动与手眼协调物，如拼插玩具、积木等；较大运动器械，如滑梯、平衡板、训练球等；悬吊器械，如秋千等。多年研究证明，感觉统合失调的治疗可改善脑瘫患儿的运动功能，对患儿的粗大动作、精细动作及协调能力都有明显的促进作用。

5. 言语治疗　脑瘫患儿言语障碍的发生与全身运动和感知功能的障碍有关。进行治疗时应首先找出言语障碍的原因，然后在全身运动功能训练的基础上进行训练。言语治疗强调个体化和适合患儿特点的最简捷的方法，如示范和模仿，并主张早期治疗和家庭成员参与。言语治疗一般在6岁前进行。

6. 辅助器具的应用　辅助器具有帮助脑瘫患儿支撑身体和固定关节、抑制不随意运动、控制异常运动模式、辅助与促进功能训练的作用，同时还可预防畸形与挛缩，保持经过矫正后的状态，对患儿的心理也是极大的安慰。应在医师和治疗师的严格指导下合理使用，不应过分依赖矫形器，而忽略了患儿自身代偿功能的发挥。

年长患儿用辅助器具后，不仅可增大训练力度，延长训练时间，对其代偿功能的开发非常有利，还可使其能参加集体活动并走向社会。因此，应根据患儿的障碍程度，尽早使用辅助器具。常用的辅助用具有：分指固定板、护腕矫形器、尖足关节矫形器、内翻足畸形矫形器、自动辅助进食器和磁力书写辅助器等。

7. 传统医学治疗　中医治疗脑瘫也强调早期治疗，其治疗方法很多，如按摩、针刺、点穴和药物等，现在也有采用红外线、超短波等方法治疗，以促使麻痹部位的恢复。临床上可根据实际病情选用。

8. 手术治疗　手术治疗并不是脑瘫的主要治疗手段。手术治疗的目的是预防或矫正畸形、改善功能。常用手术分为三类：神经性手术、肌肉及软组织手术和骨科手术。在选择手术治疗时应严格掌握各手术的适应证。需同时进行神经手术和矫形手术的，原则上以神经手术为先，因为痉挛解除，一些动力性畸形可能随之解除。

四、康复护理

（一）体位摆放

正确的体位能使患儿以正常的模式去参与活动，从而抑制异常的运动模式和姿势。因此，在护理中要时刻训练患儿保持正确的姿势，并经常变换体位。各种卧位的体位姿势摆放见图 5-3-3、5-3-4。

1. 仰卧位　将患儿的头及肩垫起，屈曲髋及膝，可防止身体僵硬挺直。对不能坐起的患儿，可用仰卧三角垫，以增加背肌张力。为增加视觉刺激，可在其床的上方垂吊一些玩具。

2. 侧卧位　保持双上肢向前伸直，将两手平放在一起，上侧手下可垫一软垫，上侧髋及膝屈曲向前，其下垫一软枕，这一姿势可以使身体放松，有助于前臂及手部的控制，抑制异常反射。适合无法保持坐位和立位或肌张力偏高的患儿。

3. 俯卧位　低张力型脑瘫患儿可在其双下肢放垫子或沙袋，将双腿并拢，或用卷形或楔形物固定体位。痉挛型脑瘫患儿可以用卷形物将僵硬的腿分开，将屈曲的双髋拉直，再用两个沙袋或布带固定好，以对抗痉挛模式，还可增加双手支撑的能力。保持正确俯卧位的基本要求是患儿要有一定的头部控制能力，一定的关节活动能力，如肩关节可屈曲 90°，踝关节可保持中立位。

4. 膝跪位　即单腿跪位，此体位的摆放可以增加髋关节的稳定性，但要求患儿有一定的头部控制能力，髋关节无变形或脱位，膝部可以负重。

5. 半俯卧式　即膝手卧位，可以增加躯干及双下肢的支撑能力，进行重心转移的训练，由于此姿势会增强伸肌张力，因此，不适合高张力的徐动型脑瘫患儿。

6. 坐位　正常小儿的坐姿是头略向前，背伸直，不向一侧倾斜，臀部靠近椅背，双膝位于足前，双腿轻分开，双足平放在地板上。脑瘫患儿如伸髋或屈髋太多，应及时给予纠正。

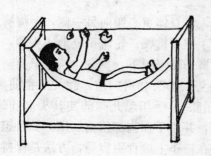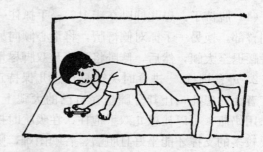

图 5-3-3　仰卧位矫正姿势及侧卧位矫正姿势

（二）运动功能训练指导

应指导、协助患儿进行日常活动训练、言语训练及预防肌肉挛缩等训练。掌握患儿功能训练计划及进展情况，经常与治疗师沟通，辅助督促患儿在病房坚持巩固练习，并给予正确的指导。对智力正常或接近正常的轻度脑瘫患儿，应安排训练之余的生活和学习，在与患儿的治疗接触和游戏活动中了解其情绪变化，适时地给予关心与鼓励，及时疏导负性心理，避免患儿养成自卑心理和孤僻的性格。

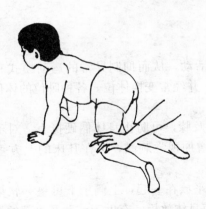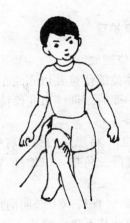

图 5-3-4　膝手卧位训练及单腿跪位训练

（三）ADL 训练指导

1. 穿脱衣指导

（1）穿上衣：患儿坐在椅子上或地上，倚靠墙角坐位，右手抓住衣领，使纽扣面对自己，先将左手交叉穿进衣袖里，右手将衣服提起转向身后并向右侧拉，右手伸手往后穿另一衣袖，左手抓住衣领，最后双手将衣服整理好，扣好衣扣。

（2）穿裤子：患儿仰卧在床上，双手抓住裤腰，一脚屈起穿进裤管后伸直，手拉裤管过膝，另一脚屈起穿另一裤管，伸直脚后将裤管拉至大腿，做拱桥使臀部抬起，双手用力拉裤腰过臀部至腰，系好腰带或纽扣。

（3）脱上衣：患儿坐于无靠背的椅上或地上，前面放一个木台，患儿上身向前靠在木台上，抬起双手伸向头后，抓住衣领慢慢将衣服拉高至肩部，然后退出头部，最后再将手退出衣袖。

（4）脱裤子：患儿仰卧在床上，一手抓住一侧裤腰，将身体重心倾向另一侧，手将裤腰推到臀部，换另一手抓对侧裤腰，将重心倾向另一侧，手推下裤腰；轮流重复上述步骤，直至裤腰退至大腿，然后，侧卧将身体及双脚尽量屈起使裤子慢慢脱下。

2. 进食训练　进食时关键是让患儿保持正确的姿势，即头和肩向前，髋关节稍前屈。治疗者面对患儿，让其分腿坐在自己的大腿上（屈髋屈膝），手压患儿胸部使其头向前倾。如果用奶瓶，可以让患儿双手抱住，在吸吮时控制下颌，并用手在胸部稍稍加压。如果患儿需要较多的支撑才能坐好且咀嚼、吞咽困难，则让其坐在椅子上进食更容易，方法是保持患儿的头及双上肢向前，从前面直接喂饭。为了使患儿容易咀嚼，食物应细、软，喂时用匙将患儿舌头往下压，以防舌头将食物推出来，避免让患儿的头向后倾。手足徐动型脑瘫患儿稳定性较差，进食时需要抓住一个固定物使双臂不致向后，餐盘下放一条湿毛巾或布可以避免盘子在桌上滑动，用加粗把手的匙以便于抓握。

3. 饮水训练　饮水时，如果患儿不能闭嘴，治疗者可托其下颌帮助吞咽；为避免饮水时头部后仰，可将塑料杯子剪一缺口，使杯子不碰到鼻子；对低张力患儿可以用高桌子支撑以保持伸直坐位。

4. 梳洗训练　首先要让患儿熟悉要梳洗部位的名称、方位和梳洗的必要性，熟悉常用的梳洗用品如毛巾、牙刷、梳子等并告知如何使用。再训练患儿完成梳洗所必需的上肢及手的活动步骤及技巧，特别是手部的抓握和精细控制能力。严重的脑瘫患儿不能自理，梳洗时选择适宜的体位十分重要，例如患儿正在进行坐姿及平衡练习，则采取靠坐位梳洗，让患儿双手放在一起或用手抓住盆边。

5. 如厕训练　让患儿大量饮水，约1分钟后，让其如厕排便，如便溺成功即给予鼓励。如坐厕椅20分钟后，仍没有便溺即返回活动中。每隔10分钟检查患儿裤子是否干爽，若干爽即给予鼓励。30分钟后可重复第一步骤再训练。有些智力障碍的患儿经过较长时间的训练后仍不能自己如厕，则需采用一些特别设计的坐厕及痰盂。

（四）癫痫发作时的护理

1. 心理护理　鼓励患儿正视疾病，讲解癫痫的性质、治疗目的和方法，强调本病规律用药和复发的特点，增强患儿的信心。鼓励家属及周围的人对患儿关心、同情及帮助，不使其产生自卑心理或思想压力。

2. 休息与活动　病室环境应保持安静，保证充分的休息和睡眠，并合理安排好患儿的休息、治疗和训练活动。刚发作后几天应暂停运动训练，可有一些适当的活动，注意安全、避免过劳。

3. 注意和避免癫痫发作的诱因　积极采取措施并教育家属预防癫痫发作的诱因，如呼吸道感染、饮食过量、饮水过多、过劳、情绪激动、睡眠不足、理化刺激及服用不必要的药物等。

4. 药物护理　注意药物的副作用和毒性反应，长期服用抗癫痫药物应定期检查血象、肝和肾功能，注意有无皮疹、共济失调等。

5. 癫痫持续状态的护理　密切观察并记录生命体征、意识状态及抽搐状况等，发现异常及时报告医生并处理；保持呼吸道通畅，做好吸氧护理。发作时，立即松解衣服，将头偏向一侧，用开口器或缠纱布的压舌板放在上下臼齿间，防止咬伤舌头，适当约束抽搐的肢体以防损伤。

（五）健康教育

1. 对家属的教育　脑瘫患儿回归社区后主要是依靠家长的继续训练和督导。所以，在住院期间要将患儿的训练方法教会家长，并指导家属结合日常生活活动对患儿进行训练。

2. 职业教育　脑瘫患儿经过训练活动，肢体功能和运动协调能力得到了改善和增强，日常生活活动能力也有了较大提高。随着年龄增长，很快就会进入就业年龄阶段，因此，需要进行职业前的培训，为将来回归社会、走向就业打下良好基础。

3. 培养社交能力　对待脑瘫患儿要像对待健全儿一样，关心爱护他们，多与他们交流，组织一些娱乐和游戏等集体活动。鼓励家长节假日要带他们去游玩，让他们多接触社会，创造机会让他们参加一些社交活动。

第四节　脊髓损伤的康复及护理

一、概述

脊髓损伤（spinal cord injury，SCI）是由于各种原因引起的脊髓结构和功能的损害，造成损伤水平以下运动、感觉和自主神经功能的障碍。颈脊髓损伤造成的四肢瘫痪称四肢瘫，胸段以下脊髓损伤造成躯干和下肢瘫痪而未累及上肢时称截瘫。病因分外伤性与非外伤性，以外伤性造成脊髓损伤为多见。外伤性脊髓损伤发病率，中国北京地区的发病率为68例/百万人口。各国统计资料显示脊髓损伤均以青壮年为主，80%在40岁以下，男性为女性的4倍左右。国外SCI的主要原因是车祸、运动损伤等，我国则为高处坠落、砸伤、交通事故等。

完全性脊髓损伤的脊髓病变呈进行性加重，因此脊髓损伤的急救治疗是很重要的，通常脊髓损伤后6小时内是抢救的黄金时期。近年来，随着医学和康复护理技术的不断提高，更多的脊髓损伤患者不仅从初次损伤中存活下来，而且生活充实并能活到老年。康复治疗及护理已经介入脊髓损伤患者急性期处理，并成为慢性期最主要的治疗护理手段。

（一）脊髓损伤的分类

1. 根据病理变化的不同分类　可分为原发性脊髓损伤和继发性脊髓损伤。原发性脊髓损伤包括脊髓休克、脊髓挫伤和脊髓断裂；继发性脊髓损伤包括脊髓水肿、脊髓受压和椎管内出血。

（1）脊髓休克：是指由于受伤后被横断的脊髓突然失去了高级中枢的调节而使脊髓功能处于暂时性抑制状态。主要表现为受伤后损伤平面以下的运动、感觉、反射及括约肌功能丧失，可为完全性，也可为不完全性。即使为完全性，也有可能在数小时或数天后，脊髓功能开始恢复或最后完全恢复。

（2）脊髓挫伤：包括脊髓轻度、中度和重度挫伤。轻度挫伤只见于脊髓表面，中度挫伤者可见于脊髓中央，重度挫伤可见于脊髓整个横断面。

（3）脊髓断裂：包括部分断裂和完全断裂。病变发展在伤后72小时达高峰。

（4）脊髓水肿：是脊髓因外力而发生的创伤性反应。随着脊髓受压和缺氧的解除，可使脊髓出现不同程度的水肿。

（5）脊髓受压：由于脊柱损伤，椎体和间盘组织可压迫脊髓。如果脊髓没有因受压而损伤，则当压迫因素解除时，脊髓功能可全部或大部分恢复；如果脊髓损伤，则出现损伤平面以下瘫痪症状。

（6）椎管内出血：由于受伤后硬膜内或外的小血管破裂出血，使椎管内压力升高而压迫脊髓，出现不同程度的脊髓受压症状。

2. 根据脊髓损伤的程度分类　可分为完全性脊髓损伤和不完全性脊髓损伤。

（1）完全性脊髓损伤：在损伤平面以下，所有的运动、感觉和括约肌功能均丧失。

（2）不完全性脊髓损伤：在损伤平面以下，仍有运动、感觉和括约肌功能存在。分为以下几种情况：①在损伤平面以下存在感觉功能，但无运动功能；②在损伤平面以下存在运动功能，并且大部分关键肌群的肌力小于3级；③在损伤平面以下存在运动功能，并且大部分关键肌群的肌力大于或等于3级。

（二）临床特征

脊髓损伤的主要临床特征是运动障碍、感觉障碍、痉挛、排便功能障碍及呼吸功能障碍等。不完全性脊髓损伤可因受伤部位、损伤原因和损伤程度的不同，表现出不同的体征：

1. 中央束综合征　皮质脊髓束的排列是由中央向外依次为颈、胸、腰、骶，上肢的运动神经偏于脊髓中央，而下肢的运动神经偏于脊髓的外周。中央束综合征常见于颈髓血管损伤，血管损伤时，脊髓中央先开始发生损害，再向外周扩散，而且上肢受累重于下肢。因此，此综合征上肢障碍比下肢明显。

2. 脊髓半侧损害综合征　又称半切综合征，常见于刀伤或枪伤。脊髓只损伤一侧，损伤平面以下同侧肢体的运动和深感觉消失，损伤对侧仅表现为痛温觉丧失。

3. 前束综合征　脊髓前部损伤，造成损伤平面以下运动和痛温觉丧失，而本体感觉存在。

4. 后束综合征　脊髓后部损伤，造成损伤平面以下本体感觉丧失，而运动和痛温觉存在。

5. 脊髓圆锥综合征　主要为脊髓骶段圆锥损伤，可引起膀胱、肠道和下肢反射消失。偶尔可以保留骶段反射。

6. 马尾综合征　指椎管内腰骶神经根损伤，可引起膀胱、肠道及下肢反射消失。马尾的性质实际上是外周神经，因此有可能出现神经再生，而使神经功能逐步恢复。马尾损伤后神经功能的恢复可能需要 2 年左右。

7. 脊髓震荡　脊髓并没有机械性压迫，也没有解剖上的损害，只是出现暂时性和可逆性脊髓或马尾神经生理功能丧失。有人认为，脊髓功能丧失是由于短时间压力波所致。

二、康复评定

（一）感觉和运动功能评定

神经损伤水平是指保留身体双侧正常运动和感觉功能的最低脊髓节段水平。例如 C_6 损伤水平，意味着 C_6～C_1 节段仍然完好，C_7～S_5 节段有损伤。脊髓损伤平面与运动和感觉的关系见表 5-4-1。

表 5-4-1　脊髓损伤平面与运动和感觉的关系

损伤平面	运动肌肉（3 级及以上的肌力）	感觉平面（针刺、轻触）
$C_{2\sim3}$	头颈运动肌	枕骨粗隆及颈部
C_4	膈肌	肩锁关节顶部
C_5	肱二头肌和三角肌	前肘窝外侧
C_6	桡侧伸腕肌	拇指
C_7	肱三头肌	中指
C_8	指深屈肌	小指
T_1	小指外展肌	前肘窝内侧
T_2		腋窝顶部
T_3		第 3 肋间锁骨中线
T_4		第 4 肋间锁骨中线
T_5		第 5 肋间锁骨中线
T_6		剑突水平
T_7		第 7 肋间锁骨中线
T_8		第 8 肋间锁骨中线
T_9		第 9 肋间锁骨中线
T_{10}		脐
T_{11}		第 11 肋间锁骨中线
T_{12}		腹股沟韧带中点
L_1		T_{12}～L_2 距离的一半

损伤平面	运动肌肉（3 级及以上的肌力）	感觉平面（针刺、轻触）
L_2	髂腰肌	股前面中点
L_3	股四头肌	股骨内髁
L_4	胫前肌	内踝
L_5	趾长伸肌	足背第 3 跖趾关节处
S_1	腓肠肌与比目鱼肌	外踝
S_2		腘窝中点
S_3		坐骨结节
$S_{4\sim5}$		肛周区

（二）脊髓损伤程度的评定

完全性或不完全性损伤的确定，对于脊髓损伤患者的诊治及预后有重要意义。完全性损伤的确定必须在脊髓休克期消失后才可做出。

1. 脊髓休克的评定　球海绵体反射是判断脊髓休克是否结束的指征之一，此反射的消失为休克期，反射的再出现表示脊髓休克结束。具体检查方法：用戴手套的示指插入肛门，另一手刺激龟头（女性刺激阴蒂），阳性时手指可以明显感觉肛门外括约肌的收缩。脊髓休克结束的另一指征是损伤水平以下出现任何感觉运动或肌肉张力升高和痉挛。

2. 完全性与不完全性脊髓损伤的评定　判断完全性还是不完全性损伤：患者脊髓休克期消失后，在对其四肢和躯干的运动功能、感觉功能检查的同时，应重点检查肛门周围的运动和感觉。神经学诊断标准是：①肛门周围有感觉存在；②足趾可以完全跖屈；③肛门括约肌有随意收缩。以上三项中具备一项，即为不完全损伤，存在恢复的可能性。

3. 损伤程度的评定　损伤程度的判定常应用脊髓损伤的神经症状分级法（Frankle 分级）进行评价（见表 5-4-2）。

表 5-4-2　脊髓损伤分级

分级	特　　征
A 运动、感觉功能均丧失	损伤部位以下的运动、感觉功能均丧失
B 运动丧失，感觉残存	损伤部位以下的运动功能完全丧失，但骶髓区等处有感觉残存
C 非实用性运动功能残存	损伤部位以下可保留部分随意运动，但无实用价值
D 实用性运动功能残存	损伤部位以下保留实用性随意运动功能，下肢可活动或步行
E 恢复	运动、感觉及膀胱、直肠功能恢复，但深反射亢进

（三）痉挛评定

目前临床上多用改良的 Ashworth 量表。评定时检查者徒手牵伸痉挛肌进行全关节活动范围内的被动运动，通过感觉到的阻力及其变化情况把痉挛分成 0～4 级，参见有关章节。

（四）关节活动度的评定

关节活动度的评定方法详见评定章节。

（五）日常生活活动（ADL）能力的评定

ADL 评定是作业疗法中最重要的部分，因为日常生活活动作如进食、排泄、穿脱衣、洗漱等是人们生存的最基本活动。脊髓损伤患者可用改良的 Barthel 指数，对于四肢瘫患者用四肢瘫功能指数（quadriplegic index of function，QIF）来评定。

（六）脊髓损伤平面与功能预后的关系

对完全性脊髓损伤的患者，根据其不同的损伤平面预测其功能恢复情况如表5-4-3。

表 5-4-3　脊髓损伤平面与功能预后的关系

损伤平面	最低位有功能肌群	活动能力	生活能力
$C_{1\sim4}$	颈肌	必须依赖膈肌维持呼吸，可用声控方式操纵某些活动	完全依赖
C_4	膈肌、斜方肌	使用电动高靠背轮椅，有时需要辅助呼吸	高度依赖
C_5	三角肌、肱二头肌	可用手在平坦路面上驱动高靠背轮椅，需要上肢辅助具及特殊推轮	大部依赖
C_6	胸大肌、桡侧腕伸肌	可用手驱动轮椅，独立穿上衣，可基本独立完成转移，可自己开特殊改装汽车	中度依赖
$C_{7\sim8}$	肱三头肌、桡侧腕屈肌、指深屈肌	轮椅实用，可独立完成床—轮椅、厕所、浴室间转移	大部自理
$T_{1\sim6}$	上部肋间肌、上部背肌群	轮椅独立，用连腰带的支具扶拐室内步行	大部自理
T_{12}	腹肌、胸肌、背肌	用长腿支具扶拐短距离步行，长距离行动需要轮椅	基本自理
L_4	股四头肌	带短腿支具扶杖步行，不需轮椅	基本自理

三、康复治疗

（一）急性期康复治疗

当临床抢救告一段落，患者生命体征和病情基本平稳、脊柱稳定即可开始康复训练。早期康复训练的重点是预防并发症，训练内容包括：床上体位摆放与变换训练、床上ROM训练、床上肌力增强训练、呼吸功能训练、膀胱功能训练、坐位平衡训练、站立床训练、轮椅使用训练、转移训练、初步生活自理训练等。

1. 良肢位摆放与体位变换　患者卧床时应注意保持肢体处于良好的功能位置（如图5-4-1、5-4-2）。仰卧位时，双上肢放在身体两侧，手下垫毛巾，使肘关节呈伸展位，腕关节呈背伸45°；下肢髋关节伸展，在两腿之间放一软枕保持髋关节稍外展，膝关节伸展，为防止过伸，膝下各垫一软枕，双足抵住足板使踝背屈，足跟垫气圈防止压疮。侧卧位时，躯干后放一枕头支持，双肩向前伸呈屈曲位，一侧肩胛骨着床，肘关节屈曲，前臂旋后，上方的前臂放在胸前的枕头上，腕关节自然伸展，手指稍屈；上方的髋、膝关节轻度屈曲放在软枕上，下方的髋、膝关节伸展，踝关节自然背屈，上方踝关节下垫一枕头以防踝关节跖屈内翻。

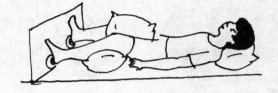
图 5-4-1　仰卧位的正确体位

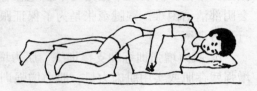
图 5-4-2　侧卧位的正确体位

对卧床患者应定时变换体位，一般每2小时翻身一次，翻身时注意局部皮肤颜色变化，防止压疮形成。

2. ROM训练　除外抢救，在患者入院后当天就应开始进行全身各关节的被动活动。被动活动每日1～2次，每一关节要进行各轴向的活动，每个肢体从近端到远端关节的活动应在10分钟以上。如下胸段或腰椎骨折，进行屈髋屈膝运动时要注意控制在无痛范围之内，不应造成腰椎活动。禁止同时屈曲腕关节和指关节，以免拉伤伸肌肌腱。进行被动活动时动作要轻柔、缓慢、有节奏，活动范围应达到最大生理范围。

腰椎平面以上的患者髋关节屈曲及腘绳肌牵张运动应特别强调，因为只有在膝关节伸直、髋关节屈曲达到或超过90°时才有可能独立坐在床上，这是进行各种转移训练的基础。训练方法是：患者取平卧位，治疗师面向患者侧坐，将患者一侧小腿置于自己的肩上，用手固定膝关节，用自己躯干的力量向患者头部倾斜，使患者下肢保持直腿抬高在90°以上，抬高的程度以患者能够耐受为度，每侧持续5～10分钟。

3. 起坐训练　从卧位转向半卧位或坐位应逐渐进行，通过抬高床头，逐渐增加角度与时间，一般隔1～2天增加10°，倾斜以无头晕等低血压不适症状为度。损伤平面高的患者，体位适应时间应长些，损伤平面低，则适应时间可短些。

4. 站立训练　患者经过坐起训练后，无直立性低血压等不适即可考虑进行站立训练。训练时应保持脊柱的稳定性，可佩戴腰围训练起立和站立活动。训练患者站起立床时，应从20°开始，与坐起训练相似，逐渐增加起立床角度，8周后达到90°，如有头晕等不适发生，应及时降低起立床高度。

5. 肌力增强训练　在保持脊柱稳定的原则下，所有能主动运动的肌肉都应运动，从等长收缩到辅助主动运动再到抗阻力运动。胸腰椎损伤的患者可应用哑铃或拉力器在床上进行上肢肌力训练。在脊柱稳定期，可进行腰背肌等长收缩和背弓训练等。

6. 呼吸功能及排痰训练　急性高位脊髓损伤后呼吸功能不全很常见。对此类患者应尽快对其呼吸情况进行评定。由于呼吸功能障碍，患者排痰能力下降，可造成肺炎等合并症。因此，可以采用胸部轻叩击和体位引流方法促进排痰，用呼吸肌训练法增加呼吸幅度。对颈髓损伤呼吸肌麻痹的患者应训练其腹式呼吸运动。可参见有关章节。

7. 其他物理因子疗法　物理治疗对减轻损伤部位的炎性反应、改善神经功能有一定帮助，治疗方法见有关章节。

（二）恢复期的康复治疗

1. 维持ROM的训练和降低肌张力的训练　ROM维持训练同急性期。通过肌肉牵张训练不仅可以降低肌肉张力，还可对痉挛有一定的治疗作用，主要包括腘绳肌牵张、内收肌牵张和跟腱牵张。腘绳肌牵张是为了使患者直腿抬高>90°，以实现独立长坐位。内收肌牵张是为了避免患者因内收肌痉挛而造成会阴部清洁困难。跟腱牵张是为了保证跟腱不发生挛缩，以进行步行训练。

2. 肌力增强训练和支撑训练　肌力增强训练主要是恢复和增强残存肌或实用肌肉力量。肌力增强训练的方法同急性期。

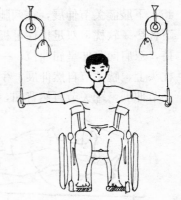

图 5-4-3　滑轮系统增强背阔肌肌力训练

脊髓损伤者为了使用轮椅、拐杖或助行器，在卧位、坐位时要特别注意增强肩带肌力训练，包括上肢支撑力训练、肱三头肌和肱二头肌肌力训练及握力训练等。还应进行腹肌、髂腰肌、腰背肌、股四头肌、内收肌等训练，以利于步行训练。另外，背阔肌在撑起动作中起到固定肩胛骨的作用，C_7～T_{12}脊髓损伤患者应加强训练，可让患者利用重物滑轮系统进行训练（图 5-4-3）。卧位时的训练方法包括举重、支撑，坐位时利用支撑器等进行训练。具体训练方法参阅有关章节。

肌电反馈性电刺激治疗是近年来的新发展，其优点是可以更有效地训练微弱的肌肉，增强患者的训练意识和主观能动性，在临床上已经开展应用。

3. 翻身训练　颈髓损伤患者的翻身训练：

（1）C_6 损伤患者躯干和下肢完全麻痹，缺乏伸肘、屈肘能力，手功能也丧失。患者只能利用上肢甩动引起的惯性，将头颈、肩胛带的旋转力通过躯干、骨盆传到下肢而完成翻身动作（如图 5-4-4，a→b→c→d）。C_7 以下完全性损伤患者，可利用腕关节残存肌力翻身。以下是向右侧翻身的方法步骤：①将左臂套进固定在床尾的吊带里，右肘关节屈曲，右手及腕抵住床垫边缘；②左臂向上拉吊带，使体重向右臂转移；③松开吊带，左臂伸展并在身后床面支撑体重；④右臂伸展，与左臂同时支撑，并双手向前移动，将重心转移至腿上；⑤右臂伸展支撑使身体右倾；⑥右腕背伸在右膝下使右腿屈曲；⑦面向右侧，靠右肘支撑使身体右倾，并拉左腿使之屈曲并放在右腿上；⑧左臂支撑并使躯干放低成右侧卧位。

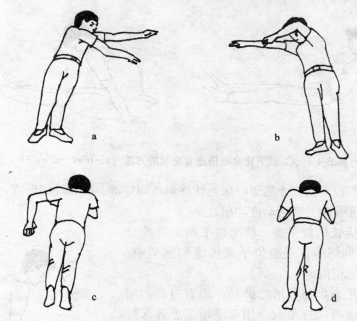

图 5-4-4　C_6 损伤患者从仰卧位到俯卧位（a→b→c→d）

（2）胸、腰段损伤患者的翻身训练：可同 C_6 损伤患者的翻身训练，也可直接利用肘部和手的支撑向一侧翻身。

4. 翻身后坐起训练

（1）C_6 以下完全损伤患者坐起的方法：患者先向左侧翻身，利用左肘支撑，然后变成双肘支撑，再将身体转向左侧，右肘伸展变为手支撑，身体向右上肢方向转移，左上肢肘伸展为手支撑，完成坐起动作（如图 5-4-5，a→b→c→d→e→f）。

（2）T_{10} 以下损伤患者坐起的方法：T_{10} 以下损伤患者上肢完全正常，躯干部分麻痹，下肢完全麻痹，坐起动作比颈髓损伤患者容易。患者利用向两侧翻身，完全双肘支撑，再将身体重心左右交替变换，同时双手支撑，完成坐起动作。

5. 坐位训练　独立坐位是进行转移、轮椅和步行训练的前提。床上坐位可分长坐位和

155

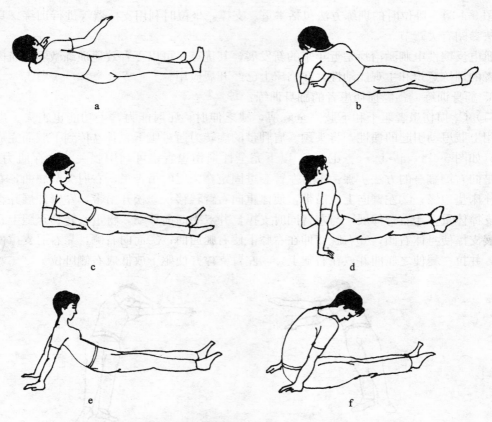

图 5-4-5 C₆ 以下完全损伤患者坐起的方法 （a→b→c→d→e→f）

端坐位。只有长坐位平衡，才能进行床上转移训练和穿裤、袜和鞋的训练，长坐位平衡的前提是腘绳肌牵张度及髋关节活动度均超过 90°。

坐位训练包括长坐位平衡、端坐位平衡训练及长坐位支撑、移动训练等。端坐位平衡训练和脑卒中、脑外伤时平衡训练相似。

（1）长坐位平衡训练：治疗师站在患者身后，用身体和双手辅助患者保持平衡→用双手辅助患者保持平衡→站在身前，双手拉住患者保持平衡→患者双手扶腿保持平衡→单手扶腿保持平衡→双上肢外展位保持平衡→双上肢前屈位保持平衡→双上肢上举位保持平衡。动态平衡训练常采用投接球训练。

（2）长坐位支撑训练：是指双肘关节伸展，双手支撑床面，双肩下降，臀部抬起（如图 5-4-6）。三角肌、背阔肌、胸大肌肌力正常或接近正常，肩、肘、髋关节活动范围正常是完成长坐位支撑动作的必备条

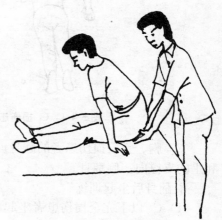

图 5-4-6 长坐位支撑训练

件。因此，若存在上述肌力减弱或关节活动范围受限的情况，也应对此积极训练，使之得到增强或改善。开始时由于患者上肢及躯干肌力弱，常常借助支撑器进行训练。

（3）长坐位移动训练：①支撑向前方移动：患者双下肢外旋，膝关节放松，双手在髋关

节稍前一点的位置支撑，并靠近身体，肘关节伸展，前臂旋后，抬高臀部，头部及躯干前屈，使臀部带动躯干向前移动。②支撑向侧方移动（以向左侧移动为例）：右手靠向臀部，左手放在与右手同一水平而离臀部约30cm的位置。肘关节伸展，前臂旋后或中立位，抬高臀部，躯干前屈，使臀部带动躯干、头及肩向左侧移动。

6. 移乘及转移训练　包括介助移乘和独立移乘。介助移乘指患者在他人的帮助下转移体位，可有两人帮助和一人帮助；独立移乘指患者独立完成转移动作，包括床至轮椅和轮椅至床的移乘、轮椅到坐便器的转移等。

（1）轮椅与床间独立转移：利用滑板移乘。轮椅靠在床边成30°角，关闭手闸，卸下靠床侧扶手，将滑板架在轮椅和床之间，患者上肢支撑向床上挪动。

利用吊环移乘：轮椅靠在床边成30°角，先将腿移至床上，再将右手伸入上方吊环内，左手支撑床面。在左手撑起的同时，右手向下拉住吊环，提起臀部，向床上移动。

直角移乘或前方移乘：轮椅靠在床边成90°角，其间距离约30cm，关闭手闸，四肢瘫患者用右前臂勾住轮椅把手，将左腕放于右膝下，通过屈肘将右下肢抬起，放到床上，用同样的方法将左下肢放到床上。打开轮椅手闸，向前推动轮椅紧靠床缘，再关闸，双手扶住轮椅扶手向上撑起，同时向前移到床上。

斜向移乘（从左侧移乘）：轮椅靠在床边成30°角，关闭手闸，左手支撑床面，右手支撑扶手，同时撑起躯干并向前、向左侧方移动到床上。

平行移乘（左侧身体靠床）：轮椅与床平行放置，关闭手闸，卸下左侧扶手将双腿抬至床上，躯干倾向床缘，将右腿与左腿交叉，应用侧方支撑移动的方法，一手支撑在训练床上，一手支撑在轮椅扶手上，头与躯干前屈，双手支撑起躯干向床上移动。

（2）床与轮椅间介助转移：两人转移四肢瘫的患者。治疗师站在患者身后，双手从腋下伸出抓住患者交叉的前臂。另一治疗师站在患者的侧面，两手分别放在大腿和小腿下。其中一人发出口令同时抱起移向轮椅并放下。

一人转移四肢瘫的患者：治疗师双脚和双膝抵住患者的双脚和双膝的外侧，双手抓住患者腰带或抱住其臀部，向上提起，治疗师身体后倾搬动患者使其呈站立位，并向床边移动放到座位上。

（3）轮椅到坐便器：从坐便器的前方移动。将轮椅直对坐便器，两腿分开，骑在坐便器上。

从坐便器的侧方移动：同轮椅到床的侧方转移方法。

7. 站立及行走训练　如果条件允许，应鼓励患者站立和行走。因为站立和行走可防止体位性低血压、改善血液循环、防止下肢关节挛缩、预防骨质疏松、缓解痉挛及防止泌尿系和呼吸道感染等。当患者达到站位动态平衡时，可开始平行杠内行走训练，并逐步过渡到双杖行走。行走训练时要求上体直立、步伐稳定、步态均匀。耐力增强之后还可练习跨越障碍、上下台阶、摔倒或摔倒后起立等。

（1）平行杠内站立训练：

①四肢瘫患者的站立训练：患者在轮椅上支撑前移，使足跟接触地面；治疗师双膝抵住患者双下肢，以下肢为支点，将患者扶起成站立位，使其双脚完全负重；治疗师再将患者臀部拉向前，使其头部、躯干及双肩伸展，身体平衡后，双手扶于平行杠上；治疗师转到患者身后，一手抵住臀部使髋关节维持伸展，一手辅助躯干上部伸展。

②截瘫患者的站立训练：患者坐在轮椅上，治疗师面对患者站立，嘱患者身体前倾，双

手握住平行杠，肘抬高至与腕垂直后做支撑动作，双手向下支撑，双脚负重，髋关节过伸展，同时头部与肩部后伸，双手沿杠向前移动，保持站立。可在此基础上练习单手握杠平衡及重心转移训练。

（2）平行杠内步行训练：脊髓损伤患者应用三种步态行走，即摆至步、摆过步及四点步。

①摆至步训练：双手同时向杠前方移动，患者身体重心前移，利用上肢支撑力使双足离地，下肢同时摆动，双足在双手附近着地。

②摆过步训练：患者双手同时向前伸出，身体重心前移，利用上肢支撑力使双足离地，下肢向前摆动，双足在双手着地点前方着地。

③四点步训练：先伸出左手，迈出右足，再伸出右手，最后迈出左足。如此反复进行。

（3）拐杖步行训练：同平行杠内步行方法相似，拐杖步行也是应用三种步态行走，即摆至步、摆过步及四点步。只是需要更加熟练的技巧。

①摆至步训练：双拐同时向前方伸出，患者身体重心前移，利用上肢支撑力使双足离地，下肢同时摆动，双足在拐脚附近着地。

②摆过步训练：双拐同时向前伸出，患者支撑把手，身体重心前移，利用上肢支撑力使双足离地，下肢向前摆动，双足在拐着地点前方着地。

③四点步训练：先伸出左侧拐杖，迈出右足，再伸出右侧拐杖，最后迈出左足，如此反复进行。

8. 轮椅训练　患者在选择合适的轮椅之后，还需采取合适的姿势，包括前倾坐姿和后倾姿势。前倾坐姿稳定性和平衡性好，而后倾姿势较省力和灵活。不论选择哪种坐姿，都要注意防止骨盆倾斜和脊柱侧弯。

（1）轮椅操纵：上肢力量及耐力是良好轮椅操纵的前提。在技术上包括前后轮操纵、左右转进退操纵、前轮跷起行走、旋转操纵及过门槛训练。

（2）减压训练：每坐轮椅 30 分钟，必须用上肢撑起躯干或侧倾躯干，使臀部离开椅面减轻压力一次，以免坐骨结节发生压疮（如图 5-4-7）。

9. ADL 能力训练　脊髓损伤患者需要长期面对一些生活中的难题，如集尿器的使用、自行导尿、穿脱衣服、身体转移等，而且颈髓损伤的患者，由于上肢残存肌力较弱，常常需要借助自助具进行进食、洗漱等。针对这些问题，治疗师要根据每个患者的实际情况，制定出具体的训练计划，来帮助患者克服困难，实现生活自理。

（三）合并症的处理

脊髓损伤患者最主要的并发症为压疮并发败血症、泌尿系感染与呼吸系统及心脏并发症。痉挛、深静脉血栓、异位骨化也严重影响患者的预后，因此对合并症的处理很重要。压疮、尿路感染、呼吸系统并发症、痉挛等见有关章节内容。

1. 深静脉血栓　有研究表明，脊髓损伤患者中深静脉血栓的发生率为 40％～100％，但具有典型临床表现如腿部肿胀、体温升高、肢体局部皮肤温度升高等症状的只占 15％。一旦发生深静脉血栓而未及时处理，可导致肺栓塞和突然死亡，因此需要早期诊断并积极治疗，国外常规立即给予肝素治疗，我国多采用低分子右旋糖酐和尿激酶等药物静脉输入。

2. 异位骨化　异位骨化指在软组织中形成骨组织。脊髓损伤患者中异位骨化发生率为 16％～58％，发病机制不明。经研究证实，脊髓损伤后进行的运动治疗与异位骨化的发生并无多大关系，因此休息不动并不能减少异位骨化的发生。异位骨化好发于髋关节，其次为

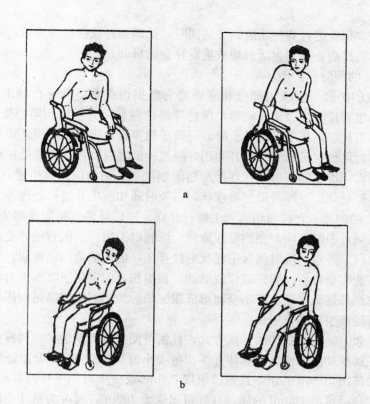

图 5-4-7　减压动作训练（a：C_5 水平损伤；b：C_6 水平损伤）

膝、肩、肘关节及脊柱，一般发生于伤后 1～4 个月，通常发生在损伤水平以下，局部多伴有炎症反应，常有全身低热，任何脊髓损伤患者如有不明原因的低热应想到此症。可应用消炎止痛药和其他药物、冷敷或手术治疗。若骨化限制关节活动则需手术摘除。

四、康复护理

（一）心理护理

脊髓损伤患者的心理反应从受伤起一般要经历休克期、否认期、愤怒期、悲痛期和承受期。所以，面对脊髓损伤的患者，护理人员在以热情的态度、娴熟的技术护理患者的同时，应以朋友身份与其相处，加强与患者的沟通。根据患者的言谈话语和行为表现，了解他的喜、怒、哀、乐与心理需求。

对于否认期患者，肢体功能突然丧失伴大小便失禁，其心理创伤远远大于机体创伤，难于接受这一事实，表现为痛苦失望，甚至悲观厌世。为此，护理人员应先向家属交代病情及可能的预后，使其有思想准备，以便协助康复人员做好患者的心理疏导；主动与患者交谈，在接触中密切观察，及早发现患者情绪变化，并及时与医生沟通，给予针对性的心理疏导，使患者保持良好的精神状态，积极配合治疗。

对于愤怒期或悲痛期患者，往往表现为心情郁闷、抑郁、消极等负性情绪。护理人员应多关心体贴患者，在病情方面给予解释和安慰，开导患者逐渐认识自身疾病，并通过大量同类病例的成功经验，使患者对康复治疗充满信心，从而逐步从此期过渡到承受期。

对于承受期患者，经多方面治疗，瘫痪已成现实，心理也有了一定的承受能力。此期护理人员要全面了解患者家庭、社会背景及职业情况，并取得患者信任，给予其心理支持，帮助其在面对现实、积极进行各种功能训练的同时，认识到自我存在的价值，振作精神，重塑形象，来迎接新的挑战，达到生活自理或重返社会的目的。

（二）并发症的预防和护理

1. 呼吸系统的护理　呼吸道梗阻和感染是脊髓损伤患者早期死亡的主要原因，因此，护理人员应帮助患者排除呼吸道分泌物，保持呼吸道通畅，并积极预防感染。应定时翻身、拍背或进行体位引流等，痰液不易排出时，可给予超声雾化吸入或使用祛痰剂；高位截瘫患者出现呼吸困难时可行气管插管、切开并用呼吸机辅助呼吸，做好相应的护理，以保持呼吸道通畅；保持病室环境整洁、通风良好并严格限制探视；适当应用抗生素，防止肺部感染；严密观察生命体征变化，有呼吸道感染症状时，及时通知医生并进行处理等。

2. 泌尿系统的护理　脊髓损伤患者主要合并症是排尿障碍及泌尿系感染。脊髓损伤后，因损伤平面的不同可引起不同类型的排尿障碍。骶髓以上损伤，因脊髓休克膀胱逼尿肌不能收缩而导致尿潴留，经过一段时间后引起反射性排尿，但一般会因逼尿肌、括约肌的协同失调而出现膀胱不能完全排空；圆锥部位或骶神经根损伤，因逼尿肌收缩无力，常需用手加压排尿，但因膀胱颈部逐渐出现功能不全而形成尿失禁。为了解除尿潴留和尿失禁，预防泌尿系感染，常进行膀胱引流和排尿训练。

（1）间歇导尿：是目前最佳的导尿方式，此法可使膀胱周期性扩张与排空，接近正常的生理状态，利于膀胱功能的恢复。具体方法：每 4 小时用 12～14 号导尿管导尿一次；如两次导尿间能自动排出 100ml 的尿，且残留尿仅 300ml 或更少时，可改为每 6 小时导尿一次；如两次导尿间能自动排出 200ml 的尿，且残留尿少于 200ml，可改为每 8 小时导尿一次；如自动排尿次数少于 2 小时一次，排尿后残留尿少于 100ml，则达膀胱平衡，可终止导尿。间歇导尿时，应限制患者的入液量，一般掌握在 24 小时 2000ml。间歇导尿法适用于回归家庭的患者，由家属或患者自己在清洁状态下进行导尿，用肥皂在流动水下洗手两次，尿道口用消毒棉球（1：500 的洗必泰液或碘附）擦洗。

（2）留置导尿：由于长期留置尿管可继发泌尿系感染和膀胱结石，因此目前并不主张应用。但脊髓损伤早期，因治疗需大量输液，或已患泌尿系感染需大量饮水而液体入量难以控制，或因膀胱容量小导尿次数太多的患者可采用留置尿管方法。在留置早期，应持续引流尿液，使膀胱排空。经过 2～3 周持续引流后，应改为定时开放，使膀胱有张有缩，尿管应每周更换一次，一次性尿袋应每日更换一次，每日消毒尿道口，引流管应始终低于膀胱水平面。因多项研究已证实，膀胱冲洗可导致泌尿系感染，目前已不应用，只是让患者多饮水。

（3）排尿训练：①定时排尿；②排尿意识训练：让患者尽可能采取立位或坐位，做正常的排尿动作，使协同肌配合以利于排尿反射的形成；③应用腹压：排尿时加大腹压或用手在下腹部压迫，将尿排出。但应注意膀胱内压力高而又不能排出尿时应慎用，因会引起尿液反流发生逆行感染；④集尿器的使用。

3. 压疮的护理　定时为患者翻身拍背，保持皮肤的清洁与干燥，内衣及被褥应柔软、清洁、干燥，并经常更换，床面平整无杂物及渣屑；为减少骨突部位的受压，可用软枕、泡沫塑料块、海绵垫、气圈等物品垫在骨骼突出部位的下方，并及时变换体位，间隔不得超过 2 小时，必要时可采用气垫床；翻身动作要轻柔，翻身前后要对压疮好发部位的皮肤认真检查并记录；康复训练中要注意防止外伤；对患者家属进行预防压疮的教育等。

支撑训练：对长期依靠轮椅生活的患者，为了减少对臀部的压迫，应练习双手在床面、椅子扶手等处支撑。如双手无力，可先向一侧倾斜上身，让对侧臀离开椅面，再向另侧倾斜。

4. 饮食调节和大便管理　早期适当控制饮食，以防腹胀；饮食应为高纤维素、高营养、易消化的食物，多食新鲜的蔬菜和水果；注意多摄入含钙多的食物，并适量补充含维生素D丰富的食物，以防骨质疏松；排便困难者，可按结肠走行方向，由右下向上、向左、向下进行按摩，或使用缓泻剂如番泻叶等，必要时采用低压灌肠；粪块阻塞时，可用手指掏出；定时排便，排便频度以每2～3日一次为宜；排便应尽量在坐位进行，便后注意肛周的清洁卫生等。

5. 防治体位性低血压　对体位性低血压患者，应使用腰围，增加腹压，或用弹力绷带包扎下肢，改善静脉回流，增加回心血量。站立床训练也能有效地预防和改善体位性低血压，站立床的角度从15°、30°、45°依此类推，循序渐进，直至90°，即站立床斜面与地面垂直。每次站立时间也依次延长，即30分钟、45分钟、60分钟，直到120分钟止。一般1～2次/日。

（三）指导康复训练

脊髓损伤患者在住院期间，正式的康复治疗训练结束后，需充分利用业余时间进行自我训练，这就需要护理人员给予相应的康复训练指导。指导内容是根据患者训练计划全方位进行，列举如下：

1. 维持关节活动度训练　脊髓损伤患者由于身体原因需长期进行关节活动度训练，有时需要家属或护工为患者进行活动训练，护理人员要做好对他们的指导，防止训练不当引起损伤。

2. 防止痉挛　合理摆放姿势体位。尽量将肢体置于舒适、不受压、方便活动的功能位置，避免患肢长期处于一个固定姿势，要定时翻身，鼓励患者主动活动；对已有痉挛的躯干进行牵拉，以缓解痉挛；每日做斜床站立，不仅能改善患者的低血压状态，而且能有效抑制下肢及躯干的痉挛。

3. 肌力训练　应指导患者经常进行肌力增强训练，以弥补训练课时间短的不足，如利用徒手抗阻运动和哑铃或拉簧锻炼上肢及胸背肌肉，利用仰卧起坐和俯卧撑锻炼腹肌和腰背肌等。

4. 平衡训练　护理人员应适时做好患者的平衡训练指导，并给予督促和协助，包括长坐位和端坐位平衡。可由简单到复杂、由静态到动态循序渐进：自我支撑坐位训练、单侧上肢抬起坐位训练、双侧上肢抬起坐位训练、投接球训练等。

第五节　周围神经病损的康复及护理

一、概述

（一）定义

周围神经由神经节、神经丛、神经干及神经末梢组成。按其与中枢不同部位的联系分为脑神经和脊神经；按其功能和支配的部位分为躯体神经和自主神经。躯体神经分布于体表、骨关节和骨骼肌；自主神经支配平滑肌、心肌和腺体。周围神经多为混合性神经，含有感觉纤维、运动纤维及自主神经纤维。周围神经病损是指周围运动、感觉和自主神经的结构和功能的异常或障碍。

（二）分类

周围神经病损分为周围神经损伤和神经病两大类。神经病又称神经炎，是指周围神经的某些部位由于炎症、中毒、缺血、营养不良、代谢障碍及某些免疫障碍等引起的病变；周围神经损伤是由于周围神经丛、神经干或其分支受理化因素和外力作用而发生的损伤，如挤压伤、牵拉伤、切割伤、火器伤、化学烧伤、弹片伤、摩擦伤、撕裂伤等。

周围神经损伤可分为：

1. 神经失用　神经轴突和神经膜完整，传导功能暂时丧失。多因挤压或药物损害引起，一般可在 6 个月内恢复。

2. 神经轴突断裂　神经轴突部分或完全断裂，运动和感觉功能部分或完全丧失。多因挤压或牵拉伤所致，可自行恢复，但需时较长。

3. 神经断裂　神经的连续性中断，导致运动和感觉功能完全丧失。多因严重的拉伤或切割伤所致，必须手术修复，术后神经功能可恢复或恢复不完全。

（三）周围神经病损的主要临床表现

1. 感觉障碍　表现为相应神经支配区域的感觉减退或消失、感觉过敏，主观有自发疼痛、蚁走感、麻木针刺感等。

2. 运动障碍　相应神经支配区域的肌肉或肌群瘫痪，肌张力降低，肌力低下，肌肉萎缩。

3. 自主神经功能障碍　表现为无汗、少汗或多汗，皮温增高或降低、色泽苍白或发绀，指甲粗糙脆裂。

4. 反射改变　腱反射减弱或消失。

常见的周围神经病损有三叉神经痛、肋间神经痛、坐骨神经痛、急性感染性多发性神经根炎、特发性面神经炎（Bell 麻痹）、糖尿病性周围神经病、尺神经损伤、正中神经损伤、腓总神经损伤、胫神经损伤等。

二、康复评定

通过采集病史和体格检查，可以初步判断周围神经受损的程度及部位。为确定神经受损的性质，制定康复目标和计划，评价康复效果，做出预后判断，还必须进行一系列的康复评定。

（一）运动功能评定

1. 肌力的测定　徒手肌力检查法或器械检查法。

2. 关节活动范围的测定　常用量角器测定法，测量患肢各关节各轴位运动的范围。

3. 患肢周径的测量　用尺测量或用容积仪测量受累肢体周径并与相对应的健侧肢体比较。

4. 运动功能恢复等级评定　英国医学研究会提出的神经损伤后运动功能恢复情况 6 级评定法，是目前评定运动功能恢复最常用的方法（见表 5-5-1）。

（二）感觉功能评定

1. 感觉功能评定　包括浅感觉（触觉、痛觉、温度觉）、深感觉（运动觉、位置觉、震动觉）和复合感觉（形体觉、定位觉、两点辨别觉）等评定。

表 5-5-1　周围神经损伤后运动功能恢复等级

恢复等级	评定标准
0 级（M0）	肌肉无收缩
1 级（M1）	可见近端肌肉收缩
2 级（M2）	近、远端肌肉均可见收缩
3 级（M3）	所有重要肌肉能抗阻力收缩
4 级（M4）	能进行所有运动，包括独立的和协同的运动
5 级（M5）	完全正常

2. 感觉功能恢复的评定　采用英国医学研究会周围神经病损后感觉功能恢复情况 6 级评定法进行评定（见表 5-5-2）。

表 5-5-2　周围神经损伤后感觉功能恢复分级

恢复等级	评定标准
0 级（S0）	感觉无恢复
1 级（S1）	支配区皮肤深感觉恢复
2 级（S2）	支配区浅感觉和触觉部分恢复
3 级（S3）	皮肤痛觉和触觉恢复，且感觉过敏消失
4 级（S4）	感觉达到 S3 水平外，两点辨别觉部分恢复
5 级（S5）	完全恢复

（三）反射检查

肱二头肌反射、肱三头肌反射、膝腱反射、跟腱反射、桡骨骨膜反射等。

（四）自主神经检查

常用发汗试验。

（五）ADL 评定

评定方法见有关章节。

（六）电生理学检查

具有诊断和功能评定的价值，常进行直流感应电测定、神经传导速度测定、强度-时间曲线检查、肌电图检查。

三、康复治疗

康复治疗的目的是防治并发症，促进受损神经再生，延缓或减轻肌肉萎缩，维持关节活动范围，最终改善患者的日常生活和工作能力，提高生活质量。康复治疗应早期介入，根据病情的不同时期进行针对性的处理。

（一）康复治疗的原则

1. 合并症的预防与治疗

（1）水肿：由于周围神经损伤后血液循环障碍，静脉回流受阻，组织渗出增多，导致病损肢体水肿。局部水肿也是挛缩的原因之一。可采用抬高患肢、用弹力绷带压迫、对患肢做向心性按摩与被动运动、热敷、红外线及短波、超短波或微波等方法来改善局部血液循环及组织营养代谢，促进组织水肿或积液的吸收。

（2）挛缩：因患肢水肿、疼痛、肢体位置不当、受累肌与拮抗肌之间的不平衡常可导致关节挛缩和畸形。①在病损早期，除预防水肿外，对患肢用石膏托、夹板、矫形器、三角巾等进行功能位固定或支托；②被动活动患肢，维持关节的正常活动范围，若受损程度轻，则进行主动运动；③对已形成挛缩者，进行挛缩肌肉、肌腱的被动牵伸及按摩，各种温热疗法、水疗、水中运动等；对挛缩肢体进行热疗，有利于对挛缩肢体的牵伸，同时热疗能增强肌肉、肌腱的弹性，促进功能恢复。

（3）继发损伤：由于受损肢体感觉减退或丧失，容易遭受外伤，对受累部位要加强保护，如戴手套、穿袜等。若出现外伤，可应用激光、紫外线、超短波或微波等物理治疗，以促进伤口早期愈合。

2. 促进神经再生

（1）物理治疗：激光、紫外线、超短波或微波等物理治疗，可促进水肿消退、炎症吸收。对保守治疗及手术治疗的患者早期应用，可改善组织营养，消除水肿，利于神经再生。

（2）药物治疗：维生素 B_1、维生素 B_{12}、ATP、辅酶 A 对神经有营养作用，早期应用可促进神经再生。同时还可应用神经生长因子，刺激神经细胞再生。

3. 防止肌肉萎缩　对受累肌进行功能性电刺激，使瘫痪肌肉产生节律性收缩，改善肌肉的血液循环，促进淋巴回流，从而防止和延缓肌肉萎缩和纤维化，保持肌肉质量，为肌肉迎接神经再支配创造条件。还可应用电针治疗，新斯的明离子导入治疗。被动和主动活动患肢也非常重要。

4. 增强肌力，恢复运动功能　当肌力 0～1 级时，进行被动运动、肌电生物反馈等治疗；当肌力 2～3 级时进行助力运动、主动运动及器械性运动，但运动量不宜过大，以免肌肉疲劳；当肌力 3～4 级时进行抗阻训练，争取肌力最大限度的恢复，同时进行速度、耐力、协调性与平衡功能的训练。

5. 促进感觉功能的恢复　对浅感觉障碍者，可选用不同质地的物品（如丝绸、毛巾、卵石等）、不同温度的水（如温水、凉水、冰块）分别刺激健侧和对应的患侧皮肤，增加感觉输入，促进感觉功能的恢复。开始训练时让患者睁眼观察、体会，逐步过渡到让患者闭眼体会、辨别。如果患者存在深感觉障碍，在关节被动运动、肌力训练过程中，强调局部的位置觉及运动觉，让患者反复体会、对照。

6. 作业治疗　根据神经损伤后功能障碍的部位和程度、肌力和耐力的情况，选择有关的作业治疗活动。上肢周围神经损伤可选择插木钉、套圈、捡拾小物品、拧螺丝、打字、木工、编织、泥塑等。下肢周围神经损伤可练习踏自行车、缝纫机等。

7. 日常生活活动能力训练　在进行病损部位运动功能训练的同时，要注意结合功能性活动和日常生活活动能力的训练，如上肢练习更衣、洗脸、刷牙、伸手取物、整理床铺、叠被等动作；下肢练习踏自行车、踢球等动作。将康复训练贯穿于日常生活活动中，既增加患者对康复训练的兴趣，又能促进患者独立完成日常生活活动。

（二）常见周围神经损伤的康复治疗

1. 坐骨神经损伤

（1）病因：原发性坐骨神经痛即坐骨神经炎，临床少见，原因不明。坐骨神经痛多数继发于局部病变，如椎管内肿瘤、脊柱骨折脱位、椎管狭窄、腰椎间盘突出、髋关节脱位、骶髂关节炎等。另外臀部肌肉注射不当或注射刺激性药物，也可损伤坐骨神经。

（2）临床表现：坐骨神经若在坐骨大孔处或坐骨结节以上损伤，则股后肌群，小腿前、外、后肌群及足部肌肉全部瘫痪，出现屈膝困难，踝关节和足趾关节的屈伸运动障碍。若股部中下段损伤，因腘绳肌肌支已大部发出，只表现膝以下肌肉全部瘫痪；若为其分支损伤，腓总神经损伤引起的瘫痪轻，胫神经损伤引起的瘫痪重。

（3）康复治疗：为预防膝、踝关节挛缩及足趾下垂、足内翻或外翻畸形，可使用支具如足托、矫形鞋。被动或主动活动膝关节、踝关节、足趾关节。

2. 面神经炎

（1）病因：面神经炎是茎乳突孔内急性非化脓性炎症，引起周围性面神经麻痹。病因不明，激发因素有各种方式的受凉、病毒感染等。

（2）临床表现：起病急，可发于任何年龄。表现为一侧面部所有表情肌瘫痪，额纹消失，不能皱额蹙眉，眼裂不能闭合，患侧鼻唇沟变浅，口角下垂，鼓气时漏气，但伸舌居中。

（3）康复治疗：早期祛除病因，给予神经营养药物和抗病毒药物治疗。早期局部应用无热量超短波治疗，以改善局部血液循环，减轻面神经水肿。病后 2～3 周应用直流电离子导入（10%碘化钾）及功能性电刺激促进面部运动功能恢复。当面部表情肌出现随意运动后，指导患者进行面部表情肌的主动运动，如练习闭眼、微笑、龇牙、鼓腮等动作。还可应用针灸治疗。

3. 腓神经损伤

（1）病因：是下肢最常见的神经损伤。腘部或膝外下方的撞击或切割伤、不适当的下肢皮牵引或骨牵引、小腿石膏固定不当、腓骨小头骨折、臀部肌肉注射等，都可引起腓神经损伤。

（2）临床表现：腓神经损伤后，出现足下垂，足趾背伸障碍，行走呈"跨阈步态"，小腿前外侧及足背感觉障碍。

（3）康复治疗：主要是预防足下垂和跟腱挛缩，同时注意预防足内翻及弓形足。使用足托或穿矫形鞋使踝关节保持在 90°位，进行被动伸踝、伸趾练习及足跟着地、足尖提起行走练习。

四、康复护理

（一）心理康复

周围神经病损后由于肢体正常运动功能减弱和丧失，自理活动及工作、学习受到影响，患者常产生自卑感。且周围神经病损后功能恢复速度较慢，患者担心治疗效果，往往产生恐惧、焦虑、抑郁心理。因此要及时了解患者的心理状态，根据患者的具体情况进行合理解释及引导，如讲解神经病损的治疗方法、恢复过程和预后，鼓励患者保持积极的心理状态，参与康复治疗。

（二）体位护理

周围神经损伤后，应用矫形器、石膏托将患肢关节保持在功能位，以预防挛缩，保留最实用功能。如有垂腕，将腕关节固定于背伸 20°～30°，如有足下垂将踝关节固定于背伸 90°。卧位时用软枕将患肢抬高至心脏水平以上，以促进静脉、淋巴回流，预防、减轻病损肢体水肿。指导患者正确使用矫形器，及时反馈不适反应。对使用支具、矫形器、夹板的患者，注意观察是否合适。因无感觉区容易发生压迫溃疡，应注意皮肤护理，经常观察皮肤颜色、温度，如肢体发冷、发紫、肿胀严重，说明循环障碍，应及时处理。

（三）日常生活活动护理

由于周围神经病损后，出现该神经支配区域皮肤的感觉障碍，故失去了对疼痛的保护机制，无感觉区容易被灼伤、外伤。因此在日常生活和工作中要时刻注意保护感觉障碍区。若手部感觉丧失时，应保持清洁，戴手套加以保护，避免用感觉丧失的部位接触坚硬物品、开水等。若坐骨神经或胫神经损伤时，注意保护足底，防止压迫损伤。

（四）功能锻炼

周围神经病损后，修复需要很长时间，应向患者说明长期坚持康复锻炼的重要性。针对患者的不同情况，制定出科学、合理的康复锻炼计划，并督促患者进行锻炼，经常检查康复计划的完成情况，治疗中不断增加锻炼的难度和时间，发现问题及时与医生联系。

（五）健康教育

1. 指导患者尽可能使用患肢，将康复训练贯穿在日常生活和工作中，如用患肢打扫卫生、洗衣、做饭等，尽量生活自理，以增强康复信心。对于患肢功能障碍较严重的患者，指导患者进行生活方式的改变，如单手穿衣、进食等。

2. 患肢皮肤完好的部位，每日清洁 2～3 次，同时用毛巾摩擦患肢皮肤，增加感觉输入，促进神经功能恢复。

3. 对进行理疗的患者讲解各种理疗的注意事项，取得配合。

4. 避免在患侧肢体输液、测血压，预防患肢水肿。

5. 合理休息，充足的睡眠有利于神经修复，注意睡眠时要保护、抬高患肢。

6. 注意手足的保护。劳动和工作时戴手套，在拿热杯、壶、金属勺子时要防止烫伤。选购合适的鞋，鞋内垫软垫，行走距离不要过长。

第六节　颈椎病的康复及护理

一、概述

（一）定义

由于颈椎间盘退化、突出，颈椎骨质增生，椎间孔变形，韧带增厚、变性、钙化等退行性变，刺激或压迫其周围的肌肉、血管、神经根、脊髓，引起一系列的临床症状和体征，称为颈椎病。颈椎病是中老年人的常见病、多发病，40～60 岁为好发年龄，长期伏案工作者多见，近年来有年轻化的趋势。病程缓慢，可反复发作，发病率为 10%～20%。发病原因包括颈椎间盘生理性退变、颈肩部慢性劳损、颈椎先天性畸形、颈部不适当的锻炼和治疗、头颈部急性或陈旧性损伤等。

（二）分型和临床表现

颈椎病按临床症状分为五型：神经根型、脊髓型、椎动脉型、交感神经型和混合型。

1. 神经根型　此型最多见，约占 60%。系由于退行性改变的椎间盘向侧后方突出，或椎体后骨刺刺激和压迫颈脊神经根而引起的感觉、运动功能障碍。表现为颈肩部疼痛反复发作，疼痛沿神经根支配区域放射到上臂、前臂和手指。有时表现一侧上肢阵发性串麻及肢端酸胀、沉重感。较重者手指麻木、活动不灵、持物坠落。常因劳累、寒凉、睡眠不佳、伏案工作过久而诱发。检查可见颈部僵硬，活动受限。臂丛神经牵拉试验和压颈试验阳性。X 线检查可见颈椎生理曲度变直，骨质增生，椎间孔和椎间隙狭窄。

2. 脊髓型 是颈椎病中最严重的一种类型。因脊髓组织受到椎体后方的变性椎间盘、骨刺的刺激压迫或椎管狭窄使脊髓受到反复摩擦所致。早期表现为单侧或双侧下肢自远端开始的发紧、麻木，以后无力、软弱以致行走困难，继而上肢亦出现自远端开始的麻木，手部肌肉无力。后期出现四肢瘫痪，大小便失禁。单侧或双侧肌张力增高，肢体远端有不规则感觉障碍区，腱反射亢进，病理反射阳性（Hoffmann 征，Babinski 征），可出现踝阵挛、髌阵挛。X 线表现与神经根型相似。

3. 椎动脉型 由于钩椎关节退行性变、骨质增生或椎间盘侧方突出使椎动脉受到压迫、刺激而发生痉挛，引起脑供血不足。表现为头痛、眩晕、猝倒，可伴有恶心、呕吐、耳鸣、视力障碍、听力减退。多在头部转到某一方位时发病，改变方位后症状消失。椎动脉扭曲试验阳性（患者取坐位，头颈放松，检查者站在患者身后，双手将患者头部后仰并向一侧快速旋转，如出现头晕、恶心等症状为阳性），椎动脉造影可见椎动脉迂曲、变形或受压。

4. 交感神经型 由于椎间盘突出、骨质增生，刺激或压迫颈交感神经纤维，引起交感神经功能紊乱。主观症状多，客观体征少。表现为头痛、头晕、面部或全身麻木、颈肩痛；视物模糊、眼干涩或流泪、眼胀痛；耳鸣或耳聋；心律不齐、心动过速或过缓；肢体发凉、无汗或多汗、情绪不稳、失眠等。

5. 混合型 具有以上两种或两种以上的临床表现。

二、康复评定

（一）一般状况评定

1. 颈椎活动范围评定 颈椎前屈（正常值 60°）、后伸（正常值 50°）、侧屈（正常值 50°）、旋转（正常值 70°），并观察患者对体位变化的反应。

2. 肌力评定 用徒手肌力评定方法对受累肌肉进行肌力评定。主要易受累肌肉包括冈上肌、三角肌、胸大肌、肱二头肌、肱三头肌和骨间肌。

3. 日常生活活动能力评定 评定方法见有关章节。

4. 感觉和反射评定。

5. 疼痛与压痛点的评定。

6. 肌电图和神经传导评定。

7. 影像学评定。

（二）专项评定

有颈椎稳定性评定、颈椎间盘突出功能损伤的评定和脊髓型颈椎病的功能评定等。脊髓型颈椎病的评定常采用日本骨科学会（JOA）的 17 分评定法。17 分为正常值，分数越低表示功能越差，以此可以评定手术治疗前、后功能的变化。脊髓型颈椎病的康复治疗效果评定也可采用此法。

JOA 的 17 分法：

Ⅰ. 上肢运动功能（4 分）

0 分：不能持筷或勺进餐

1 分：能持勺，但不能持筷

2 分：能持筷，但很费力

3 分：能持筷，但笨拙

4 分：正常

Ⅱ. 下肢运动功能（4分）

0分：不能行走

1分：走平地需用拐杖

2分：仅上下楼梯时需扶拐杖

3分：行走或上下楼梯不需拐杖，但缓慢

4分：正常

Ⅲ. 感觉（6分）

A. 上肢

0分：有明显感觉障碍

1分：轻度感觉障碍

2分：正常

B. 下肢 评分同上肢

C. 躯干 评分同上肢

Ⅳ. 膀胱功能（3分）

0分：尿潴留

1分：严重排尿障碍，包括膀胱排空不充分，排尿费力及淋漓不尽

2分：轻度排尿障碍，包括尿频及排尿踌躇

3分：正常

$$术后改善率=\frac{术后总分-术前总分}{17分-术前总分}×100\%$$

三、康复治疗

颈椎病是良性疾病，有自限倾向，预后良好。唯有脊髓型颈椎病若治疗不及时，容易遗留不同程度的残疾。颈椎病病因复杂，症状、体征各异，治疗方式多种多样，应针对各型的特点，采用适当的综合治疗方法。治疗的目的是解除水肿及炎性渗出物对神经、血管和脊髓的刺激和压迫，缓解肌肉痉挛，恢复和改善颈椎的稳定性。

（一）休息与制动

病情重者应卧床休息2～4周，休息能使颈部肌肉放松，减轻颈椎负荷，减少颈部活动，有利于组织充血、水肿的消退。颈围领可维持颈椎的正常生理曲度，限制颈椎的异常活动，但应用时间不宜过久，以免引起颈部肌肉萎缩、关节僵硬。

（二）物理治疗

1. 物理因子治疗　具有消炎、止痛、缓解颈部肌肉痉挛、改善神经根和颈部血液循环、消除神经根及周围组织和脊髓的水肿、减轻粘连、调节自主神经功能的作用。常采用短波、超短波、直流电离子导入、中频电疗、激光等治疗方法。

2. 运动疗法　通过肩颈部运动有助于恢复和改善颈椎的活动范围，防止颈椎关节僵硬，增强颈部肌肉的力量，保持颈椎的稳定性，并可改善颈部血液循环，促进炎症消除、减轻疼痛。在病情的不同阶段，治疗方法应有所区别，急性期可在药物治疗或物理因子治疗的同时，进行小运动量的主动运动，慢性期或恢复期应进行较大量的主动运动。训练内容如下：

（1）. 维持颈椎关节活动度的训练：患者取坐位或站位，颈部保持中立，双肩自然放松下垂，在此体位下做：向前低头，向后仰头；向左侧屈头，向右侧屈头；向左侧转头，向右侧

转头；顺时针旋转头部，逆时针旋转头部。注意每一方位要活动到无症状最大限度，活动范围由小到大，反复进行数次。

（2）颈肩放松训练：扩胸练习；双肩一上一下耸肩训练；两肩顺时针旋转，再逆时针旋转。反复练习数次。

（3）拔颈椎：双手交叉置于颈部，用力向上拔颈椎。

（4）增强颈部肌力训练：双手交叉置于枕部，头用力后仰，双手给一定阻力，阻止后仰，呈对抗相持状态；双手交叉置于前额，用力做前低头，双手给阻力阻止前低头，呈对抗相持状态；左手置于左侧面颊部，用力做左屈头，左手给阻力阻止向左屈头，呈对抗相持状态；右手置于右侧面颊部，用力做右屈头，右手给阻力阻止向右屈头，呈对抗相持状态。

运动疗法适用于各型颈椎病症状缓解期及手术后恢复期的患者。有明显脊髓受压症状时禁止运动，尤其是头后仰。椎动脉型颈椎病做头部旋转运动时要缓慢轻柔，幅度要小。锻炼要持之以恒，长期坚持。

（三）牵引治疗

颈椎牵引是颈椎病治疗的有效方法之一，其目的是解除颈部肌肉痉挛，松弛头颈部肌肉；增大椎间隙和椎间孔，解除神经根的刺激和压迫，减轻椎间盘内压力。主要适用于神经根型颈椎病，脊髓型和椎动脉型颈椎病慎用或忌用。

1. 牵引方法　患者一般取坐位，年老体弱、眩晕、病情较重者，可采用仰卧位牵引，用颌枕吊带做牵引。

2. 牵引重量　因体重、性别、体质和病情不同而有差别。一般从 3～6kg 开始，逐渐增到 10～15kg，重症患者也可采用卧位持续牵引。

3. 时间　每次牵引 10～20 分钟，每日 1 次，15～20 次为一个疗程。

（四）药物治疗

应用营养和调节神经系统的药物、非甾体类镇痛药口服；局部痛点封闭、星状神经节阻滞、硬膜外注射疗法等注射治疗；外用止痛擦剂或药膏。

（五）手法治疗

对颈、肩及背部使用按、拿、揉、捏、推等手法。关节松动术是治疗颈椎病的有效方法，治疗者对颈椎及颈椎小关节进行拔伸、牵拉、旋转、推动等被动活动，从而缓解颈部肌肉痉挛，改善关节功能，减轻症状。注意关节松动术必须有专业治疗师操作。

（六）手术疗法

有明显压迫症状的脊髓型，症状明显经非手术治疗无效的椎动脉型、神经根型，可行手术治疗。

四、康复护理

（一）心理护理

颈椎病是一种慢性病，治疗时间长，恢复慢，患者易出现情绪低落、悲观、恐惧等心理反应。护理人员应善于与患者沟通，观察其情绪变化，及时开导患者。向患者讲解颈椎病的治疗方法和预后，告知患者颈椎病是良性疾病，绝大多数预后良好，并有自限倾向，大部分患者经过康复治疗，临床症状可缓解或完全消失。鼓励患者保持乐观精神，积极配合治疗，减少复发。

（二）日常生活活动的指导

1. 颈枕　应选择合适的枕头，避免高枕睡眠的不良习惯。合理的枕头对治疗和预防颈椎病十分重要，是药物治疗所不能替代的。枕头长度一般40～60cm或超过自己的肩宽10～16cm，这样在睡眠体位变化时，枕头能始终支持颈椎。枕头高度在仰卧时应与本人拳头等高，侧卧时，枕头的高度应为一侧肩膀的宽度。这两种不同的高度可确保在仰卧及侧卧时颈椎保持正常生理弯曲。枕头过高、过低均不宜用，高度一般10～12cm为宜。枕头应有适当的弹性和可塑性，不可过硬或过软，以木棉或谷物皮壳为好。

2. 睡眠姿势　良好的睡眠姿势对脊柱的保健非常重要。正确的睡眠姿势应该是头颈部置于枕头中央，保持自然仰伸位，胸部、腰部保持自然曲度，双髋、双膝保持自然屈曲，这样可使全身肌肉、韧带及关节获得最大限度的放松与休息。应以仰卧位为主，侧卧为辅，左右交替。侧卧时左右膝关节应微屈对置。

3. 工作姿势　颈椎病的发生、发作与头部长时间处于一种姿势有很大关系（从事长时间低头工作如写字、看书、打麻将等），头颈经常屈曲造成椎间盘受压，可导致颈椎病的发生。坐位工作时应避免驼背、低头，要保持自然的坐姿，头部略微前倾，保持头、颈、胸的正常生理曲线。应按自身体形调整桌面与椅子的比例，以避免头颈部过度后仰或过度前屈。不要持续固定一种姿势，要经常改变体位和活动肩颈部，一般持续一种体位1小时左右要变换位置并进行头颈肩的多方向活动，避免颈肩部过度负荷。

4. 日常生活和家务劳动　在日常生活和家务劳动中，避免头部长时间处于仰伸或屈颈状态，应使头、颈、胸保持正常生理曲度。行走时要抬头挺胸，两眼平视前方。手工劳作不要过分低头，如切菜、和面、洗涤碗筷等。家务劳动时间不要过长。电视机应放在与眼睛同一平面上，不要长时间看电视。

（三）颈椎牵引的护理

严格掌握适应证。牵引重量应根据病情决定，同时要注意患者的整体状况，如身体好、年轻，重量可大些，年老体弱者牵引的时间要短些，重量要轻些。还要根据患者的感觉对重量和时间做出适当调整。治疗过程中随时观察患者的反应，如有头晕、恶心或症状加重应停止治疗，寻找原因或调整治疗。治疗结束后还要询问患者的自觉症状，让患者休息片刻后再离开。

（四）健康教育

1. 颈椎病是常见病，常引起不适，影响工作、学习和生活，应注意预防和治疗。

2. 随年龄的增长颈椎退行性改变不可阻止，但经过积极预防和治疗可延缓其发展。颈肩肌肉劳损是加重颈椎退行性改变的重要因素，要注意保护颈椎，避免受外力伤害，同时要注意颈椎保暖。

3. 颈椎病与不良姿势有关，平日应注意坐位姿势正确。要求腰背挺直，不要过度低头和仰头。工作面要靠近身体，书和眼睛保持同一水平，不要长时间一个姿势工作。

4. 长期坚持锻炼，可放松颈部肌肉，减缓颈椎部位的退行性改变，预防颈椎病。但脊髓型和椎动脉型发作期避免运动。脊髓型患者注意保持颈椎稳定，防止过屈过伸造成脊髓损伤。椎动脉型患者避免过速转动头部，锻炼时应缓慢进行，幅度由小到大，以免发生意外。

第七节 腰椎间盘突出症的康复及护理

一、概述

（一）定义

腰椎间盘突出症是指腰椎间盘在退行性改变的基础上，由于急慢性损伤，造成椎间盘纤维环破裂，髓核突出，压迫和刺激神经根和硬膜囊，引起相应神经症状的一种疾病。好发年龄 20～50 岁，L_4～L_5 或 L_5～S_1 椎间盘突出占 90％以上。诱发因素有退行性变、职业、吸烟、心理因素、医源性损伤、体育活动及寒冷、肥胖等。可因突然弯腰抬重物，弯腰持物扭转而急性发病，也可因在日常生活和工作中长期不正确的姿势和体位或反复的劳损而慢性起病。

（二）分型

根据腰椎间盘突出症髓核突出的位置、方向、程度、退变程度与神经根的关系及不同的影像学检查，有多种分型方法。病理上将腰椎间盘突出分为退变型、膨出型、突出型、脱出后纵韧带下型、脱出后纵韧带后型及游离型。前四型非手术治疗疗效满意，后两型应以手术治疗为主。掌握分型对选择治疗方法非常重要，尤其在非手术治疗中，能提高疗效，防止意外损伤发生。

二、康复评定

（一）症状

主要症状为腰腿痛，多数为单侧腿痛，沿坐骨神经区域放射，常放射到臀部、大腿后部、小腿外侧，有时放射到足跟和足背外侧。咳嗽或用力可使疼痛加重，卧床休息后疼痛减轻，常伴有受压神经根支配区域的麻木。多数患者在腰椎负荷过重（如重体力劳动、举重）或急性扭伤后发病，少数患者没有外伤史，可在受凉或睡眠起床后突然发病。有的患者先出现腰痛，后出现腿痛，或腰痛和腿痛同时出现；有的只表现为腰痛或腿痛；少数表现为臀部疼痛和酸胀感。前屈和侧弯时症状加重，腰部僵硬，下肢无力，下肢相应受损神经支配区感觉减退或消失，因神经长期受压可出现患肢肌肉萎缩。

（二）体格检查

患者腰脊柱生理前凸消失，腰椎侧弯，活动受限，椎旁或坐骨神经区有压痛。患侧下肢无力，下肢远端感觉减退，腱反射减弱，直腿抬高试验和加强试验阳性。

（三）其他检查

X 线腰椎平片、CT、MRI 和肌电图等。

三、康复治疗

大多数患者经非手术治疗可使症状缓解，只有少数需手术治疗。病程短或首次出现腰腿痛者，如果治疗得当，可长期不再复发。康复治疗的目的是促进炎症和水肿吸收，使突出物缩小还纳，解除神经根受压，缓解疼痛。

（一）急性期康复治疗

1. 卧床休息与制动　卧床休息可解除体重对腰椎间盘的压力，利于突出髓核还纳，缓解症状。制动可减轻肌肉收缩力与椎间各韧带紧张力对椎间盘造成的挤压。应卧硬板床，一般卧床2～3周可明显好转，卧床的体位不受限制，但不能坐起和站起。症状缓解后，尽可能下床活动并佩带腰围保护，避免弯腰，活动量逐步增加，逐渐恢复正常活动。

2. 物理治疗　物理治疗可改善局部血液循环，消除神经根水肿，缓解肌肉痉挛，减轻或缓解疼痛。常采用红外线、短波、超短波、微波、中药离子导入、中频电疗等。

3. 药物治疗　对一些急性发作疼痛较重的患者，给予消炎、镇痛药物口服，如消炎痛、布洛芬、芬必得等，以减轻患者的痛苦。还可应用脱水及营养神经的药物。

4. 腰椎牵引　腰椎牵引可以使腰椎间隙和椎间孔增大，缓解肌肉痉挛，利于突出物还纳，从而解除或减轻对神经根的压迫。用骨盆牵引带在自动牵引床上牵引，急性阶段牵引采用间断牵引法，牵引10分钟，休息5分钟，重复3遍，重量一般30kg左右，每日1～2次。

5. 推拿按摩　对腰部软组织进行推拿、按摩，以改善血液循环，解除肌肉痉挛，松解粘连，使突出物还纳。注意手法要轻柔，防止粗暴，并由专业人员进行治疗。

（二）恢复期康复治疗

1. 腰椎牵引　用骨盆牵引带在自动牵引床上牵引。用接近体重的重量作持续牵引，每日1～2次，每次30分钟。如无自动牵引床，可将骨盆牵引带的一端通过滑轮后悬挂重物代用。也可用束胸带将身体悬空，以下身的自身重量作牵引，此法效果较差，适合无牵引床的基层应用。

2. 物理治疗　采用短波、超短波、中药离子导入、中频电疗等。

3. 运动疗法　当患者症状、体征好转，直腿抬高达70°左右时，开始进行运动训练，以提高腰背肌力量，增加韧带弹性，活动椎间关节，增强脊柱稳定性，巩固疗效，预防复发。训练方法如下：

（1）动髋：患者取仰卧位，双腿伸直，先将左腿向脚的方向猛然一伸，同时右腿向头的方向一缩以助力，此时骨盆呈左低右高位，然后再做右侧，双侧交替进行，各做20～30次。

（2）蹬足：患者取仰卧位，下肢尽量屈髋、屈膝，足背勾紧，然后足跟向斜上方蹬出，蹬出后将大、小腿肌肉收缩紧张一下，再放下还原。先做健腿，后做患腿，双侧交替进行，各做20～50次。

（3）飞燕：患者取俯卧位，头颈用力抬起，腹部着床，双上肢用力后伸，双下肢并拢用力向上抬起。重复6～20次，开始时重复次数宜少，以后酌情渐增（图5-7-1）。

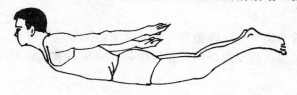

图5-7-1　飞燕

（4）拱桥：①五点支撑：患者取仰卧位，以头、双肘、双足为支点用力后伸，挺胸、挺腰（图5-7-2）；②三点支撑：患者仰卧，以头和双足为支点，胸腹用力向上挺起。以上动作重复6～20次，开始时重复次数宜少，以后酌情渐增（图5-7-3）。

（5）昂胸：患者取俯卧位，双手支撑床上，先抬起头，同时支撑手渐渐撑起上半身，并将头尽量后伸使胸昂起，昂起用力一直达到腰部，下肢保持固定不动，然后休息一会儿再做。重复5～10次。

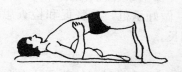

图 5-7-2　五点支撑

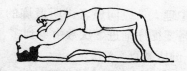

图 5-7-3　三点支撑

（三）手术后康复

经非手术治疗无效，症状严重或反复发作，影响工作、学习者，可考虑手术治疗，以解除对神经根的刺激和压迫。术后与手术医师密切配合，制定康复方案，以提高手术疗效、预防复发。

1. 术后 24～48 小时手术部位可做超短波治疗，每日 1～2 次，每次 15～20 分钟。

2. 术后 3 天开始腰背肌等长收缩练习，反复做 10～30 次，同时做主动直腿抬高动作，以防止神经根粘连。

3. 术后 7～10 天鼓励患者做腰背肌训练，以提高腰背肌肌力，增强脊柱的稳定性。训练方法先用飞燕式，然后用五点支撑法，1～2 周后改用三点支撑法，循序渐进，次数逐渐增加，即使出院后也应坚持半年以上。

四、康复护理

（一）心理护理

多数腰椎间盘突出症患者，需要长时间卧床休息。疾病的折磨，家庭、事业的双重压力，患者常常焦虑不安，影响康复。护理人员应关心安慰患者，讲解配合治疗的重要性和严格卧床的意义，使患者安心治疗。

（二）卧床休息

卧床休息是治疗腰椎间盘突出症的有效方法。急性期应严格卧床休息，要卧硬板床，木板床可铺薄褥或垫子。即使症状缓解一段时间后佩带腰围下床，也不能做任何屈腰动作。卧床期间饮食、洗漱、大小便都要在床上处理。如果床上大小便困难，可用拐或搀扶下地去厕所，不要在床上坐起大便，因为腰椎过度前屈，更易使腰椎间盘后凸。需要下床时，可佩带腰围。

（三）保持良姿位

睡眠姿势与腰椎间盘突出症有重要关系，不合理的睡眠姿势可诱发腰椎间盘突出症。仰卧位时，床垫要平整，以免腰部过后伸，可在腰部置一薄垫或让髋膝保持一定屈曲，这样可使肌肉充分放松，并使腰椎间隙压力明显降低，从而减轻腰椎间盘后突，仰卧位是本病的最佳体位；侧卧位时，应右侧卧位，并在双上肢和双下肢之间各放置一软枕，背后放置硬枕，稳定腰椎，同时右侧卧位不会压迫心脏，也不会影响胃肠蠕动。

（四）牵引治疗的护理

向患者讲明牵引治疗的方法、作用和原理，以取得配合。牵引过程中注意观察患者有无腹胀、膀胱压迫征及腰腿痛加重，并检查骶尾部，两侧髂嵴皮肤有无损伤。注意保暖，防止肢体着凉。牵引结束后嘱患者平卧 1 小时，以防腰背肌松弛后脊柱失稳，使病情加重。

（五）功能锻炼

恢复期指导患者在一定时期内佩带腰围并进行腰背肌功能锻炼，以增加腰椎稳定性与柔韧性，预防复发。一般患者经过治疗后 2 周，症状逐渐缓解，腰椎稳定，就可进行腰背肌功能锻炼。护理人员应向患者讲明锻炼的意义、方法，做好示范，并督促和检查患者完成情况。运动量要循序渐进，次数由少到多，时间由短到长。

（六）健康教育

1. 在日常生活中要维持正确的坐、卧、站、行姿势。卧位时，枕头置于颈后至枕部凹处，高度以保持头颈基本呈中立位，双下肢呈屈髋屈膝的放松体位。坐位时上身挺直，双下肢并拢，髋、膝、踝保持 90°，使腰部放松，长时间坐位要注意活动腰部，变换体位。坐下时双足一前一后，上身微前倾，慢慢坐下。站起时双足置于一前一后，轻轻用力蹬地站起。站立时挺胸、抬头，两足与肩同宽直立。行走时身体重心的移动要保持平衡，不要上下颤动和左右摇摆。

2. 在日常生活和工作中，充分利用杠杆原理，学习节力的姿势动作。如需弯腰取物应屈髋下蹲，避免直腿弯腰搬物，以减少对腰椎间盘后方的压力；搬重物时，将重物移到身体重力线附近，缩短阻力臂；移动重物时要向前推，不要向后拉。

3. 注意对腰椎的保护，不要穿高跟鞋，因为高跟鞋使骨盆前倾增加，腰椎为保持平衡，后伸增强，腰椎上关节囊、相应的肌肉、韧带处于长期紧张状态而发生劳损，导致腰痛。避免在腰椎侧弯和扭转时突然用力，不能避免时先做热身运动，以增强脊柱抗负荷能力。

4. 从事家务劳动时，要注意保持正确姿势。如扫地、拖地时，应将扫帚、拖布的把加长，避免腰部过度弯曲，造成腰肌劳损；向高处晾晒衣服或擦高处玻璃时，脚下应垫矮凳，避免腰部过度后伸而受伤。

5. 根据不同的职业，有针对性地选择保护腰椎的方法。如对于汽车司机，开车时应使方向盘在不影响转向的情况下尽量靠近胸前，座椅靠背后倾 100°为佳。需要长时间开车时，中途应休息 5～10 分钟，走出驾驶室，做一些腰部的活动。

6. 注意腰部保暖，腰背部避免吹冷风。不要在室温过低、凉气过重的环境中工作，以免影响腰背肌及腰椎间盘周围组织的血液循环，增加腰痛机会。

7. 腰部损伤时应及时治疗，在腰伤未愈情况下，不可继续运动训练。

第八节　骨折后康复及护理

一、概述

（一）骨折的定义和分类

骨或骨小梁的完整性和连续性中断称为骨折。临床上以四肢骨折和脊柱骨折最为常见。骨折常伴有皮肤、肌肉、肌腱、韧带、血管和神经等周围软组织的损伤。外伤是骨折最常见的原因。骨折后主要表现为疼痛、肿胀、压痛或轴心扣痛、畸形、骨擦音、异常活动等。

骨折的分类方法很多，根据骨折处是否与外界相通分为闭合性骨折和开放性骨折；根据骨折的程度可分为不完全骨折（线形骨折、青枝骨折）和完全骨折；根据骨折复位后的稳定情况可分为稳定性骨折和不稳定性骨折；根据骨折的原因分为外伤性骨折和病理性骨折。

（二）骨折的愈合

骨折处形成新骨，即骨痂，骨痂连接折断处，恢复骨的连续性称骨折的愈合。骨折的愈合是一个复杂而连续的过程，按组织学和细胞学的变化通常分为三个阶段：

1. 血肿炎症机化期　此过程约需 2 周完成。

2. 原始骨痂形成期　此过程约需 4～8 周。

3. 骨痂改造塑形期　此期为骨性愈合期，需 8～12 周。但骨折的愈合过程全部结束，成人一般需要 2～4 年，儿童则需要 2 年。

影响骨折愈合的因素：年龄越小骨折愈合越快；良好的血液供应是促进骨折愈合的重要因素；不成功的治疗（如反复多次复位，切开复位时剥离骨外膜，外固定失败等）、感染、软组织损伤严重等，可导致延迟愈合或不愈合；而及时、科学的康复治疗在促进骨折愈合中发挥着重要作用。

骨折愈合的时间：根据年龄体质不同而有差别，并与骨折部位密切相关，各部位骨折愈合时间见表 5-8-1。

表 5-8-1 成人常见不同部位骨折临床愈合时间

上肢	时间	下肢	时间
锁骨骨折	1～2 个月	股骨颈骨折	3～6 个月
肱骨外髁颈骨折	1～1.5 个月	股骨粗隆间骨折	2～3 个月
肱骨干骨折	1～2 个月	股骨干骨折	3～3.5 个月
肱骨髁上骨折	1～1.5 个月	胫腓骨骨折	2.5～3 个月
尺桡骨骨折	2～3 个月	踝部骨折	1.5～2.5 个月
桡骨下端骨折	1～1.5 个月	距骨骨折	1～1.5 个月
掌指骨骨折	3～4 周		

骨折临床愈合标准：

1. 局部无压痛及纵向叩击痛。

2. 局部无反常活动。

3. X 线片显示骨折线模糊，有连续性骨痂通过骨折线。

4. 外固定解除后伤肢能满足以下要求：上肢能向前平举 1kg 重量达 1 分钟；下肢能不扶拐在平地上连续步行 3 分钟，并不少于 30 步。

5. 连续观察 2 周骨折处不变形。

骨折骨性愈合的标准：

1. 具备上述临床愈合的所有条件。

2. X 线片显示骨痂通过骨折线，骨折线消失或接近消失，皮质骨界限消失。

（三）骨折的临床治疗

治疗的目的是使骨折获得愈合，最大限度地恢复骨折部位的解剖结构和功能。复位、固定和功能锻炼是骨折的治疗原则。复位是对移位的骨折段采取措施，恢复正常或近乎正常的解剖关系，对骨折达不到解剖结构对位的，应根据患者骨折的部位、严重程度以及年龄、职业等达到功能对位。功能对位是指骨折整复后，无重叠，无旋转移位，无成角畸形，待骨折愈合后，与健侧肢体等长，无外观畸形，肢体功能恢复满意，对患者今后的生活、工作无影响。骨折复位后，要固定肢体，使其保持在良好的位置上愈合。肢体长期固定可引起肌肉萎缩，关节僵硬，骨质脱钙，肌腱挛缩，在不影响固定的前提下，应进行功能锻炼，恢复肌腱、韧带、关节囊等软组织的舒缩功能。过度不适当的功能锻炼，容易使骨折移位，要正确处理好复位、固定和功能锻炼的关系。

（四）康复机制和作用

1. 促进肿胀消退　损伤后局部肿胀是外伤性炎症反应，这是由于组织出血、体液渗出、疼痛反射造成的肌肉痉挛，唧筒作用消失，局部静脉及淋巴管淤滞和回流障碍形成的。如在局部复位及固定的基础上，逐步进行适量的肌肉收缩，恢复肌肉的唧筒作用，有助于改善血液循环，促进肿胀消退，最终加速骨折的愈合。

2. 减少废用性肌肉萎缩　骨折后由于肢体被固定，主动运动停止，导致肌肉废用性萎缩。早期开始功能活动训练可防止或减轻肌肉萎缩。

3. 防止关节粘连、僵硬和挛缩　骨折后由于患肢的长时间固定，造成关节僵硬，而未固定但长期不运动的关节、关节囊及周围肌肉痉挛也可出现关节僵硬。固定有利于骨折的愈合，但也限制了关节的活动，肌肉长时间不运动，可使静脉和淋巴回流淤滞，循环缓慢，组织水肿，渗出的浆液纤维蛋白沉积在关节皱襞和滑膜反折处以及肌肉间，可形成粘连。如骨折后早期开始进行功能锻炼，进行固定范围内肌肉的等长收缩练习和未固定关节的充分自主运动，牵伸关节囊和韧带，可防止其缩短，并可促进关节的血液循环及关节内滑液的分泌与流动，从而避免关节粘连、僵硬和挛缩的发生。

4. 促进骨折愈合　功能锻炼可促进局部血液循环，增强新陈代谢，利于新生血管生长。通过肌肉收缩作用，借助外固定可保持骨折端的良好接触。在骨折愈合后期，通过功能锻炼可使骨痂的组成和排列符合生理功能的需要。对关节内骨折，通过早期有保护的关节运动，可使关节塑形良好。

5. 减轻或缓解疼痛　因骨折部位的骨膜内含有丰富的神经末梢，只要轻微移动，刺激骨膜就可引起疼痛。另外伤口感染、局部肿胀，骨折固定不牢固、不稳定，也可引起疼痛。物理治疗可改善血液循环，消除肿胀，控制感染，缓解疼痛。

6. 维持机体的生理功能　康复训练可改善全身各系统器官如心血管、呼吸、消化等功能，促进新陈代谢，预防肺炎、褥疮及静脉血栓等并发症，促进早日下床活动，维持机体的生理功能。

二、康复评定

首先要了解病史和临床治疗过程，如骨折的原因、时间、部位、性质、有无合并伤、治疗方法（是否手术治疗）及骨折固定的方式、范围、时间，功能障碍的部位和程度，有无休克及重要脏器损伤，局部有无肿胀、疼痛、畸形。

评定内容包括骨折愈合情况、关节活动度、肌力、感觉功能、肢体长度及周径、步态分析、ADL 能力等。

三、康复治疗

骨折经过复位及固定或牵引 3 天后，病情稳定就可开始康复治疗。根据骨折愈合过程，康复治疗可分为骨折愈合期和骨折恢复期两个阶段。

（一）骨折愈合期

此期为骨折未愈合，固定未解除时。肿胀和疼痛是骨折复位固定后最主要的症状和体征，持续性肿胀是骨折后致残的主要原因，因此应及早开始康复治疗。目的是改善血液循环，消除肿胀，缓解疼痛，防止关节粘连和僵硬，预防肌肉萎缩，增强机体生理功能，防止全身性并发症，从而促进骨折愈合。主要治疗方法：

1. 主动运动　主动运动是消除肿胀最有效、最简单和花费最少的方法。通过肌肉的舒缩可以促进静脉及淋巴回流，改善血液循环，消除肢体肿胀。

（1）伤后 1~2 周患肢局部肿胀、疼痛，骨折固定部位的肌肉应做有节奏的等长收缩活动，每次 5~10 分钟，每日数次，以促进血液循环，消肿、止痛，预防肌肉萎缩或粘连。如股骨干骨折被长腿石膏筒固定后，应进行股四头肌的等长收缩练习。肌肉的等长收缩可促进骨折端紧密接触，克服分离趋势，维持骨折复位后的位置，防止移位及成角，还可防止废用性肌萎缩。

（2）伤肢近端和远端未被固定的关节进行各个轴位上的主动运动，必要时给予助力。上肢进行肩关节外展、外旋与手掌指关节屈伸运动；下肢进行踝关节背屈运动。根据骨折愈合情况，逐渐增加活动强度和延长活动时间。老年人要特别注意防止肩关节粘连和僵硬发生。

（3）关节面骨折时，常遗留严重的关节功能障碍，可在固定 2~3 周后，每日短时取下外固定，在保护下进行受损关节不负重的主动运动，运动后继续固定，通过相对关节面之间的相互摩擦与挤压，促进关节软骨的修复，减少关节内粘连，并使关节面有良好塑形。

（4）在病情允许、不影响骨折固定的情况下，健侧肢体与躯干尽量维持正常活动，以防止全身并发症，增强机体生理功能，维持全身体能。上肢骨折尽早离床活动，下肢骨折也应尽早离床，但离床后健肢负重活动，患肢不负重。必须卧床、年老体弱者应每日做床上保健操。

2. 持续被动训练（CPM）　关节面骨折术后早期采用 CPM 是一项非常有必要的康复治疗，对改善关节活动范围，减少术后并发症效果显著。一般术后 2~3 天开始，但注意内固定要牢固，关节活动的幅度逐渐加大，次数逐渐增加。

3. 按摩　按摩可促进血液循环，缓解肌肉痉挛，伸张纤维组织。在骨折固定部位的肢体近端做向心性按摩，有利于肿胀消退，防止肌肉萎缩，每日 2~3 次，每次 15~20 分钟。

4. 良肢位摆放　在创伤早期应抬高患肢，使其远端高于近端，近端高于心脏水平，以利于静脉、淋巴回流，促进肿胀消退。应将关节尽可能固定于功能位，以防止关节畸形、挛缩。

5. 物理治疗　早期物理治疗可以改善局部血液循环，消炎、止痛，防治局部伤口感染，预防关节粘连、肌肉萎缩，促进骨折愈合。

（1）短波、超短波或微波治疗：对肢体肿胀、疼痛，骨折合并血管损伤有轻度血液循环不良，骨折后伤口出现感染，骨折伴神经损伤行神经吻合术后，采用短波、超短波或微波治疗，可达到消炎、止痛、改善血液循环、促进神经修复的作用。每日一次，每次 15~20 分钟，10~15 次为一疗程。

（2）中、低频电疗：可刺激肌肉收缩，维持肌肉营养，延缓肌肉萎缩，促进神经修复。每日一次，每次 20 分钟，10~15 次为一疗程。

（3）磁疗：磁疗可使成骨再生区代谢过程加强，纤维细胞和成骨细胞提早出现，加速骨折愈合，可用到骨折愈合为止。可在骨折局部应用低强度磁疗，每日一次，每次 15~20 分钟，10 次为一疗程。

（二）骨折恢复期

此期为骨折已愈合，固定解除后，康复治疗应着重于功能恢复。目的是消除残存肿胀、软化、松解纤维瘢痕组织，最大限度地恢复关节活动范围和肌力、运动的协调性和灵活性以及日常生活和工作能力。

1. 恢复关节活动度训练　对关节内外粘连或挛缩的组织进行主动及被动松解或牵伸，

并配合物理治疗，恢复关节正常活动范围。

（1）主动运动：受累关节做各个方向的主动运动，轻柔地牵伸粘连或挛缩的组织。运动训练要循序渐进，以不引起明显疼痛为度，每日练习多次。

（2）主动助力运动：肢体刚去除外固定后，患者自己或在他人帮助下进行主动助力运动。或通过棍棒、滑轮等器械由健肢带动患肢进行运动。随着关节活动范围的增加，逐渐减少助力。

（3）被动运动：对粘连、挛缩的组织被动牵伸，扩大关节活动范围，如手法被动运动。被动运动的方向与范围应符合解剖和生理功能，动作应平稳、柔和，以不引起剧烈疼痛和肌肉痉挛为宜，忌用暴力，防止引起新的损伤而导致骨化性肌炎、创伤性关节炎。

（4）关节功能牵引：对僵硬、挛缩的关节可配合热疗进行关节功能牵引。将受累关节近端适当固定，在其远端按需要的方向（屈、伸、内收、外展、内外旋转）用适当重量做持续牵引。牵引重量以引起适度酸胀感而不产生肌肉痉挛为宜，每次持续时间 10～20 分钟，每日数次。对于挛缩顽固的关节，在运动与牵引的间歇期用夹板或石膏托固定患肢，以减少纤维组织弹性回缩，增强牵引效果。

（5）物理治疗与按摩：采用蜡疗、红外线、短波、超短波、微波治疗可促进血液循环，改善关节活动功能；碘离子导入疗法、音频电疗、超短波治疗可软化瘢痕、松解粘连。另外，按摩对促进血液循环、松解粘连具有较好的作用。

2. 恢复肌力的训练　逐步增加肌肉的训练强度，引起肌肉的适度疲劳是恢复肌力的有效方法。当肌力为 0～1 级时，可采用水疗、按摩、功能性电刺激、被动运动、助力运动等，并在被动运动时进行有意识的主动运动；当肌力为 2～3 级时，以主动运动为主，可采用水中运动，悬挂肢体减轻体重，便于动作完成，也可做助力运动，做助力运动时助力要最低限度；当肌力为 4 级时，进行抗阻训练，以获得肌力的最大恢复。

3. 协调性训练　进行上肢、下肢和躯干的协调性训练。

4. 日常生活活动能力的训练　采用作业疗法及健身训练来改善动作技巧，增强体质，恢复日常生活和工作能力。

（三）常见骨折的康复方法

1. 肱骨干骨折　肱骨干骨折在临床上比较常见，肱骨中下段骨折时常合并桡神经损伤。肱骨中段不愈合率高，应定期复查 X 线片，如骨折断端出现分离应及时矫正。

早期多做伸指、握拳、耸肩活动，同时可做其他物理治疗。禁忌上臂做旋转活动，以免发生再移位；避免直立位做肩外展，预防肩关节、肘关节僵硬，特别是老年患者。

2. 桡尺骨干双骨折　前臂双骨折很常见，多为青少年，儿童多为青枝骨折。直接暴力以横断或粉碎形为多；间接暴力以斜形或螺旋形为多。稳定性骨折复位后，石膏固定一般 8～10 周；不稳定性骨折需要手术切开复位内固定。复位固定后开始握拳伸指练习。外固定期间或骨折未愈合前，禁做前臂旋转运动。外固定解除后行前臂旋转、腕关节屈伸练习。

3. 桡骨远端骨折　骨折复位固定后，即可做伸指和握拳练习及肩、肘关节活动。2 周后可进行腕关节背伸、桡侧偏及前臂旋转练习活动，约 4～6 周解除外固定可进行腕关节和前臂旋转练习。

4. 股骨干骨折　股骨干骨折后，治疗中易出现各种并发症，最常见的是膝关节功能受限，可影响下肢负重和活动。应尽早开始股四头肌和膝关节功能练习，预防伸膝装置粘连。在骨折未愈合前，禁做直腿抬高练习。术后次日就可进行股四头肌等长收缩和踝关节的主动活动及髌骨被动活动；术后 3 天开始在床上活动髋、膝关节及做髌骨上下、左右被动活动；术后 5～6 天可开始扶双腋杖或支架行走，配合好的患者可部分负重，并于 2～3 周内逐步增加负重量，在 2 个月左右过渡到单手杖完全负重行走。

5. 胫腓骨干骨折　开放性骨折较多见，临床上发生率高，骨折固定后，开始踝关节伸屈和股四头肌肌力练习，避免平卧位直腿抬高或屈膝位主动伸膝练习，防止骨折端剪力、成角，从而影响骨折愈合。2～3 周后做膝关节屈伸练习，待骨折线模糊后，可扶拐不增加负重行走，以后根据骨折愈合程度可扶双拐逐渐分级负重练习。

6. 脊柱骨折

（1）单纯性胸腰椎压缩性骨折：单纯性胸腰椎压缩性骨折常发生于 T_{12}～L_2，以屈曲型损伤多见。伤后应卧硬板床，并在骨折部位垫一约 10cm 高的软枕，使脊柱处于过伸位。骨科处理 3～5 天后开始做仰卧位保健体操，包括四肢运动、呼吸练习、背伸肌练习。练习中避免脊柱前屈和旋转，保持脊柱稳定。

当急性症状缓解后约 2 周，患者可做仰卧位下腰部过伸和翻身练习。翻身时腰部维持伸展位，肩与骨盆成一条直线同时翻身，翻身后做俯卧位的腰部过伸练习。每日练习 1～2 次，每次 10～20 分钟，运动量逐渐增加。练习时动作要平稳、缓慢，以感觉腰背肌轻度酸胀为宜。6 周后可离床活动，进行脊柱侧弯、后伸和旋转练习，要避免背部前屈的动作与姿势。脊柱骨折愈合后，进一步加强脊柱活动范围和腰背肌的练习，以增强脊柱的稳定性。

（2）合并脊髓损伤的胸腰椎骨折：应尽早处理，伤后及时手术，彻底减压，解除对脊髓的压迫。并采用有效的内固定术，使患者获得早期翻身活动的机会，恢复与重建椎管形态。对颈髓损伤者要注意保持呼吸道通畅，预防呼吸道与泌尿系感染、压疮、静脉血栓等并发症。

四、康复护理

（一）心理护理

骨伤患者多为意外受伤，骨折愈合又需要很长时间，骨伤后产生的剧痛和肢体运动功能障碍，常使患者产生紧张、焦虑和恐惧情绪。应关心同情患者，根据患者的不同情况采取相应的护理措施，尽可能减轻患者的痛苦。耐心地解答患者提出的问题，用通俗易懂的语言讲解骨折的愈合过程及治疗的新方法、新技术，鼓励患者面对现实，以积极的心态配合治疗。

（二）病情观察

了解患者受伤的原因、骨伤部位、治疗方法，有无合并损伤如神经、血管、内脏损伤等。定时测量体温、脉搏、呼吸、血压。观察骨折部位有无肿胀，伤口有无渗血、感染。观察肢体远端血液循环情况，注意皮肤有无青紫或苍白。观察固定肢体有无肌肉萎缩，固定部位关节活动范围是否减少，固定是否牢固。

（三）保持肢体正确姿势和关节功能位

保持正确的肢体姿势与肢体关节的功能位，可使患者全身肌肉放松，减轻骨折部位的异常应力刺激，防止骨折移位和畸形发生，同时促进肢体血液循环，预防水肿，减轻疼痛。小腿骨折时为预防足受压下垂，在床尾放置支架，以支持盖被，或安一托板使踝关节保持背伸 90° 位置；上肢外伤制动后，为预防手腕放松下垂，日后形成垂腕畸形，影响功能，腕关节要保持背伸 30°；膝关节的功能位是伸直或屈曲 5°～10°，便于站立时外观正常，如患者受伤后长期屈膝位休息，可致膝关节伸直受限。

（四）保持外固定的稳固与有效

骨折后，需要较长时间的固定，由于日常生活活动的影响，常使固定的稳固性发生改变，如夹板松动、石膏松脱和移位、牵引器具的位置或牵引力量的改变等，应及时发现并纠正。

（五）保持非固定关节和非固定肢体关节的全范围活动

骨折固定后，为了防止因关节囊挛缩、关节粘连，最后造成关节活动范围减小，同时使肌肉得到运动，预防肌肉萎缩和减少肌力下降，患肢非固定关节和非固定肢体的关节每日进行各轴向全范围的活动，以主动活动为主，必要时给予辅助。每日活动 1~3 次，每次 5~10 下。

（六）维持肌力和肌肉容积

骨折后由于固定、疼痛，再加上害怕骨折移位不敢活动，长时间则导致骨折部位肌力降低，严重者发生肌肉萎缩，使肌肉的容积减少，影响功能恢复。骨折固定复位后应尽早进行被固定肌肉的收缩练习。先练习做健侧肢体的肌肉收缩活动，再练习做患侧肢体的肌肉收缩活动。如进行股四头肌的等长收缩活动，每日数次，根据肌力恢复情况逐渐增加次数、强度和时间。

（七）石膏固定患者的护理

向患者讲明固定的目的、注意事项，固定后及时指导患者进行功能锻炼。嘱患者在石膏未干前，避免移动肢体，不要用手指按压以免石膏向内凸起，压迫局部组织，必须搬动时用手平托。注意观察伤肢远端有无循环和功能障碍，防止并发症。指导患者进行固定于石膏内肢体肌肉的等长收缩运动和固定于石膏外关节的功能运动。

（八）牵引护理

保持牵引重量合适，不随意加减，不随意改变体位，注意肢体保暖，做好皮肤护理，预防感染。

（九）健康教育

1. 肢体运动不能太早也不能太晚，要遵照医生制定的康复计划进行。骨折早期应注意固定的稳妥，在肿胀消退和疼痛减轻后进行运动，运动要循序渐进，持之以恒，活动量以患者不感到疲劳、骨折部位不感到疼痛为度。

2. 年老、体弱和瘫痪者每日要进行关节被动运动，预防骨质疏松。

3. 肢体肿胀时注意抬高患肢，脊柱骨折时要纵轴翻身。

4. 注意劳动保护和交通安全，预防骨折发生。

第九节　手外伤的康复及护理

一、概述

手外伤是手部组织因外力作用造成的各种损伤。手外伤康复是在手外科诊断和处理的基础上，针对手功能障碍的各种因素，如瘢痕、挛缩、粘连、肿胀、关节僵硬、肌萎缩、感觉丧失和异常等，采取相应的物理治疗、作业治疗以及手夹板、辅助器具等手段，使伤手功能最大限度的恢复，以适应日常生活活动、工作和学习。

手是人类进行正常生活和工作不可缺少的器官，具有非常复杂、精细、灵巧的运动功能，能够灵活、准确地完成抓、握、提、拧、捏等动作；并且还有丰富的感觉神经，尤其是手指的掌面及正中神经分布区域，通过手的触觉可以知道物体的大小、轻重、质量和温度等。由于手的功能特点，在日常生活和劳动中暴露在外，与外界频繁接触，因此，最容易受伤。据报道，手外伤占创伤总数的 1/3 以上，其中大部分为工业和农业损伤，并且多为骨关节损伤、皮肤与软组织损伤同时存在的复合型损伤，功能损害比较复杂。

手外伤后，手外科进行的精湛手术为手功能的恢复创造了必要条件，欲达到预期的目标，最大限度地恢复或代偿伤手的残余功能，重返社会，需要进行系统的康复治疗。

二、康复评定

对手功能障碍的评定是制定康复计划的基础，也是检验康复治疗效果的标准。评定内容如下：

（一）一般评定

了解受伤类型、时间、程度，治疗、伤口愈合及固定情况，遗留的功能障碍等。观察手的外形、皮肤色泽，有无水肿、瘢痕和畸形。

1. 手的休息位　正常情况下，当手不用任何力量时，手的内在肌和外在肌张力处于相对平衡状态，这种手的自然位置称手的休息位。即腕关节背伸 10°～15°，轻度尺偏；掌指关节和指间关节呈半屈曲状态，从示指到小指，越向尺侧屈曲越多，各指尖端指向舟骨结节；拇指轻度外展，指腹接近或触及示指远节指间关节的桡侧。在手外伤的诊断、畸形矫正或肌腱修复术中都需要"手的休息位"这一概念做参考。

2. 手的功能位　手的功能位是手的重要姿势，在这个位置上，手能根据需要迅速做出不同的动作。即腕背伸 20°～25°，拇指处于对掌位，掌指及指间关节微屈。其他手指略微分开，掌指关节和近侧指间关节半屈曲，远侧指间关节微屈曲。了解手的功能位对骨折固定和包扎具有重要意义，包扎固定伤手尽可能使手处于功能位，否则将影响手功能的恢复。

（二）功能评定

1. 运动功能评定

（1）关节活动度评定：使用量角器分别测量手指的掌指关节、近侧指间关节、远侧指间关节的主动和被动活动范围。

（2）肌力测量：包括手的握力、手指捏力及手内外肌和上肢各肌群的肌力测试。

2. 感觉功能评定　检查有无感觉减退和丧失，包括手的浅感觉（温度觉、痛觉、触觉）、深感觉（震动觉、位置觉、运动觉）和复合感觉（两点辨别觉、形状觉、实体觉）等。两点辨别觉正常应小于 6mm。

3. 手的协调性与灵活性评定

（1）写字（写一句话）；

（2）翻卡片（模仿翻书）；

（3）拾起常用的小件物品；

（4）模仿进餐；

（5）堆放棋子；

（6）拿起大而轻的物品；

（7）拿起大而重的物品。

测试完成 7 种日常生活活动需要的时间，两手对比了解患手功能。

三、康复治疗

（一）手部骨折后康复

手部骨折的康复治疗原则与人体其他部位的骨折相同，即复位、固定与功能锻炼。骨折后因骨折畸形、关节内骨折，邻近关节因固定僵硬、水肿，肌腱粘连等影响手的功能。进行及时恰当的康复治疗对手功能的恢复非常重要。

手部骨折的康复治疗分两个阶段进行：骨折愈合期和骨折恢复期。手部骨折复位后将手固定于功能位，固定时间因损伤部位和程度不同而有差别，一般4～6周多能愈合。长时间固定和持续性水肿是关节僵硬的最主要原因，所以愈合期康复的重点是控制水肿，促进骨折愈合，骨折愈合后应及早拆除外固定。

1. 骨折愈合期康复　应采取措施控制水肿、减轻疼痛、预防关节僵硬和挛缩。

（1）抬高患肢，促进静脉回流，消除因重力作用而引起的组织水肿。

（2）稳定性骨折，在疼痛和水肿减轻（一般伤后5～7天）后即可开始主动活动。

（3）不稳定性骨折及复合骨折脱位者，应固定3周后再开始进行主动活动练习。

（4）超短波的热效应和非热效应，可减轻局部组织的疼痛和肿胀。有金属物内固定时禁用。

2. 骨折恢复期康复　康复治疗的重点是消除患手残余肿胀；软化和松解挛缩的纤维瘢痕组织；增加关节的活动范围；恢复正常的肌力和耐力；恢复手功能的协调性和灵活性。

（二）肌腱修复术后康复

肌腱具有腱周组织、腱鞘和肌腱支持带等与其功能相适应的精密的滑动结构。当肌腱断端互相愈合时，常和断端周围组织粘连在一起，肌腱滑动结构的滑动功能丧失。所以肌腱修复术后，会出现肌腱粘连，影响肌腱滑动，使手指活动范围减小。肌腱修复术后功能恢复的好坏，与肌腱的粘连程度有关，而康复治疗是减轻粘连程度、恢复滑动功能的关键治疗。

1. 指屈肌腱修复术后的康复　手的功能是在伸肌、屈肌和内在肌生物力学平衡的基础上建立的，任何一条肌腱损伤都会影响这种平衡。手屈肌腱分为Ⅴ区（图5-9-1），Ⅱ区屈肌腱损伤最难处理，因指屈浅肌腱和指屈深肌腱在同一腱鞘内，特别容易粘连。屈肌腱修复术后，尤其是Ⅱ区屈肌腱修复术后的早期活动特别重要，应在保护下尽早开始轻柔活动，防止发生粘连。

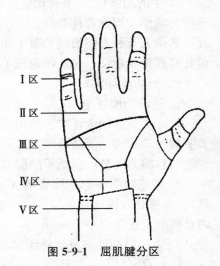

图 5-9-1　屈肌腱分区

（1）固定：术后用背侧石膏托或低温热塑材料制成的夹板固定伤手，维持腕关节屈曲20°～30°，掌指关节屈曲45°～60°，指间关节伸直位。用胶布将橡皮筋一端固定于指甲，其另一端通过掌心的滑车后用别针固定在前臂屈侧的敷料上。

（2）功能锻炼：①术后1～2天开始早期活动，利用橡皮筋牵引被动屈曲指间关节；②在夹板范围内，让患者主动伸展指间关节；③禁止主动屈曲指间关节及被动伸指间关节；④维持近端指间关节充分伸直位，以防止近侧指间关节屈曲挛缩；⑤在练习间隙及夜间用橡皮条固定近侧指间关节，在夹板范围内保持伸直位；⑥术后开始至4周，在夹板范围内进行单指的被动屈曲及伸直练习，第 4 周允许伤指主动屈曲；⑦术后第 6 周可以进行轻度功能性活动，近侧指间关节如有屈曲挛缩，可使用手指牵引夹板；⑧术后第 7 周进行抗阻练习，如使用强度不同的海绵球、塑料治疗泥练习，以维持手的抓握能力；⑨术后第 8 周进行强化抗阻练习，以增强肌力、耐力；⑩术后第 12 周，主动完成 ADL 活动。

2. 伸肌腱修复术后的康复

（1）固定：伸肌腱修复术后，用掌侧夹板固定腕关节于 30°～40°伸直位，同时用橡皮筋牵拉伸直所有指间关节。另外，使用掌侧夹板防止掌指关节屈曲。让患者在夹板控制范围内主动屈曲手指，依靠弹力牵引被动伸指。

（2）功能锻炼：①术后 1～3 周，在夹板控制范围内练习主动屈指、被动伸指活动，禁止被动屈指，主动伸指活动；②3 周后去除掌侧夹板，让患者继续主动屈指练习，继续依靠弹力牵引进行被动伸指练习；③6 周后去除夹板，开始主动伸指练习，包括各条肌腱滑动练习；④术后 7 周开始抗阻训练。

3. 肌腱松解术后的康复　肌腱修复术后常发生肌腱粘连，导致不同程度的功能障碍，常行肌腱松解术，术后可再粘连。为了使肌腱松解达到预期目标，手术前应使关节被动活动达到最大范围，术中松解应完全彻底。术后一般 24～48 小时可去除敷料训练手的伸屈动作。训练方法如下：

（1）松解术后 24 小时去除敷料，进行主动屈伸练习。主要练习内容：指屈浅、深肌腱单独滑动、勾指、握拳、直角握拳等练习。

（2）主动＋助动活动掌指关节、近侧指间关节、远侧指间关节，使其屈伸达最大范围。

（3）如有疼痛和肿胀，给予对症处理，以免妨碍练习。

（4）术后 2 周拆线，进行软化、松解瘢痕治疗。

（5）术后 2～3 周进行功能性活动练习。

（6）术后 6 周开始进行抗阻练习。

（三）周围神经修复术后康复

手部主要由正中神经、尺神经支配，桡神经只支配部分手背感觉。损伤后出现支配区域的运动、感觉和自主神经功能障碍。康复的目的是教会患者自我保护及加强代偿能力。

1. 正中神经损伤的康复　正中神经损伤后的典型表现为桡侧三指不能屈曲（称之为猿手），桡侧三个半指感觉障碍，大鱼际肌萎缩。闭合性损伤多能自行恢复，开放性损伤则需手术治疗。

（1）修复术后，固定腕关节于屈曲位 3 周，随后逐渐伸展腕关节到正常位（约 4～6 周）。

（2）主动活动训练。

（3）用视觉代偿来保护感觉丧失区。

（4）日常生活辅助具的使用，佩戴对指夹板，预防第一指蹼挛缩，并提供对指抓握功能。

（5）感觉再训练：手的皮肤感觉较其他部位敏锐，在对外界感知中具有重要作用，感觉再训练是手整体康复训练中的重要组成部分。

神经损伤后手的感觉恢复顺序：痛觉和温觉，30Hz 振动觉，移动性触觉，固定性触觉，256Hz 振动觉，辨别觉。早期主要是痛觉、温觉、触觉和定位、定向训练；后期是辨别觉训练。腕部正中神经和尺神经修复术后 8 周，可开始早期阶段的感觉训练。

训练方法：训练前进行感觉评估，让患者在手上画出感觉丧失区，当保护觉（痛觉）恢复时，就可开始感觉训练，训练后每月评估一次。训练时间 10～15 分钟，每日 2～3 次。每项训练都要在有和无视觉反馈情况下进行。

1）保护觉训练：包括针刺觉、深压觉及冷热觉。

2）定位觉训练：治疗者在安静的房间里训练患者。用 30Hz 的音叉让患者知道何时和在何部位开始的移动性触觉，然后用铅笔末端的橡皮头压在感觉障碍区并来回移动。先让患者睁眼观察训练过程，再闭眼体会压点的触觉，然后睁眼确认，再闭眼练习，如此反复进行，直到患者能准确地判断刺激部位。当患者能够分辨移动性触觉后，再训练固定触觉定位，训练过程同移动性触觉。

3）辨别觉训练：当患者定位觉恢复后可开始辨别觉训练。按照识别物品、识别物品的质地、再识别日常生活用品的程序训练。开始识别形状简单、体积较大、质地相同的目标，逐步过渡到形状复杂、体积小、质地不同的目标。

①辨别物品：让患者闭眼，挑选出不同形状的积木放入患者手中，让患者描述手中物品的特征，如它是圆的、方的或扁的等，然后让患者睁眼观察，再闭眼体会。开始训练时将物品放在患者手中，以后要求患者在许多物品中摸出指定物品。

②辨别物品质地：选用形状相同但质地不同的物品，如皮、砂纸、塑料等进行比较识别。

③辨别日常生活用品：将日常生活用品如电插板、火柴盒、硬币、纽扣、区别针等放入一个容器中，要求患者闭眼识别，再睁眼观察。

2. 尺神经损伤的康复　尺神经主要支配手内在肌，损伤后影响手部精细动作的完成。典型表现为环指和小指的掌指关节过伸而指间关节不能伸直（称之为爪形手），小鱼际肌萎缩。修复术后手内在肌麻痹的恢复常不理想。

（1）佩戴掌指关节阻挡夹板，使掌指关节处于屈曲位，防止过伸展，预防环、小指爪形指畸形。

（2）用视觉代偿、保护手尺侧缘皮肤感觉丧失区。

（3）对神经不能恢复者考虑重建内在肌功能手术。

3. 桡神经损伤的康复　桡神经损伤的典型表现为垂腕，手背拇指蹼区皮肤麻木，掌指关节不能伸展，拇指不能伸展。但肘以下的低位桡神经损伤，不出现垂腕。

（1）应用腕关节固定夹板，维持腕关节伸直，掌指关节伸直，拇指外展位。矫正垂腕畸形，协助手的抓握及放松功能。

（2）通过活动训练肌肉功能，如抓握和放松动作。

（3）必要时行伸腕、伸拇、伸指功能重建手术，恢复手的功能。

四、康复护理

（一）心理护理

手在日常生活和工作中的作用非常大，手外伤后影响了生活、工作和学习，患者难以接受现实，表现为焦虑不安、情绪低落，有的对生活失去信心，甚至产生轻生念头。护士应接近患者，耐心倾听患者的诉说，理解、同情患者，对患者提出的问题给予明确恰当的答复，通过言语、行为和态度说服、疏导患者，鼓励患者接受现实，以良好的心态配合治疗，促进手功能的早日康复。

（二）保持伤手最佳位置

取舒适卧位，用枕头或支架将伤肢垫起抬高，位置略高于心脏水平，以促进静脉、淋巴回流，减轻或消除肿胀。手部各关节取功能位：即腕关节背伸 20°～25°，示指至小指呈半握拳状，拇指部分外展，拇指尖接近示指远侧指间关节。病情允许尽早进行功能活动，促进手功能的恢复。

（三）病情观察

观察术后切口有无渗血、疼痛、肿胀，固定是否牢固。如伴有血管损伤行修补或吻合术后，要观察远端肢体的血液循环情况，如发现损伤肢体远端皮温低于正常皮肤，颜色发紫、变暗、变黑时，及时报告医师紧急处理。

（四）促进骨折愈合和功能恢复

未固定关节进行主动活动，固定部位的肌肉做等长收缩运动。还可应用超短波、紫外线、磁疗等物理治疗，促进创面和骨折愈合。

（五）外固定的观察护理

术后一般将手固定于功能位，也可根据需要固定于非功能位。如用石膏固定，在石膏未干前，要保护好石膏，防止石膏折断与变形，患手消肿后如石膏松弛应及时更换，保持有效，以免影响治疗效果。并随时观察指端感觉、温度及颜色变化。注意包扎固定应仅限于损伤的手指，不可将邻近健指一起包扎固定，以免发生关节僵硬、强直。固定期间未经医生同意不得随意拆除，应保持外固定的稳定，发现外固定松弛时及时报告医生进行调整，以利固定器械作用的发挥。

（六）健康指导

1. 注意劳动安全防护和交通安全，避免手外伤的发生。

2. 发生手外伤后应立即制动，保护创面，防止感染，及时就医处理。

3. 功能锻炼是手功能恢复的关键，手外伤积极处理后，在不影响伤口愈合的情况下，应及早进行功能锻炼。注意锻炼要循序渐进，适当克服疼痛。在医生指导下早期进行适当的被动活动，后期以主动训练为主。

4. 向患者讲解神经损伤的症状及基本治疗知识，便于患者能自我观察，发现异常及时报告医务人员。并告知患者神经损伤后，皮肤感觉障碍，对冷、热、痛刺激不敏感，容易受伤，应加强自我防护。

第十节　人工关节置换术的康复及护理

一、概述

关节置换术是指用人工关节替代和置换病损或损伤的关节。在国外应用于临床已有 60 余年历史，我国 20 世纪 60 年代开始应用 Judet 式人工股骨头或采用牙托粉制成的人工股骨头进行关节置换，70 年代开始施行人工全髋关节置换术。关节置换术是骨科手术领域中较为成功的手术之一，随着关节假体设计的不断改进和骨外科手术技术的不断提高，人工关节置换术在临床上的应用也日益增多。

人工关节种类繁多，有人工髋关节、膝关节、肩关节、肘关节、人工椎体等。人工髋关节置换术和人工膝关节置换术是骨科常见的手术。据有关资料统计，20 世纪 90 年代美国的全膝关节置换术，与 20 世纪 80 年代相比，增长速度达 3 倍。在我国，行关节置换术的患者也逐年增加，与此同时，康复治疗（术后）也越来越被医务人员所重视。对患者进行行之有效的康复治疗和护理，目的是将术后合并症减少到最低，最大限度地增加患者的活动及日常生活能力，使患者回归家庭、社会，并最终重返工作岗位。

二、康复评定

（一）术前评定

包括评测上、下肢肌力；各关节尤其是手术关节的活动度；确定步态类型，是否使用助行器；手术肢体的长度；全身状况；X 线检查关节有无畸形、增生、对线等影像学的改变，作为手术参考的重要依据。

（二）术后评定

术后要分阶段进行评定，可分别对术后 1～2 天、术后 1 周、2 周住院患者以及术后 1 个月、3 个月和半年门诊患者进行评测。住院患者要评测心肺功能，伤口愈合情况、有无感染，关节有无肿胀、疼痛，关节活动情况，上、下肢肌力，活动和转移能力，X 线观察假体位置、关节对线和骨愈合情况。门诊随访了解关节的稳定性和活动度，分析步态，评估功能性活动能力。

三、康复治疗

（一）术前康复治疗

1. 讲解康复训练的方法及重要性，指导患者进行股四头肌、腘绳肌等长收缩训练，使患者认识到术后功能恢复的程度与早期配合功能训练有重要关系。

2. 嘱患者保持口腔卫生、皮肤清洁。教会患者深呼吸、咳嗽的方法。鼓励多饮水，适当肢体运动，预防术后肺部、泌尿系感染、静脉血栓等并发症。

3. 指导患者活动练习，如体位转移的方法。

4. 指导患者如何使用助行器，如拐杖的使用方法，便于术后应用。

5. 讲解避免术后髋、膝关节脱位的注意事项。

（二）术后康复治疗

1. 髋关节置换术后的康复治疗

（1）体位摆放：术后回房平卧，保持患肢外展中立位，患肢下方垫软枕，使髋关节稍屈曲，两腿间放置软垫或三角垫，穿防外旋鞋，避免下肢外旋并减轻疼痛。当健侧卧位时，两腿间用软的大枕头相隔，避免髋关节屈曲超过 45°～60°，如发现患肢短缩，应立即与医生联系，及时摄片观察是否脱位。在搬运和移动患者时，不能只牵拉、抬动患肢，应将整个髋关节抬起。床头柜应放在术侧，以免患者向对侧翻身使术侧髋关节置于外旋伸直位。若向健侧翻身，必须在他人的帮助下维持患髋于外展中立位，以免因外展肌力不足受重力影响使髋屈曲、内收和内旋导致脱位。

（2）术后当日，即可对患肢进行自足背开始的向心性按摩，足趾、足踝关节进行主动、被动伸屈练习及深呼吸练习，预防静脉血栓和肺部并发症。

（3）术后 1～2 天，由于卧床、关节疼痛使肌力减弱，因此要进行肌力训练，以预防并发症，提高日常生活活动能力。术侧关节周围肌肉如腘绳肌、股四头肌、臀大肌和臀中肌进行等长收缩练习，以保持肌肉张力。非手术关节的下肢和双上肢进行主动活动和抗阻练习，以保持它们的力量和柔韧性。

（4）术后第2～3日拔除引流管，去除防外旋鞋，进行髋、膝关节屈伸练习，髋关节伸展和旋转练习，以保持髋关节活动度。屈伸练习逐渐由被动向助动到完全主动练习过渡。被动练习常用CPM仪辅助，其优点是活动范围可随时调节并逐步增加，活动速度比较缓慢、均匀、易被患者接受。既有利于肿胀消退，又不增加手术切口的张力，可促进伤口愈合，缓解疼痛。一般将CPM开始的最大活动角度定为40°，此时髋关节活动范围为25°～45°，以后每日增加5°～10°，每日训练3～4小时，术后1周左右，CPM最大活动角度为90°。髋关节活动范围25°～85°，以后逐步停用CPM，以主动活动为主。

（5）术后第4天协助患者在床边坐起，患肢要保持外展，应避免髋关节屈曲超过90°，以免引起髋关节脱位。

（6）术后第5天，在患者具有一定肌力和平衡能力的情况下，根据假体的类型和采取的固定方式，选择合适的辅助器具和负重时间进行站立和行走。骨水泥固定者，患者可以完全负重，最初借助拐杖或助行器行走，2～3天后可以逐步负重行走，到出院时能够自行独立行走；非骨水泥固定者，一般术后6周开始部分负重，6个月后达到完全负重。

（7）术后第6天，进行由卧到坐，由坐到站的训练。指导和协助患者把术侧肢体移到近床边，靠近床沿放下后坐起，两腿间夹枕，避免患肢内收、内旋，坐起时双手后撑，髋关节屈曲不超过80°。由于坐位是髋关节最易出现脱位和半脱位的体位，因此，术后6～8周以躺、站、行走为主，坐的时间要短，每日4～5次，每次30分钟。如果术中关节稳定欠佳，可放弃坐位练习。

由坐到站转换时，健侧膝、足在后，患侧膝、足在前，躯干后倾，双手支撑扶手，保持在起立时屈髋不超过90°。

（8）术后第7天，对于骨水泥固定的患者，可尝试上、下楼梯练习。上楼时健腿先上，患腿后上，拐杖随后或同时；下楼时拐杖先下，患腿随后，健腿最后。

（9）术后第2周，继续巩固和提高第1周的训练。指导患者步行，逐步从有人辅助过渡到无人辅助。

（10）2周后，手术切口及周围组织已纤维瘢痕化，关节周围软组织固定较牢固，关节已不易发生脱位，应加强髋关节的外展、外旋和内收功能的训练，以增强肌力和肌肉耐力。一般术后2～3周，进行踏车练习，可根据患者的具体情况适当调整，双足踩板后，尽可能升高车坐垫以减少屈髋程度，能踏满圈后逐渐调低坐垫以增加髋关节屈曲度。先练脚后跟蹬，熟练后改脚前掌蹬。开始时稍用力，术后6～8周逐渐加快，以踏车10～15分钟后出现疲劳感为宜。

（11）术后第7周，患侧下肢可完全负重，可以坐普通的椅子，但不能蹲下。

（12）术后第6～8周，进行第一次随访，根据X线复查结果和体检情况，制订下一步的康复计划；术后4个月进行第二次随访，评定的内容有肌力、关节活动度、行走的距离及有无跛行。

2. 人工膝关节置换术后的康复治疗

（1）体位：手术完毕关节内放置负压引流装置，自足向大腿以弹力绷带轻微加压包扎，以促进静脉回流。回房后，抬高患肢，保持中立位，防止患肢外旋压迫腓总神经，引起患肢麻痹。为减轻疼痛和出血，牵拉挛缩的软组织，通常用石膏托固定膝关节于伸直位3～4天。术后早期避免在膝下垫枕头，以免屈膝挛缩。

（2）消肿、止痛：膝关节置换术常用骨水泥固定，骨水泥固定后释放热量，使周围软组织温度升高。可采用冰疗以降低温度，消除肿胀，减轻疼痛。

（3）术日，可进行主动或被动踝关节伸屈及旋转运动，如果不能完成主动的关节活动，应每日进行关节全范围的被动活动。使用静脉泵或患肢穿弹力袜促进血液循环，预防深静脉血栓。

（4）术后第1天，可进行股四头肌、腘绳肌及髋内收肌的等长收缩练习。尽力背屈踝关节，尽量伸膝，使髌骨向近端牵拉。持续5～10秒，每小时做50次。

（5）术后第2～3天，拔出切口引流管后，进行膝关节的持续被动训练（CPM）。方法是从0°～40°开始，逐日增加5°～10°，每日2～3次，每次1小时。有的学者主张术后第1天开始CPM器训练，每日连续活动12小时。

（6）当股四头肌和腘绳肌肌力得到一定程度恢复，切口疼痛较轻时，在CPM训练的同时进行膝关节主动屈伸活动，训练屈伸肌肌力。

（7）术后4天到2周，继续CPM器训练和主动膝关节屈伸训练。根据肌力恢复情况，可在仰卧位、俯卧位及坐位下进行渐进性抗阻训练，以增加患膝的稳定性。仰卧位直腿抬高主要训练股直肌，坐位主动伸膝主要训练股中间肌及内、外侧肌。

下地负重步行的时间：根据采用的固定方法和患者的骨质条件，来决定下地负重行走的时间。使用骨水泥固定的患者，术后第4日在保护下开始练习部分或完全负重的行走训练；对于非骨水泥固定的患者，负重行走的训练应推迟到术后5～6周，以免影响骨组织长入而达不到生物固定的目的。行走时扶双拐，抬头挺胸收腹，站立位伸膝屈髋迈出第一步，站稳后身体略前倾再迈出另一条腿，如关节不稳可带膝支架。如术前有严重的屈膝畸形，夜间用石膏托固定患肢于伸膝位至术后4～6天。

（8）术后2～6周，以增强肌力为主，继续保持关节活动度。目的是使屈膝达到110°，主动伸膝到0°，并逐渐恢复下肢肌力。如膝关节屈伸受限，其活动范围受到影响，将导致站立、行走、上下楼梯等功能障碍。对于膝屈曲受限者，术后尽早进行膝关节活动范围的被动牵拉、助动、主动活动训练。正常情况下膝屈曲大于90°可上下楼梯；膝屈曲70°，可正常行走（包括摆动期）；膝屈曲105°，可在无助下做蹲→站转移。

此期可利用徒手、滑车、重锤、沙包或摩擦力、流体阻力等进行主动抗阻力运动。还可进行上下楼梯、静态自行车等生活功能训练。

四、康复护理

（一）心理护理

髋、膝关节长期病痛，严重畸形影响患者的生活、学习和工作。手术后的创伤，经济负担的加重，术后恢复不满意及术后锻炼的艰苦，常使患者出现急躁不安、信心不足、意志消沉、悲观失望等消极心理。护士应针对患者不同的心理状态给予详细的解释、指导和安慰。与患者共同分析病情，引导患者正确认识自己的疾病，介绍康复过程，使患者做好长期康复训练的心理准备。并争取家属和亲友的帮助和支持，必要时让术后恢复好的患者与其交流锻炼体会，以激发患者对治疗的兴趣和信心。

（二）正确使用支具和辅助具

指导患者正确使用支具和辅助具。在使用双拐练习行走时，双拐不要太靠后，以免重心不稳，两下肢步幅尽可能一致；在行走和站立时，术侧膝关节应始终处于伸直位，保持挺胸伸腰；上下楼梯时要健腿先上，患腿先下。

（三）避免髋关节置换术后脱位

髋关节脱位是髋关节置换术后常见的并发症，常发生于术后搬运过程或术后10～12周内。因此为了维持股骨头在髋臼内及预防关节损伤，应注意以下几点：

（1）屈髋不能超过90°；

（2）髋关节内收不能超过中线；

（3）髋关节不能外旋。

为确保患者不会发生这些动作，应教育患者：

（1）上身向前弯腰不要超出90°。

（2）术侧膝关节抬高不要超过同侧髋关节。

（3）膝关节或踝关节不要交叉。

（4）卧位及翻身时应保持患腿维持外展位。

（5）坐位时不要向侧方弯腰。

（四）预防深静脉血栓和肺栓塞

术后抬高床脚，患者下肢穿弹力长袜，嘱患者做深呼吸运动和下肢肌肉收缩活动，尤其是让患者主动用力做踝关节屈伸运动，股四头肌等长收缩运动。如病情允许，尽早下床活动。如患肢出现不明原因的下肢肿胀，局部疼痛，可立即通知医生，协助做好B超和下肢血流图检查，及早确诊和治疗。

（五）健康教育

1. 指导患者采取减少人工关节的磨损和防止跌倒的措施。患者最好终生使用单手杖，尤其在长距离行走时；避免重体力活动，适当控制体重，以减轻关节负重；坐椅高度要适中，不要过低或蹲下、跪下；避免在不平和光滑的地面上行走；不要穿高跟鞋或鞋底过滑的拖鞋。

2. 注意预防和及时控制感染，以防细菌血运传播造成关节感染。

3. 行髋关节置换术者出院后继续进行俯卧位髋关节伸展练习、侧卧位髋关节外展练习、直腿抬高及单腿平衡练习，并逐步增加阻力；膝关节置换术后，在住院期间应坚持肌力和关节活动度训练，并逐步增加阻力。

4. 随诊时间 术后2个月第1次；术后4个月第2次；术后1年第3次，以后每年复查1次。

第十一节 截肢后的康复及护理

一、概述

（一）定义和目的

截肢是指肢体全部或部分切除，包括截骨和关节离断两种，即经过一个或多个骨将肢体的一部分切除或将通过关节部位的肢体切除。截肢最常见的原因有恶性肿瘤截肢、外伤性截肢、血管病性截肢、糖尿病性截肢、感染性截肢、先天性畸形截肢、神经性疾病、烧伤或冻伤后肢体坏死等。截肢的目的是将失去生存能力、危害生命安全、没有生理功能的肢体截除，以挽救患者的生命，并通过安装假肢和康复训练来代偿失去肢体的功能。

189

截肢康复是指从截肢手术到术后处理、康复训练、临时和正式假肢的安装和使用，直到回归家庭和社会的全过程。1987年抽样调查显示，我国有肢体伤残者755万人，其中肢体缺损者80万人，但因一部分患者截肢后没有得到合理的康复治疗和护理，出现截肢并发症或其他原因，不能安装假肢，使他们不同程度地丧失了劳动和自理能力，给个人、家庭和社会造成了很大影响。因此，对截肢者进行积极的康复治疗和护理，及时安装理想假肢，最大限度地发挥残肢的代偿功能，防止或减轻截肢对患者身心造成的不良影响，使其能生活自理，回归社会，从事力所能及的工作具有重要的现实意义，也是截肢康复的最终目标。

（二）全面康复

截肢后康复是一个复杂的系统工程，是应用医学和工程学相结合，进行共同服务。截肢康复需要许多医学专业人士参与，是以截肢康复协作组的形式进行工作的。其组成人员包括医师（包括掌握截肢理论和技术的外科医师、康复医师）、康复护士、物理治疗师、作业治疗师、假肢技师、心理医师、职业顾问和社会工作者。从对患者全身情况及残肢的评定，术后护理，运动治疗，声、光、磁等物理治疗，对不适合假肢穿戴的非理想残肢的处理，临时与正式假肢的训练，心理康复和职业前训练，一直到回归家庭和社会，贯穿康复的全过程。截肢后的康复已越来越多地受到重视，人们已经认识到，只有对截肢患者尽早进行全面康复工作，才能在佩戴假肢后获得更佳的代偿功能，从而实现截肢康复的最终目标。

（三）康复程序

截肢康复的整个流程是由截肢康复协作组来完成的，从决定进行截肢手术或已截肢残肢的评估开始，经过多环节工作，直到患者回归社会的全过程。其主要流程如下：制定截肢手术方案或对非理想残肢的矫治方案→截肢手术或非理想残肢修整手术→手术后护理→安装假肢前的康复训练→安装临时假肢（试样、初检、调整）→穿戴临时假肢后的康复训练→安装正式假肢（试样、初检、调整）→穿戴正式假肢后的康复训练→职业前训练→回归家庭和社会。

二、康复评定

评定工作贯穿于康复流程的全过程，是截肢康复的核心。在康复流程中的不同阶段各有其重点的评定内容。

（一）截肢患者全身状况的评定

对患者全身状况进行评估。评估的内容有患者的年龄、性别、病因、合并症、截肢日期、截肢部位、截肢水平、术后伤口处理、心理素质和精神状态、家庭和工作情况、经济状况等。要特别注意截肢的原因，是否患有其他系统的疾病，目的是判断患者能否装配假肢，能否承受装配假肢后的功能训练和有无今后终生利用假肢活动的能力。

（二）残肢的评定

1. 理想残肢和非理想残肢的概念

（1）理想残肢：有柱状外形；有一定长度；无畸形；关节活动正常；皮肤及软组织条件良好；血运良好；肌力正常；皮肤感觉正常；无幻肢痛及残肢痛。这就使残肢能对假肢有良好的悬吊、承重及控制能力，并提供假肢正确对线的条件。

（2）非理想残肢：残肢不能满足理想残肢的条件，给穿戴假肢带来困难或穿戴假肢后代偿功能发挥不理想。如短残肢、关节挛缩畸形与其他残肢并发症等。对非理想残肢要采取各种康复手段，使之变为相对理想的残肢，为假肢穿戴创造良好的条件。

2. 残肢评定内容

（1）皮肤情况：检查皮肤有无感染、溃疡、窦道、感觉障碍以及与骨残端粘连的瘢痕。

（2）残端形状：目前圆柱形残端逐渐取代圆锥形残端，这样可减少因残端的血液循环差而发生的一系列并发症。

（3）残肢长度：包括骨和软组织的长度测量。膝上截肢测量是从坐骨结节至残端，膝下截肢测量是从胫骨平台内侧至残端，理想的膝上截肢长度为 25cm 左右，膝下截肢长度为 15 cm左右。

（4）有无残端畸形：如残肢关节畸形明显，不宜安装假肢，否则勉强安装假肢会影响假肢穿戴及其功能。

（5）关节活动度：检查髋、膝关节的活动范围。如关节活动范围受限，将直接影响假肢的代偿功能。

（6）肌力：检查全身及患肢的肌力，重点检查对维持站立和行走的主要肌群的肌力，如主要肌群肌力小于 3 级不宜装配假肢。

（7）神经瘤：检查有无神经瘤及大小、部位、疼痛程度等。必要时应手术切除后，才可安装假肢。

（8）残肢痛与幻肢痛：残肢端骨突出或骨刺、皮肤紧张、血液循环不良及神经瘤等都是造成残肢痛的原因。幻肢痛也比较常见，截肢后患者可能仍然感觉到原有肢体的疼痛，甚至疼痛非常严重。

（三）临时假肢的评定

1. 临时假肢接受腔适应情况评定　接受腔是指假肢上用来容纳残肢、传递残肢与假肢间的作用力、连接残肢与假肢的腔体部件。评定内容包括接受腔的松紧是否合适，是否全面接触、全面承重，有无压迫及疼痛。

2. 假肢悬吊能力评定　观察是否有上、下窜动情况。下肢假肢的悬吊能力，可以通过在站立位残肢负重与不负重时拍摄残肢 X 线片，测量残端皮肤与接受腔底部的距离变化来判断。

3. 假肢对线评定　评定生理力线是否正常，站立位时身体有无向前或向后倾倒的感觉等。

4. 穿戴假肢后残肢情况的评定　观察皮肤有无红肿、硬结、破溃，残端与接受腔是否接触良好，腔内负压是否造成局部肿胀等。

5. 步态评定　观察行走时的各种异常步态，分析产生的原因，并予以纠正。

6. 上肢假肢的评定　检查悬吊带与操纵索系统是否合适。

7. 假手功能评定　评定假手开闭功能、协调性、灵活性及日常生活活动能力的情况。

（四）正式假肢的评定

1. 重点评定内容　除去对临时假肢的评定内容外，重点评定：

（1）上肢假肢日常生活活动能力：对于一侧假手应观察其辅助正常手动作的功能。

（2）下肢假肢的步态评定。

（3）行走能力的评定：包括行走的距离、上下楼梯、跨越障碍物等。

（4）假肢部件及整体质量的评定。

2. 评定标准

Ⅰ级，完全康复：仅略有不适感，生活完全自理，可恢复原工作，照常参加社会活动。

Ⅱ级，部分康复：有轻微功能障碍，生活能自理，但不能恢复原工作，需改换工种。

Ⅲ级，完全自理：生活能完全自理，但不能正常工作。

Ⅳ级，部分自理：生活仅能部分自理，相当部分需依靠他人。

Ⅴ级，仅外观、美容改善，功能无改善。

三、康复治疗

康复治疗的目的是预防并发症，如残肢感染、坏死、关节挛缩和肺炎、肺梗死等；改善残端的血液循环，消除残端的瘢痕粘连和其他原因引起的疼痛；保持残肢关节活动度和维持肌力，对抗截肢引起的运动不足；通过康复训练使患者能够独立装卸、控制、操纵假肢；通过心理康复能使患者正确面对截肢，对截肢和使用假肢产生心理适应，配合治疗，使肢体功能恢复到最佳状态。

（一）心理康复

截肢使患者肢体失去了正常的外形，造成了终身残疾的痛苦现实，生活、工作和学习受到了严重影响，对患者的心理打击巨大。患者往往会出现焦虑、恐惧、愤怒、悲观、抑郁和孤独等消极心理，特别是经受较大截肢术的患者，在家庭、婚姻、工作、生活问题上忧心忡忡，甚至没有勇气带着残疾面对社会。康复工作人员应以亲切的态度、丰富的知识与患者进行交流，取得其信任。并创造对截肢患者同情的环境，促进截肢患者之间尤其是使用了假肢的患者之间的交往。讲解截肢和穿戴假肢的重要性及康复训练方法，使患者了解、认识假肢，帮助患者接受截肢的伤残现状，重新认识自我，乐观地对待疾病和人生，积极投入到恢复自身功能的训练中去。

另外，还要做好患者亲属、朋友的工作，使他们理解残疾给患者造成的心理问题，更加关心患者，解除患者的心理压力，使患者体会到社会、家庭的温暖，从而鼓起生活的勇气，建立积极的人生目标。

（二）并发症的处理

1. 出血和血肿　术后床头常规备止血带，以备大出血时及时止血。术后每 2 小时挤压引流管一次，保持引流通畅，严防血块阻塞引流管。经常观察敷料有无渗血情况，必要时解开敷料，检查残端。重要血管出血，用止血带止血后急送手术室止血处理。小血肿在无菌条件下穿刺吸出积血后加压包扎。

2. 感染　感染后，应及时处理，除应用抗生素外，要彻底引流，做细菌培养和敏感试验以选择抗生素，可配合物理治疗。如有积脓做切开引流处理。对长期不愈的慢性感染行手术清创后，应用含抗生素的溶液进行持续冲洗。

3. 皮肤坏死　皮缘的坏死经保守治疗可自行愈合，皮肤和深层组织的严重坏死常表示残端血供不足，应做近端平面的再截手术。

4. 残肢皮肤破溃、窦道、瘢痕及角化　假肢接受腔的压迫、摩擦，尤其是残端的皮肤瘢痕更易破溃。应修整接受腔、换药、对经久不愈的窦道行手术扩创，应用抗生素，配合超短波、紫外线、磁疗等物理治疗。残肢可用硅橡胶制成的保护套进行保护，以减少或避免残肢瘢痕受压、摩擦。

5. 残肢关节挛缩

（1）原因：术后患肢未置于功能位；截肢后残肢关节没有合理固定，如小腿截肢，膝关节应固定于伸直位；截肢平面不齐使残肢肌力不平衡；瘢痕挛缩。

（2）预防和治疗：下肢截肢抬高残肢不可超过两天，及时使残肢维持在伸展位或固定在功能位；病情平稳后及时进行主动和被动功能活动；及时更换体位，可侧卧、俯卧，每种体位应持续 30 分钟以上；严重者行手术治疗。

6. 幻肢觉和幻肢痛　发生率 5%～10%，截肢术后仍存在对已截肢体的幻觉为幻肢觉，一般逐渐消失，尤其是穿戴假肢以后。发生在该幻肢的疼痛为幻肢痛，幻肢痛多为夜间疼痛，为持续性，剧烈疼痛者少。幻肢痛的机理目前不清楚，大约在 1～3 个月后消失。目前大多数人认为幻肢痛乃运动知觉、视觉、触觉等的一种心理学、生理学上的异常现象。

幻肢痛处理：

（1）心理治疗：利用催眠、松弛、合理情绪疗法等。

（2）物理治疗：超短波治疗、低中频电疗等。

（3）药物：卡马西平、丙戊酸钠。

（4）尽早穿戴假肢。

（5）运动疗法。

7. 残肢疼痛　主要原因是神经瘤、残端循环障碍、残端骨刺、中枢神经性疼痛。可采用切除神经瘤，镇痛药对症治疗，放松疗法等。

（三）穿戴假肢前的训练

1. 增加全身体能的运动训练　可进行适合患者的各种运动训练，如轮椅篮球、坐地排球、引体向上、上肢拉力训练、利用残肢端在垫上站立负重、单腿站立训练等。

2. 残肢的训练　进行关节活动度、肌力、增强负重部位皮肤强度、使用助行器（如拐杖）、站立与步行（如残肢端站立负重、单腿站立及单腿跳、双拐步行）等训练。

（四）临时假肢的安装和训练

一般截肢术后 3 周即可穿戴临时假肢。

1. 穿戴临时假肢的方法　穿戴大腿临时假肢时，假肢接受腔内壁和残肢要涂抹滑石粉，用绸子将残肢包裹。残肢插入接受腔后，将绸子的尾端通过接受腔底部的气孔，用力向外牵拉绸子，使残肢完全进入接受腔底部与接受腔全面接触。当残肢萎缩接受腔变松时，可在接受腔内壁填充石膏。穿戴小腿临时假肢时，残肢要先穿上柔软的袜套，再套上软衬套，然后残肢插入接受腔内。

2. 站位平衡训练　一般在双杠内进行站立位平衡的训练，从双手扶杠到单手扶杠，最后独立站立。当双下肢站立平衡稳定时，可进一步加强训练，练习单腿站立平衡，先练习健肢单腿站立平衡，再练习假肢侧单腿站立平衡，当假肢侧单腿站立 5～10 秒时才能进行迈步训练。

3. 迈步训练　开始时在平行杠内进行训练，双足间距保持 10cm，先是假肢侧迈步，过渡到假肢侧站立，健肢迈步。由双杠内双手扶持到单手扶持，然后再由双杠内到双杠外。

4. 步行训练　当完成迈步训练后，在平行杠内进行交替迈步训练即步行训练。由平行杠内到平行杠外，由单手扶杠到完全独立步行训练。也可用拐或助行器辅助进行步行训练。当能独立步行后，进行转弯、上下楼梯、过障碍物、上斜坡、从地面上拾物、跌倒后起立等训练。坚持每日训练 5～6 小时。

（五）正式假肢的训练

1. 穿戴正式假肢的条件

（1）残肢条件：残肢成熟定型是最基本的条件，即经过临时假肢的应用，残肢弹力绷带的缠绕，残肢肿胀消失，皮下脂肪减少，残肢肌肉不再继续萎缩。临时假肢连续应用2周以上残肢无变化。接受腔适配良好，不需要再修改。

（2）训练情况：穿戴临时假肢后的各种训练均达要求，如上肢假肢要完成日常生活活动中的基本动作项目，下肢假肢要具备基本的行走功能，不但能向前行走，还要能向后退及向两侧横走，会左右转变等。另外，还要纠正各种异常步态，使穿戴正式假肢后能很好地应用假肢。

2. 上肢假肢的训练　先训练患者熟悉假肢和假肢控制系统，然后训练手部开闭动作和抓握不同形状和大小的物体。上肢假肢训练日常生活动作如吃饭、更衣、化妆、洗漱等。如为单侧上肢截肢还要进行利手交换训练，使健手变为功能性更强的利手，而假手主要起辅助作用。如为双侧上肢截肢，训练更加困难和复杂。通常要为截肢者选用各种工具型手部装置，进行实际操作训练。

3. 下肢假肢的训练　对各种异常步态进行矫正，如侧倾步态、外展步态、划弧步态，让患者面对镜子观看穿戴假肢行走的步态并进行矫正。还要进行在石子路、沙土地等不平路面上的行走训练，进行上下阶梯、迈门槛、跨越障碍物的训练，灵活性训练及倒地后站起、搬运物体、对突然意外做出快速反应的训练。

（六）肌电手的训练

肌电假手是20世纪50年代开展的肌电假肢，已逐步完善并获得广泛应用。原理是根据患者的意念，由神经支配残端肌肉收缩产生肌电信号，然后由放置于该处的皮肤电极引出，经电子线路放大，用来控制直流电机的驱动，实现大脑的直接控制，使假手完成开闭和旋腕等功能。分三个阶段进行训练：

1. 基础肌电信号训练。

2. 视觉反馈训练　用反馈来指导和修正手的动作。以患者的视觉代替肌电仪进行训练。

3. 功能训练　主要进行日常生活动作的练习，如抓握动作（握水杯、门把手）和夹捏动作（写字、拿钥匙开门）等。一直训练到肌电手的动作协调到位，能达到预期目标。

四、康复护理

（一）一般护理

针对截肢原因的主要疾病如糖尿病等或创伤性截肢的复合伤进行护理，还要对全身各系统疾病做好观察护理工作。

（二）使用假肢的观察要点

截肢患者能否使用假肢，主要从以下几方面观察：

1. 心血管功能　使用假肢行走的患者比正常人行走消耗更多的能量，膝下截肢者使用假肢将比正常时多消耗25%～45%的能量，膝上截肢比正常时多消耗65%～100%的能量，因此有心脏病者要慎重。闭塞性脉管炎截肢者，如对侧也有间歇性跛行，使用假肢将增加对侧肢体的供血不足状态。

2. 中枢神经系统　脑血管病所致的器质性脑病，可导致记忆和学习、运动能力降低，影响假肢的使用。

3. 视觉　在练习使用假肢行走时，视觉反馈对于补偿截除肢体的感觉很重要。若视觉障碍看不清足的位置，将导致假肢使用困难。

4. 肌力和关节活动范围　膝上截肢患者使用假肢，其髋关节必须具有健全的主动后伸和外展功能。膝下截肢患者,其膝关节伸直功能应正常。

(三)残肢护理

1. 截肢术后,在患者床头常规备好止血带,严密观察残肢的渗血量,以防残端大量出血。残肢抬高时不要使近端关节过多屈曲,应用石膏固定的残肢要做好石膏护理,避免石膏压迫造成溃疡,也不要发生石膏松脱。

2. 术后保持合理的残肢体位 保持合理的残肢体位,对预防关节挛缩具有重要意义,如膝上截肢,髋关节应伸直而不要外展;膝下截肢,膝关节应伸直位。

3. 当残肢去除石膏后,为了减少残肢肿胀和过多的皮下脂肪沉积,使残肢尽早定型成熟,应指导患者正确使用弹力绷带,掌握正确的包扎方法,应从肢体远端开始斜行向近端包扎,且远端包扎较紧,近端较松。穿戴假肢后的残肢,在假肢取下期间,要用弹力绷带缠绕,尤其是夜间不能佩戴假肢时,这是防止残肢肿胀和脂肪沉积最好的办法。如果残肢长时间不用弹力绷带包扎,体积就可能增加,给假肢穿戴造成困难。

4. 术后尽早离床,在指导下进行关节活动度和肌力训练,重点训练臀大肌、内收肌和股四头肌。

(四)穿戴假肢后的健康教育

1. 保持适当体重 现代假肢接受腔容量十分精确,一般体重增减超过3千克就会引起接受腔过紧或过松而不合适,且下肢截肢穿戴假肢后引起的能量消耗比正常人多很多,体重越大能量消耗越大。肥胖者残肢长度与横径比值减小,残肢外形接近半球形,残肢杠杆作用和对假肢控制能力减弱,不利于假肢的代偿功能。

2. 防止残肢肌肉萎缩 残肢肌肉萎缩对假肢接受腔的适配和功能均不利,因此训练残肢肌肉,防止肌肉萎缩非常重要。小腿截肢时要训练小腿残肢的肌肉,方法是练习做幻足的背伸和跖屈。大腿截肢要训练大腿残肢的肌肉,方法是练习做幻膝的屈伸,即股四头肌和腘绳肌训练。

3. 保持残肢皮肤和假肢接受腔清洁 经常清洗残肢袜套,残肢皮肤清洁后每日涂护肤霜保护。接受腔每日用中性肥皂水清洗后,再用热水擦净晾干,以保持清洁、干燥,防止残肢皮肤发生红肿、溃疡、肥厚、角化、过敏性皮炎、毛囊炎。

4. 早期坐轮椅时间不应过长,以免发生髋关节屈曲和外展畸形。

5. 假肢穿戴后如残肢出现过度肿胀、僵硬、严重疼痛、受压部位皮肤磨损、接受腔与残端松动或过紧、体重负荷后髋、膝关节不稳定等情况应及时报告医生处理。

6. 假肢脱下后应立位摆放,不得在上面放其他东西,不要放在温度高的地方,以防变形。应置于离床较近的地方,以方便穿戴。

第十二节 慢性阻塞性肺病的康复及护理

一、概述

慢性阻塞性肺病(chronic obstructive pulmonary disease,COPD)是以慢性、进行性、不可逆性的气流阻塞为病理改变的一组疾病,主要包括慢性支气管炎和阻塞性肺气肿。在我国,COPD 是常见病之一,尤以老年人多见,它具有高患病率、高致残率和高死亡率的特点。该病在早期主要以慢性支气管炎的临床表现为特征,随着病情的缓慢进展,常并发阻塞性肺气肿，甚至肺动脉高压、肺源性心脏病。当慢性支气管炎、肺气肿患者肺功能检查出现气流受限、并且不能完全可逆时，则能诊断 COPD。如患者只有慢性支气管炎和（或）肺气肿，而无气流受限，则不能诊断为 COPD，可将有咳嗽、咳痰症状的慢性支气管炎视为 COPD 的高危期。

COPD 的发病机制尚未完全明了，它是指一组呼吸道病症，气流受限不完全可逆，呈进行性发展，与肺部对有害气体或有害颗粒的异常炎症反应有关，可伴有气道高反应性。肺气肿是不可逆性改变，即使戒烟、规范的药物治疗，也无法控制其病情发展，最终会导致 COPD 的发生。因此，对肺气肿患者或 COPD 患者早期实行康复治疗是十分必要的，目前这已被国内外学者认同。COPD 的康复治疗，可使患者发挥主观能动性，积极参与治疗，打破因气短而惧怕活动所带来的恶性循环，从而起到稳定病情和肺功能的作用，从根本上提高生活质量。实践证明，20 世纪 80～90 年代开展的用肺移植术和肺减容术治疗肺气肿的方法，为了提高手术的成功率及加快术后恢复，术前的康复治疗近年来已被列为肺气肿手术治疗的常规术前准备。

二、康复评定

（一）呼吸功能评定

1. 呼吸功能障碍程度的评定　又称呼吸功能的徒手评定。通过让患者做一些简单的动作或短距离行走，根据其出现气短的程度对呼吸功能作出初步评定。

0 级　日常活动与正常人一样。

1 级　一般劳动较正常人容易出现气短。

2 级　登楼、上坡时出现气短。

3 级　慢走 100 米以内即感气短。

4 级　讲话、穿衣等轻微动作便感气短。

5 级　安静时就有气短，不能平卧。

2. 肺功能测定　肺功能测定是评定呼吸功能最基本、最成熟、应用最广泛的方法。常从多项指标进行评定，现列举主要的两项：肺活量和肺通气功能。

（1）肺活量（vital capacity，VC）：尽力吸气后缓慢而完全呼出的最大空气容量，是最常用的指标之一，随病情严重性的增加而下降。

（2）FEV_1：即第 1 秒用力呼气量，指尽力吸气后尽最大努力快速呼气，第 1 秒所能呼出的气体容量。临床上评定通气功能障碍主要用 FEV_1 与时间肺活量（FVC）比值的百分比，COPD 时 FEV_1/FVC％减少。

（二）运动功能评定

运动试验是评价患者运动能力和运动耐力的重要方法，是康复治疗中制定运动处方的依据，也是康复治疗前后运动功能改善情况的评价标准。常用的运动试验有简易的 6 分钟或 12 分钟步行试验，以及利用活动平板、功率自行车、上肢功率计等运动仪的运动负荷试验。

1. 6 分钟或 12 分钟步行试验　行走试验要求受试者在平地尽全力快速行走并记录其 6 分钟或 12 分钟所走的距离。通常用于一般状况差、体能低下的患者，或不具备运动负荷试验条件的情况。

方法：在室内、走廊或室外平地上，测量出一段距离，如 30 米、50 米，嘱咐患者尽其最大可能的速度，在这段距离内往返行走 6 分钟或 12 分钟。如果不能耐受，可以停下休息或吸氧，但不予以鼓励。在测试过程中，应告诉患者剩余时间。在试验之前、中、后监测心率、血压、血氧饱和度（SaO₂），有条件时，最好遥测心电图。在试验结束后，记录患者行走的总距离，以及暂停和吸氧的次数及时间。至于选择 6 分钟还是 12 分钟步行，目前尚无严格划分。如果 6 分钟步行试验超过 200 米，一般建议使用 12 分钟步行；或对于 $PaCO_2 >$ 54mmHg 的患者，建议使 6 分钟步行试验。

2. 递增运动负荷试验（graded exercise test，GXT）　运动负荷试验是通过一定负荷量的生理运动，了解患者的生理和病理变化。递增运动负荷试验就是让患者在运动仪（活动平板、功率自行车或上肢功率计）上进行运动量按一定程序递增的运动，同时，通过气体分析仪和心电图仪，对运动中的心功能和呼吸功能进行科学的评价。运动心电图用以诊断心肌是否存在潜在的缺血，但对动态心功能状态不能进行评价。气体代谢分析是通过检查机体对于递增负荷运动的反应，评价受试者的动态心肺功能水平及机体对运动的耐受能力。运动负荷试验方法对运动处方的制定有指导意义的常用指标包括：

（1）一定运动负荷下的持续时间：代表受试者的运动耐力。

（2）最大运动负荷：代表受试者的体力强度。在功率自行车或上肢功率计运动试验中，最大运动负荷是指试验终止时的功率值；而在活动平板中，是指试验终止时的平板速度和坡度。

（3）最大耗氧量（VO$_{2max}$）：是运动试验终止时，受试者在单位时间内消耗氧的毫升数。也可以通过最大运动负荷间接计算。

（4）最大代谢当量（METs$_{max}$）：可通过最大耗氧量计算，它是运动强度的常用指标，各种日常活动和常见运动项目的能量消耗情况也常用 METs 来表示。

（5）最大心率（HR$_{max}$）：是运动试验中受试者心率的最大值，在临床上通常指症状限制性最大心率，是运动强度的常用指标。

（三）呼吸肌功能评定

呼吸肌是呼吸运动的动力，呼吸肌衰竭可导致通气功能障碍。人体呼吸肌由膈肌、肋间肌、颈部肌、肩胛带和腹肌组成，膈肌是主要吸气肌，腹肌是主要呼气肌。COPD 可致呼吸肌无力或疲劳，呼吸肌疲劳的临床表现有气促、呼吸浅快、辅助肌代偿呼吸及反常呼吸等。呼吸肌功能测定可分为呼吸肌力量测定（最大吸气压及最大呼气压）、耐力测定、疲劳测定。

此外，COPD 的康复评定还包括日常生活活动能力评定、上下肢肌肉力量评定、心理状态评定、营养状态评定、生活质量评定等。

三、康复治疗

1. 康复治疗原则

（1）环境适宜：患者进行康复训练的环境应该安静、清洁、温湿度适宜。患者衣着宽松、冷暖适宜。

（2）个体化原则：康复治疗方法因人而异，要根据每个患者的具体情况制定计划。

（3）循序渐进，持之以恒：训练中要逐渐增加难度，而且患者要坚持长期锻炼，不能半途而废，因治疗效果在治疗停止后会消失。

（4）全面康复：在进行呼吸功能锻炼的同时，应进行心脏功能、肢体运动功能、心理、社会适应等方面的训练，使其身体状态得到全面改善。

（5）安全性原则：运动过程中应注意观察患者有无不适，运动后的第 2 天早晨起床时如疲劳、乏力、头晕等，应该及时就诊。运动时和运动后均不应该出现明显气短、气促或剧烈咳嗽。另外，在患者病情发生变化时要及时调整康复方案。

2. 适应证与禁忌证

（1）适应证：病情稳定的 COPD 患者。

（2）禁忌证：合并有严重肺动脉高压、不稳定型心绞痛及近期患心肌梗死、心力衰竭或心律失常、肝功能明显异常、癌转移、骨折、严重出血及认知功能障碍等疾患时，不做或停做康复治疗。

3. 康复治疗方法

（1）呼吸训练：

1）肌肉放松训练：呼吸功能障碍的患者容易对活动产生紧张心理，因害怕窒息而持续用力，引起上肢、颈、肩、面部肌肉的过度紧张，使全身耗氧、呼吸肌做功增加，进一步加重呼吸困难。因此，在进行呼吸训练和排痰前，应先使全身放松。放松训练包括采取放松体位和肌肉放松训练，开始前先将紧缚患者的皮带、背带、领带或胸罩松解。

放松训练具体方法为：①采取放松体位（如图 5-12-1）。放松体位可使膈肌充分运动，利于进行有效的腹式呼吸，或部分代偿因膈肌运动减弱所致的通气障碍。如下肢抬高时的仰卧位或半卧位、前倾坐位和立位等；②肌肉放松训练。首先确定辅助呼吸肌是否存在过度紧张情况，并先从容易观察到的肌肉开始练习，如肘关节屈肌，然后是颈、肩、面部和腹部的肌肉，让患者交替完成肌肉的紧张与放松，放松时间要相对长些。当患者能在口令下抬高肢体并轻松地回到原来的位置，即达效果。

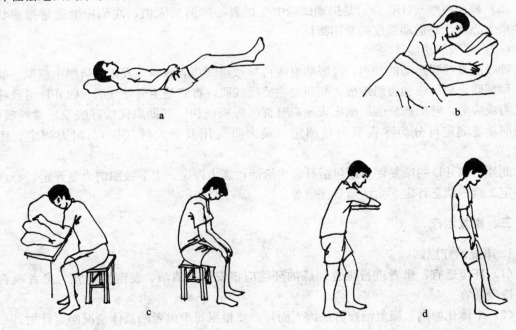

图 5-12-1 有利于腹式呼吸的体位
a. 仰卧位；b. 半坐位；c. 坐位；d. 立位

2）呼吸运动形式的训练：呼吸运动形式的训练可分为腹式呼吸和胸式呼吸两种。腹式呼吸是人体正常情况下最有效的呼吸方式。COPD患者腹式呼吸减弱或消失，肺通气减少。为代偿肺通气的不足，安静时辅助肌也参与呼吸运动，使做功和耗氧量增加而加重缺氧。因此，加强或重建腹式呼吸是COPD患者康复的重要目标。胸式呼吸训练主要用于胸部外科手术和腹部手术后，在此仅介绍几种腹式呼吸训练方法。

①暗示呼吸法：利用触觉诱导腹式呼吸，常用的方法有：

双手置上腹部法：患者仰卧位或坐位，双手置于上腹部，吸气时腹部缓缓隆起，双手加压作对抗练习，呼气时两手随腹部下沉，在呼气末稍用力加压，以增加腹内压，使横膈进一步抬高。如此反复练习，可增加膈肌活动。

两手分置胸腹法：患者仰卧位或坐位，一手置于胸部，一手置于上腹部，呼气时腹部的手随之下沉并稍加压，吸气时腹部对抗此加压的手，使之缓缓隆起。呼吸过程中胸部的手基本不动。此法可用以纠正不正确的腹式呼吸方法。

下胸季肋部布带束胸法：患者取坐位，用一宽布带交叉束于下胸季肋部，患者两手抓住布带两头，呼气时收紧布带，吸气时对抗此加压的布带而扩展下胸部，同时缓慢放松束带，反复进行。

抬臀呼气法：仰卧位，两足置于床架上，呼气时抬高臀部，利用腹内脏器的重量将膈肌向胸腔推压，迫使横膈上抬，吸气时还原，以增加潮气量。

②缓慢呼吸法：此方法是针对呼吸急促的患者进行的训练。当呼吸急促时，呼吸幅度较浅，潮气量变小，解剖死腔所占的比值增加，肺泡通气量下降。缓慢呼吸有助于减少解剖死腔，提高肺泡通气量，但过度缓慢呼吸可增加呼吸用功，反而增加耗氧，因此缓慢呼吸频率每分宜控制10次左右。通常先呼气后吸气，呼吸方法同前。

③吸气训练：治疗师将第2～5指掌侧面置于患者上腹部，并不触及胸骨，在患者自然呼气结束、转换成吸气前，及时向患者的后上方压迫，然后将压迫的手轻轻放松，使腹部膨隆完成吸气动作，如此反复进行。

④缩唇呼气法：即先经鼻腔吸气，在平静呼气末时将嘴唇紧缩，如吹口哨样，在4～6秒内将气体缓慢呼出。此方法可增加呼气时的阻力，这种阻力可向内传至支气管，使支气管内保持一定压力，防止支气管及细支气管过早闭合和塌陷，增加肺泡内气体排出，减少肺内残气量，从而可吸入更多的新鲜空气，缓解缺氧症状。

(2) 排痰训练：排痰训练包括体位引流、胸部叩击及直接咳嗽几个环节。目的是促进呼吸道分泌物排出，降低气流阻力，减少支气管和肺部的感染。

①体位引流：通过改变患者的体位使肺段支气管与主支气管垂直，利用重力将分泌物排出的方法。不同的病变部位采用不同的引流体位，引流频率视分泌物多少而定，分泌物少者，每天上、下午各引流1次，分泌物多者宜每天引流3～4次，餐前进行为宜，每次引流一个部位，时间5～10分钟。如有数个部位，则总时间不超过30～45分钟，以免疲劳。引流方法：根据支气管树的走行和分泌物所在的不同肺叶，选择恰当的引流体位（表5-12-1），患者体位的选择，也应根据病情而定。若合并心血管疾病、肺水肿或严重呼吸困难、头颅术后、食管术后、切开心包膜的肺切除术后、肥胖症、腹部膨隆等疾病时则不宜进行体位引流。

②胸部叩击：有助于粘稠的浓痰自支气管壁脱落。其方法为治疗者手指并拢，掌心成杯状，于呼气时运用腕部力量在引流部位胸壁上快速叩击，每一部位叩击2～5分钟。叩击与体位引流结合使排痰具有方向性而更加有效。但患者存在出凝血障碍、肋骨骨折、脊柱不稳、退行性骨病时应慎用此法。

表 5-12-1　肺部引流体位

肺叶或肺段	体位
双上叶尖段前部	躯干后倾坐位
双上叶尖段后部	躯干前倾坐位
双上叶前段	仰卧位
左上叶后段	右侧卧位，左侧向前转 45°，床头抬高 45°
右上叶后段	左侧卧位，右侧向前转 45°
左舌叶	右侧卧位，左侧向后转 45°，头低位 30°
右中叶	左侧卧位，右侧向后转 45°，头低位 30°
双下叶前基底段	仰卧，头低位 45°
双下叶后基底段	俯卧，头低位 45°
双下叶背段	俯卧位
左下叶外基底段和右下叶内基底段	右侧卧，头低位 45°
右下叶外基底段	左侧卧，头低位 45°

③咳嗽训练：咳嗽是呼吸系统的防御功能之一，COPD 患者咳嗽机制受到损害，最大呼气流速下降，纤毛活动受损，痰液粘稠。因此更应当教会患者正确的咳嗽方法，以促进分泌物排出，减少反复感染的机会。整个咳嗽过程依次为：深吸气→短暂闭气→关闭声门→增加腹内压→声门开放→分泌物排出。

（3）运动训练：运动训练的目的是改善代谢、增强肌力和全身运动耐力，提高身体免疫力。主要采用有氧训练和医疗体操，包括呼吸肌训练、上肢训练及下肢训练。运动训练分准备活动、训练活动、结束活动三部分进行，准备活动及结束活动以肢体牵张、缓慢步行及体操为宜，时间为 5～10 分钟，在活动中不应用力呼气。

①呼吸肌训练：是指以膈肌为主的呼吸肌群的训练。呼吸肌训练可以改善呼吸肌肌力和耐力，缓解呼吸困难症状。训练要点是通过最大吸气与最大呼气，使呼吸肌得到最大收缩。训练常采用抗阻力运动，抗阻力训练有徒手方法或使用增加呼气或吸气时气流阻力的设备（如吸气训练筒和呼气训练筒）训练方法。

抗阻力训练：吸气时施加阻力使吸气难度增大，使膈肌做抗阻力运动。如将手置于腹部并向下施加压力，于腹式呼吸吸气时做全运动范围的最大抗阻力运动，重复 10 次。也可用沙袋置于患者腹部进行抗阻力运动（如图 5-12-2）。训练时患者取仰卧位，腹部放置沙袋作挺腹练习（腹部吸气时隆起，呼气时下陷），开始是 1.5～2.5kg，以后可以逐步增加至 5～10kg，每次腹肌练习 5 分钟；也可仰卧位做双下肢屈髋屈膝，两膝尽量贴近胸壁的练习，以增强腹肌。

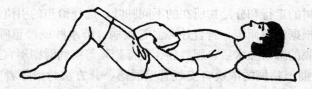

图 5-12-2　腹式呼吸抗阻力训练

②上肢训练：由于上肢肩带部很多肌群如胸大肌、胸小肌、背阔肌、前锯肌、斜方肌等

均起自肩带，止于胸背部，在躯干固定时，作为上肢活动肌起辅助肩带和肩关节活动的作用；当上肢固定时，又作为辅助呼吸肌参与呼吸活动。COPD 患者在上肢活动时，由于这些肌群减少了对胸廓的辅助活动而易于产生气短气促，而日常生活中的很多活动如做饭、洗衣、清扫等都离不开上肢活动，为了加强患者对上肢活动的耐受性，COPD 的康复应包括上肢活动训练，如提重物训练。患者在提重物练习时，开始 0.5kg，以后渐增至 2～3kg，做高于肩部的各个方向活动，每次活动 1～2 分钟，休息 2～3 分钟后继续，以出现轻微的呼吸急促及上臂疲劳为度，每天 2 次。

③下肢训练：可明显增加 COPD 患者的活动耐受性，减轻呼吸困难，改善精神状态。通常采用有氧训练方法如快走、划船、骑车、登山等。对于有条件的 COPD 患者可以先进行活动平板或功率车运动试验，得到实际最大心率及最大 METs 值，然后再确定运动强度（表 5-12-2）。运动后以不出现明显气短、气促或剧烈咳嗽为宜。运动训练频率 2～5 次／周，到靶强度运动时间为 10～45 分钟，疗程 4～10 周。为保持训练效果，患者应坚持终身训练。有运动诱发哮喘的患者可以在监护条件下进行小强度的运动训练，让患者逐步适应运动刺激，这可作为一种脱敏方法，最终多数患者可以进行一定的运动而不导致哮喘发作。

表 5-12-2　运动训练强度的选择

运动试验终止原因	靶心率	靶 METs 值
呼吸急促，最大心率未达到	75％～85％	70％～85％
达到最大心率	65％～75％	50％～70％
心血管原因	60％～65％	40％～60％

COPD 患者常有下肢肌力减退，使患者活动受限，因此下肢训练也应包括肌力增强训练（参见有关章节）。

（4）传统康复方法

①理疗：如超短波治疗、超声雾化治疗等有助于解痉、消炎和排痰，保护粘液层和纤毛功能。

②其他：太极拳、八段锦、五禽戏对 COPD 有较好治疗作用，穴位按摩、针灸、拔火罐等也有一定作用。

4. 能量节省技术　在活动训练时要求患者用力，以提高身体功能的储备力。但是在实际生活和工作活动中，要指导患者省力，以节约能量，完成更多的活动，比如物品摆放有序化，活动程序合理化，操作动作简化，劳动工具化等。

四、康复护理

（一）心理护理

多数患者由于疾病带来的疲倦、呼吸短促与活动限制等导致工作、生活受限，易产生焦虑、沮丧、抑郁、自卑和恐惧心理；一些老年患者由于病程迁延，反复发作以及社会经济问题，性格易变得孤僻、颓废等。因此，护士应热情接待，加强与患者的心理沟通，建立良好的护患关系，尽可能满足其合理要求。同时，应向患者介绍防病知识，进行心理卫生指导，通过自己积极的语言、行为、良好的心理素质、渊博的知识及娴熟的技术帮助患者建立和保持良好的心理状态。

（二）病情观察

1. 密切观察生命体征　包括神志、体温、脉搏、呼吸、血压、尿量等，尤其是康复训练时呼吸的节律、频率、深度以及呼吸困难和缺氧的程度等，注意口唇、四肢末端等部位有无发绀；观察神志变化，二氧化碳潴留者，可有烦躁、嗜睡、昏迷等神经精神症状。

2. 指导患者正确氧疗　氧疗是纠正患者缺氧的最直接、最有效的方法。慢性阻塞性肺气肿常伴有二氧化碳潴留，宜采用鼻导管低流量持续吸氧，浓度以 25%～30% 为宜，流量采用 1.5～2.0L/min。避免高浓度给氧，以防止因缺氧改善而解除对呼吸中枢的兴奋作用，致使通气量降低，加重二氧化碳潴留。

3. 指导患者正确使用支气管扩张药　详细讲解定量吸入气雾剂的方法，检查患者的实际操作是否正确，指导操作，以确保疗效。

4. 排痰和化痰的观察护理　应鼓励患者咳嗽，多饮水。对卧床患者，可帮助其变换体位，轻轻拍背，促进痰液排出，改善通气功能。如有痰液粘稠干结者，可用含 α-糜蛋白酶的溶液行超声雾化吸入，以降低痰液粘稠性，促进痰液排出。在帮助患者排痰过程中，要注意患者的心率、呼吸等。如出现呼吸困难、心率加快、发绀等，应暂停排痰，稍休息或吸氧后再进行。

（三）健康教育

为获得满意的康复治疗效果，患者及其家属的积极配合和主动参与是非常重要的，而这种自觉程度是建立在对疾病和康复治疗的认识基础之上，所以，对患者及其家属进行有关疾病知识及康复意义的教育，是康复治疗顺利进行并取得良好效果的重要保证。教育内容主要包括：介绍呼吸系统解剖及生理功能；讲解 COPD 的病因和主要病理改变；宣传康复治疗的意义、方法和注意事项；帮助纠正不良的生活习惯，如戒烟，建立健康的生活方式等。

（四）家庭康复指导

1. 避免各种诱发因素　向患者强化教育 COPD 加重的诱发因素，使其能够及时预防和消除诱因。如保持居室内空气新鲜；对于因职业因素引起的 COPD 患者，调离原工作环境，以减少污染物的吸入；戒烟，尽量消除烟雾及粉尘、刺激性气体对呼吸道的损害等。

2. 适当进行体育锻炼　坚持耐寒锻炼和适当的体育锻炼，提高机体抵抗力。在寒冷季节或气候骤变时注意防寒，预防感冒，必要时可在医生指导下选用转移因子、干扰素等免疫调节剂。当发生感染时，及时服用抗生素，防止感染加重。

3. 继续进行呼吸训练　患者要继续练习腹式呼吸、缩唇呼吸，以改善通气功能。可教会患者一些自我锻炼的方法和技巧，如长期进行呼吸操锻炼：取立位，一手放胸前，一手放腹部，吸气时胸部不动，腹部隆起，呼气时腹壁向内收缩，吸气与呼气的时间比为1：（2～3），做到深吸缓呼，吸气时用鼻，呼气时将口唇缩拢呈吹口哨状，每日 2 次，每次10～20 分钟，长期坚持锻炼可改善呼吸功能。

4. 坚持家庭氧疗　COPD 患者的家庭氧疗，指每日吸氧时间必须在 15 小时以上，最好在夜间进行，注意采取低流量给氧，氧流量在 1～2L/min。定期进行血气随访，根据血气分析结果随时调整吸氧浓度和方法。

5. 患者应始终保持心情舒畅。家属要多关心、体贴患者，鼓励患者参加一些力所能及的工作和社交活动，以免患者角色行为强化，失去康复的信心。同时，可培养一些有益身心健康的兴趣和爱好，如养花、绘画、钓鱼等。

6. 坚持门诊和家庭随访，做好家属和患者的宣教、指导，也可和社区保健组织联系，共同做好康复、保健工作。

主要参考文献

1. 纪树荣主编．运动疗法技术学．北京：华夏出版社，2004
2. 王刚，王彤主编．临床作业疗法学．北京：华夏出版社，2005
3. 熊云新主编．外科护理学．北京：人民卫生出版社，2006
4. 马爱英等主编．脑卒中患者家庭康复指导．北京：人民军医出版社，2003
5. 陆裕朴等主编．实用骨科学．北京：人民军医出版社，1993
6. 卫芳盈主编．康复医学．南京：东南大学出版社，2006
7. 刘珊珊主编．康复医学．北京：北京医科大学出版社，2002
8. 石凤英主编．康复护理学．北京：人民卫生出版社，2006
9. 周维金．脑卒中偏瘫康复治疗的原则和方法．中国医刊，2001；36（5）：25
10. 宁宁主编．骨科康复护理学．北京：人民军医出版社，2005
11. 于兑生，恽晓平主编．运动疗法与作业疗法．北京：华夏出版社，2002
12. 李树贞，赵曦光主编．康复护理学．北京：人民军医出版社，2001
13. 李忠泰主编．康复护理学．北京：人民卫生出版社，2004
14. 胡永善主编．新编康复医学．上海：复旦大学出版社，2005
15. 南登崑主编．康复医学．北京：人民卫生出版社，2004
16. 王玉龙主编．康复评定．北京：人民卫生出版社，2000
17. 陈文彬主编．诊断学．北京：人民卫生出版社，2002
18. 燕铁斌主编．现代康复治疗学．广州：广东科技出版社，2004